Geismeier · Caspar David Friedrich

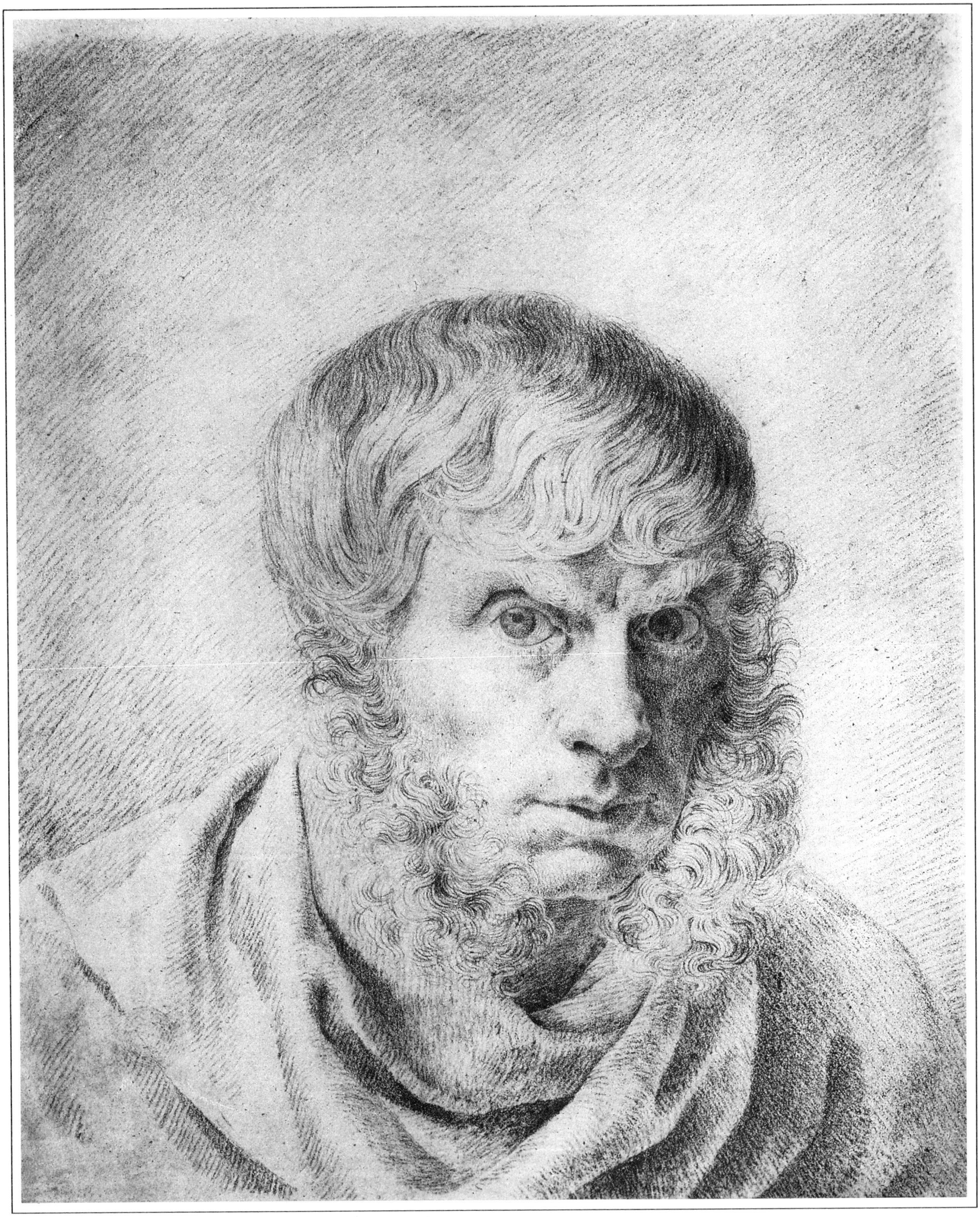

Willi Geismeier

Caspar David Friedrich

VEB E. A. Seemann Verlag, Leipzig

Geismeier, Willi:
Caspar David Friedrich. –
5., unveränderte Aufl. –
Leipzig: E. A. Seemann Verl., 1990. –
60[100] S.: zahlr. Ill. (z. T. farb.)

ISBN 3-363-00340-4

5., unveränderte Auflage 1990

Veröffentlicht unter Lizenz-Nr. 460.350/31/90
LSV-Nr. 8126
Printed in the German Democratic Republic
Gesamtherstellung: Grafische Werke Zwickau
Gestaltung: Erika Palme, Coswig
Bestell-Nr. 505 524 0
04950

Zeit und Gesellschaft

Neuvorpommern, die Heimat Caspar David Friedrichs, wurde seit 1648, seit dem Westfälischen Frieden, von den schwedischen Königen regiert. An Preußen, das einhundert Jahre zuvor schon Altvorpommern in seinen Besitz gebracht hatte, kam es erst 1815. Das langwährende schwedische Regiment war großzügig und milde, es bürdete dem Lande keine schweren Lasten auf und respektierte die gewachsenen gesellschaftlichen und wirtschaftlichen Strukturen. Auf dem Lande dominierte die alte halbpatriarchalische Feudalordnung noch lange, im Wirtschaftsleben der Städte waren die Handwerksproduktion und der Handel bestimmend. Der einstmals bedeutende Seehandel über die Häfen Stralsund, Greifswald und Wolgast war freilich nur noch ein Schatten seiner selbst. Kaum hatte er sich von dem Niedergang während des Dreißigjährigen Krieges ein wenig erholt, da traf ihn 1720 mit der Abtretung Altvorpommerns an Preußen erneut ein schwerer Schlag. Durch Handelsverbote und hohe Einfuhrzölle wurde vor allem Greifswalds traditioneller Vermittlerrolle zwischen dem westlichen und dem östlichen Teil Pommerns ein Ende bereitet. Nennenswert, obgleich nur von bescheidenem Umfang, blieb allein der Getreidehandel mit Dänemark. Dergestalt waren Rückgang und Stagnation allgemein geworden. Als interne Ursachen einer vielfach beklagten wirtschaftlichen und sozialen Misere nannte ein zeitgenössischer Autor die Leibeigenschaft und das Bauernlegen, sowie die alte Zunftverfassung, die der Herausbildung manufaktureller oder industrieller Produktionsformen im Wege stand.[1] Die rückständigen Feudalverhältnisse ließen den Ackerbau verkümmern, die Bodenerträge waren gering, und es gab große Brachen. Dadurch war aber auch das Wirtschaftsleben der Städte an der Wurzel getroffen. Handel und Handwerke, zwangsläufig vor allem auf den Binnenmarkt verwiesen, wurden in Mitleidenschaft gezogen.

Die Rückständigkeit reproduzierte sich gleichsam selbst, das politische, wirtschaftliche und kulturelle Leben der städtischen Gemeinwesen befand sich in einem Prokrustesbett erstarrter Regeln, überlebter Verordnungen und Verfahrensweisen. Nicht zuletzt krankte es an der Engstirnigkeit und der egoistischen Kurzsichtigkeit der Bürger. Die mißliche Lage erzeugte Neid, Mißgunst und Mißtrauen der Händler und Handwerker untereinander. Um so unnachgiebiger hielten sie an der althergebrachten verklausulierten Zunftordnung fest, die ihnen soziale Sicherheit und Schutz vor dem Entstehen konkurrenzstarker Manufakturunternehmen gab. Im politischen Denken der Stadtbürger überwog die charakteristische kleinbürgerliche Paarung einerseits antikapitalistischer, andererseits aber auch antifeudalistischer Anschauungen und Reformvorstellungen, die später durch Ernst Moritz Arndt, den pommerschen Landsmann und Zeitgenossen Caspar David Friedrichs, exemplarisch vertreten wurde. Von alldem machte Friedrichs Geburtsstadt Greifswald natürlich keine Ausnahme. Einstmals bedeutende Handelsstadt, Mitglied der Hanse und Sitz einer der ältesten Universitäten des Ostseeraumes, bot es im 18. und frühen 19. Jahrhundert den Anblick tiefster Provinzialität; die Universität beispielsweise war fast zur Bedeutungslosigkeit herabgesunken. Welten scheiden diese Situation des Stagnierens, freilich auch des Unbehagens und der latenten Unzufriedenheit von dem epochenbestimmenden historischen Ereignis der Großen Französischen Revolution von 1789. Und doch, auf geistigem und kulturellen Gebiet jedenfalls, reichte ihre Wirkung bis in diesen fernen Winkel. Am Ende sollte sich sogar erweisen, daß gerade aus dem peripheren Neuvorpommern starke Impulse einer kleinbürgerlich-demokratischen und patriotischen Bewegung kamen, denn die Rückständigkeit hatte auch bürgerliche politische, wirtschaftliche und ethische Prinzipien und Wertmaßstäbe konserviert, die nun im Schaffen und Wirken bedeutender Persönlichkeiten reaktiviert und geschichtlich aktualisiert wurden.

Die französische Revolution fand ihre Bewunderer und Anhänger in Deutschland vor allem in Kreisen der bürgerlichen Intelligenz. Unter ihrem Einfluß regten sich auch hier die Kräfte einer bürgerlichen Umgestaltung der Gesellschaft. Kleinstaaterei, politische und wirtschaftliche Rückständigkeit hemmten praktische Fortschritte allerdings erheblich. Vor allem verhinderten sie die Bildung eines einheitlichen Marktes als des ökonomischen Fundaments der sozialen und nationalen bürgerlichen Bewegung. Als das radikale Kleinbürgertum in Frankreich mit der demokratischen Diktatur der Jakobiner die Revolution weiterzuführen versuchte, wandten sich die meisten ihrer deutschen Bewunderer zwar von ihr ab, trotzdem blieb man sich ihrer welthistorischen Bedeutung bewußt. Die Auseinandersetzung mit den Ideen und Praktiken des revolutionären Frankreich war für Freund und Feind zu einer wesentlichen Triebkraft des politischen Denkens und Handelns geworden. England und die Feudalmonarchien des Kontinents versuchten, das neue Frankreich in den Interventionskriegen militärisch niederzuwerfen, und auch auf ideologischem Gebiet wurde der Kampf gegen die Revolution geführt. Dabei bediente sich die Reaktion sogar der aufklärerischen Konzeption vom Fortschritt der historischen Entwicklung, um, deren progressive Tendenz in das Gegenteil verkehrend, das geschichtlich Gewordene für unantastbar, und jede Umwälzung als Verstoß gegen das organische

Wachstum zu erklären, das für Natur und Gesellschaft als gleichermaßen bestimmend angesehen wurde. Damit waren die Grundgedanken der romantischen Staatstheorie skizziert, die später zu einem ideologischen Instrument der Restauration werden sollte. Die bürgerlich-nationale Bewegung Deutschlands wurde durch das Beispiel Frankreichs in der Erkenntnis bestärkt, daß die Überwindung der feudalen Bindungen und die Beseitigung des Partikularismus die vorrangigen Aufgaben darstellten. Abgestoßen von der revolutionären Diktatur der Jakobiner und unter dem Druck der allgemeinen wirtschaftlichen und politischen Rückständigkeit im eigenen Lande lehnten die meisten ihrer Vertreter jedoch eine revolutionäre Umwälzung der Gesellschaft ab. Sie hofften, durch Reformen, mit Hilfe einsichtiger Potentaten und durch eine allgemeine Erziehung zu Humanität und nationaler Gesinnung zum Ziele kommen zu können. Dieses Ideal der Humanität, die Überzeugung von der geistigen und sittlichen Einheit der Nation fand seinen höchsten und sinnfälligsten Ausdruck in der Geisteskultur der deutschen Klassik.

Die Angehörigen der ersten Romantikergeneration, zumeist Schriftsteller und Philosophen, waren den Ideen der Aufklärung und Klassik verpflichtet, konnten sich indessen nicht mehr mit deren Hoffnungen identifizieren. Das Erleben der krassen Diskrepanz zwischen den Idealen des Fortschritts und der Humanität, der »heroischen Illusion« der Klassik und der gesellschaftlichen Wirklichkeit ließ sie zunächst gegen Adelsvorrechte und höfische Amoralität opponieren, gegen den Untertanengeist der Bürger und gegen die Korrumpierung des Künstlers und der Kunst durch die feudale Abhängigkeit. Vor allem forderte die Verflachung des Rationalismus zu einem beschränkten platten Nützlichkeitsdenken ihre Angriffe heraus. Da sie jedoch beides, sowohl das System des Feudalabsolutismus als auch das servile bürgerliche Spießertum, nicht historisch und im Zusammenhang begriffen, blieb ihre Opposition eine intellektuelle Revolte, die sich schließlich in einen gesteigerten Subjektivismus, in Phantastik und leidenschaftlichen Gefühlsüberschwang flüchtete, »in die schöne Verwirrung der Phantasie, in das ursprüngliche Chaos der menschlichen Natur«, wie es Friedrich Schlegel formulierte.[2] Die Enttäuschung über den Verlauf der französischen Revolution, vor allem auch über die daraus hervorgehenden Expansionsbestrebungen der französischen Großbourgeoisie ließ viele Romantiker schließlich zu Gegnern der bürgerlichen Bewegung werden. Sie polemisierten gegen den historischen Fortschritt auch in der geschichtlichen Vergangenheit und bekannten sich zum Mittelalter als Vorbild für Gesellschaft, Kunst und Glaubensleben.

Literarisch gestalteten die Dichter Novalis, Tieck und dessen Freund Wilhelm Heinrich Wackenroder schon früh die weltanschauliche Konzeption der Romantik. Theoretisch ausgeführt und systematisiert wurde sie vor allem durch das Brüderpaar Friedrich und August Wilhelm Schlegel sowie durch den Philosophen Friedrich Wilhelm Schelling. War die Mittelalterverehrung der Frühromantik zunächst kaum mehr als eine sehnsuchtsvoll wehmütige Schwärmerei gewesen, Wackenroders »Herzensergießungen eines kunstliebenden Klosterbruders« sind dafür beispielhaft, so wuchs sie sich bald zu einem neuen Dogma aus. Sie entsprang dem Verlangen nach festgefügter Gemeinschaftlichkeit und ungestörter Stabilität von Gesellschaftssystem und Weltanschauung, in denen vor allem auch die Künste und die Künstler ihren sicheren Platz finden sollten. Denn in der Tat waren es die bürgerlichen Künstler, frei und ohne Bindung an Hof und Kirche als traditionelle Auftraggeber, die unter den bedrückenden Verhältnissen besonders zu leiden hatten. Das deutsche Bürgertum, wirtschaftlich schwach und politisch wenig selbstbewußt, war nicht imstande, seine Funktion als neuer gesellschaftlicher Auftraggeber wahrzunehmen, und gerade die Künstler, die die bürgerlichen Emanzipationsforderungen doch in exemplarischer Weise vertraten, waren gering geachtet. Wenn sie sich nicht bereit fanden, der Gunst und dem Geschmack des Publikums Zugeständnisse zu machen oder sich dem akademischen Kunstbetrieb einzuordnen, konnten sie nur schwer ein Auskommen finden. Heinrich Meyer, künstlerischer Ratgeber und Vertrauter Goethes, erklärte das mangelnde Interesse an der Kunst mit der Beschränktheit der bürgerlichen Existenz in Deutschland. Der Einzelne, so schrieb er 1799 in den »Propyläen«, ziehe sich aus dem öffentlichen Leben meist in die engen häuslichen Verhältnisse zurück, und alles sei »mehr zum Privateigentum«, sei »enger, kleiner, getheilter, unbedeutender geworden«.

Der drückende Zwang und die Labilität der gesellschaftlichen Stellung des Künstlers standen zu der frühromantischen Überzeugung vom außerordentlichen Charakter des Kunstschaffens und vom Genie als Schöpfer des Kunstwerkes in schärfstem Gegensatz. Die Genievorstellung der Frühromantik war Ausdruck der allgemeinen Isolierung der Intelligenz von der Gesellschaft und von der praktischen Politik. Anknüpfend an die Aufbruchs-Euphorie des Sturm und Drang, versuchte sie in einer Welt schwer durchschaubarer Zwänge und prosaischen Nützlichkeitsdenkens die schöpferische Freiheit des Einzelnen zu verwirklichen. Ein übersteigerter Subjektivismus war die Folge, es wurden aber auch tiefe Einsichten in die Besonderheiten des künstlerischen Umweltverhaltens gewonnen. Dadurch verschärfte sich der Gegensatz zwischen Künstler und gesellschaftlicher Umwelt aber nur noch mehr. Auf seiten der Künstler, die sich als Neuerer verstanden, denen ihre subjektive Einmaligkeit als Maßstab und Verpflichtung galt, nahm er häufig geradezu neurotische Züge an. Abgestoßen und enttäuscht von der Klasse, der sie doch ihre Existenz verdankten, empfanden sie sich von Philistern und krämerhaften Kleingeistern umgeben, denen sie mit Haß und Verachtung begegneten. War die Kunst bis dahin fest in einem christlich autoritären Weltbild verankert gewesen, orientiert auf eine langwährende ungestörte Hierarchie der alten Feudalgesellschaft, so hatte sie sich nun aus dieser Bindung endgültig gelöst. Während sie im revolutionären Frankreich noch einmal für eine kurze Zeit zum Instrument und Sprachrohr der gesellschaftlichen Umwälzung werden und sich, einer Gemeinschaftsidee verpflichtet, an die Gesellschaft wenden konnte, bestanden in Deutschland dafür keine Voraussetzungen. Hier entwickelte die Frühromantik in Opposition gegen Aufklärung und Revolution ein künstlerisches Freiheitsideal, in dem das Einzigartige und Unersetzliche des Individuellen verabsolutiert und zum alleinigen Träger künst-

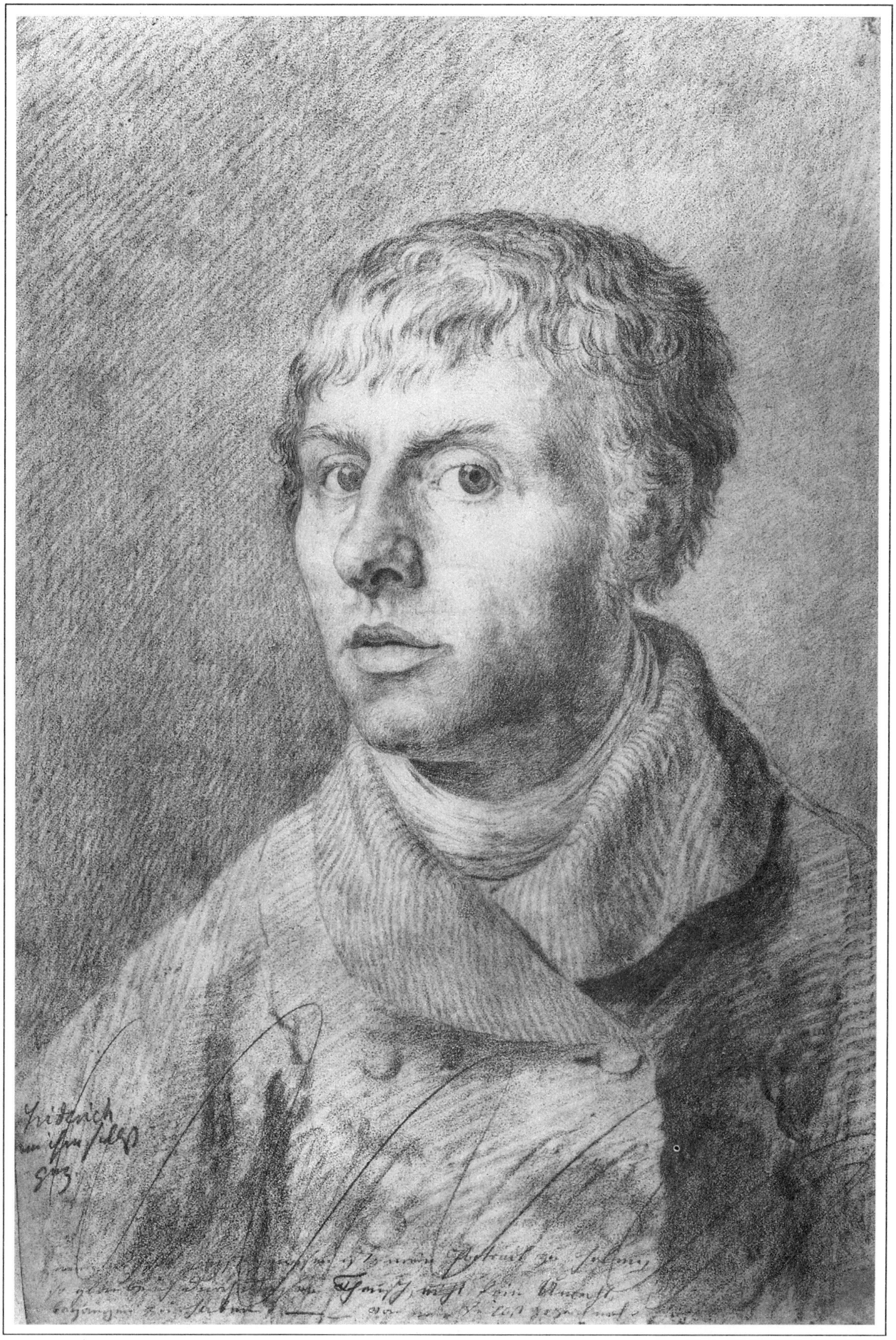

1 Selbstbildnis

lerischer Gesetzlichkeit erhoben wurde. Deshalb das Aufbegehren gegen Autorität und Tradition mit dem Anspruch unbeschränkter Subjektivität, selbst um den Preis, daß man schließlich zu der Einsicht gelangte, Kunst sei trügerischer Schein und bewußter Selbstbetrug.

In den philosophischen Ideen der deutschen Frühromantik erhielt die Kunst als Mittel der Welterkenntnis eine zentrale Bedeutung. Schelling stellte sie sogar noch über die Philosophie, da allein sie das Absolute als die Identität von Idealem und Realem unmittelbar erfassen und zur Anschauung bringen könne. Im Kunstwerk, als Ergebnis schöpferischer Genialität, verkörperten sich für ihn sowohl Bewußtes als auch Unbewußtes, indem es stets mehr ausdrücke, als sich der Künstler vorgesetzt habe. Dergestalt wurde dem künstlerischen Schaffensprozeß letzten Endes der Charakter eines Wunders zugeschrieben. Schelling bezeichnete das Kunstwerk als Produkt »der absolut freien Tätigkeit«, die keiner Bindung an die gesellschaftliche Praxis unterworfen sei, denn der Künstler vereine in sich »das Wesen, welches die Idee unsinnlicher Schönheit faßt, mit dem, welches sie versinnlicht darstellt«. In seinem Genie wirke die gleiche Kraft wie in der Natur, die ewig schöpferische Kraft des Alls, so daß die Kunst »Selbstanschauung des Weltgeistes« sei. Deshalb stellte Schelling Kunstschönheit auch über Naturschönheit. Während jene die Bewegung der Naturschöpfungen im nur kurzen, vorübergehenden Moment der Vollendung bezeichne, fasse diese die Naturschöpfungen in ihrem »reinen Sinn«, in der Ewigkeit des Lebens. Kunstschönheit galt deshalb nach Schelling als die vollständige und wahrhafte Äußerung der Ideen, die den »ewigen Begriff« eines jeden Dinges darstellen, welcher »in dem unendlichen Verstand entworfen« sei.

Äußerten sich in diesen Kunstanschauungen der Frühromantik die Entfremdung von der Gesellschaft, die Enttäuschung an der gesellschaftlichen Realität, so waren sie zugleich auch der utopische Versuch, das Individuum in einer so verstandenen neuen Universalität des gotterfüllten Weltganzen, im Teilhaben an der Unendlichkeit des Naturprozesses wieder zu verankern. Die Vertiefung des Naturgefühls in Literatur und bildender Kunst, das gesteigerte Verständnis und Interesse für die Naturphänomene war eine der fruchtbarsten und folgenreichsten Leistungen der Frühromantik. Die Landschaftskunst erhielt dadurch eine universelle Bedeutung, die sie an die erste Stelle vor die bis dahin unbestritten dominierende Figuralkunst rücken ließ. Zu ihren Hauptmeistern wurden Philipp Otto Runge und Caspar David Friedrich. Im Bewußtsein eines notwendigen Neubeginns versuchten sie, die Landschaftsmalerei zum Ausgangspunkt einer neuen nationalen und christlichen Kunst zu machen; dagegen vollzog sich in der restaurativen Strömung der Romantik mit der Kunst der Nazarener eine Hinwendung zur christlichen Figuralkunst des katholischen Mittelalters.

Grundlegend und charakteristisch für die Weltanschauung der Romantik war die Auffassung vom Organischen als übergreifender Einheit des Lebens in Natur und Gesellschaft. So wurden in der Geschichte der Gesellschaft die Entwicklungswidersprüche und Klassengegensätze vor allem als Generationsprobleme aufgefaßt und – dem Naturgeschehen analog – in

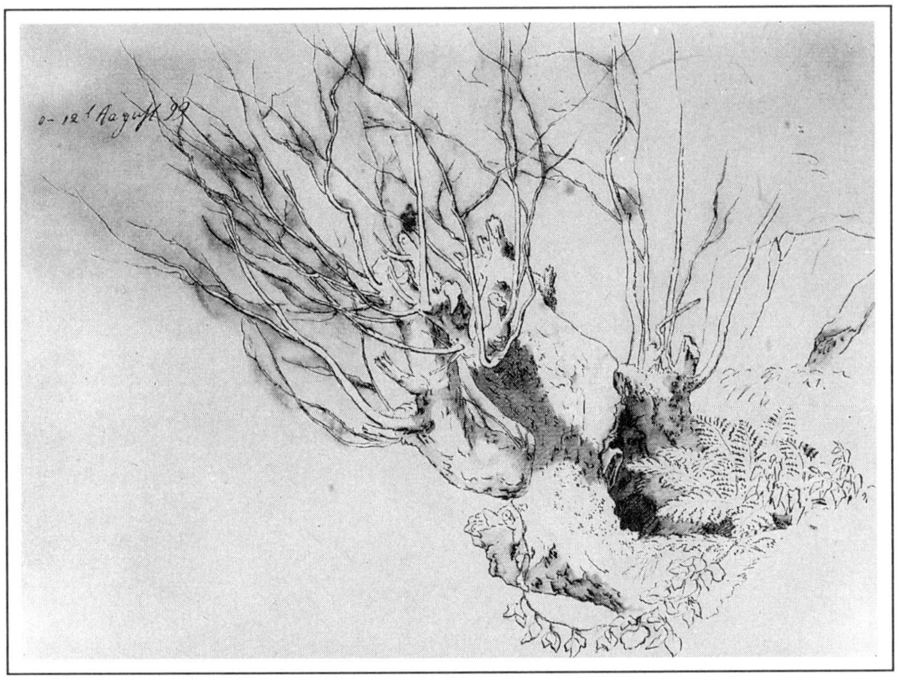

2 Ausschlagender Weidenstumpf

3 Pflanzen- und Weinlaubstudien

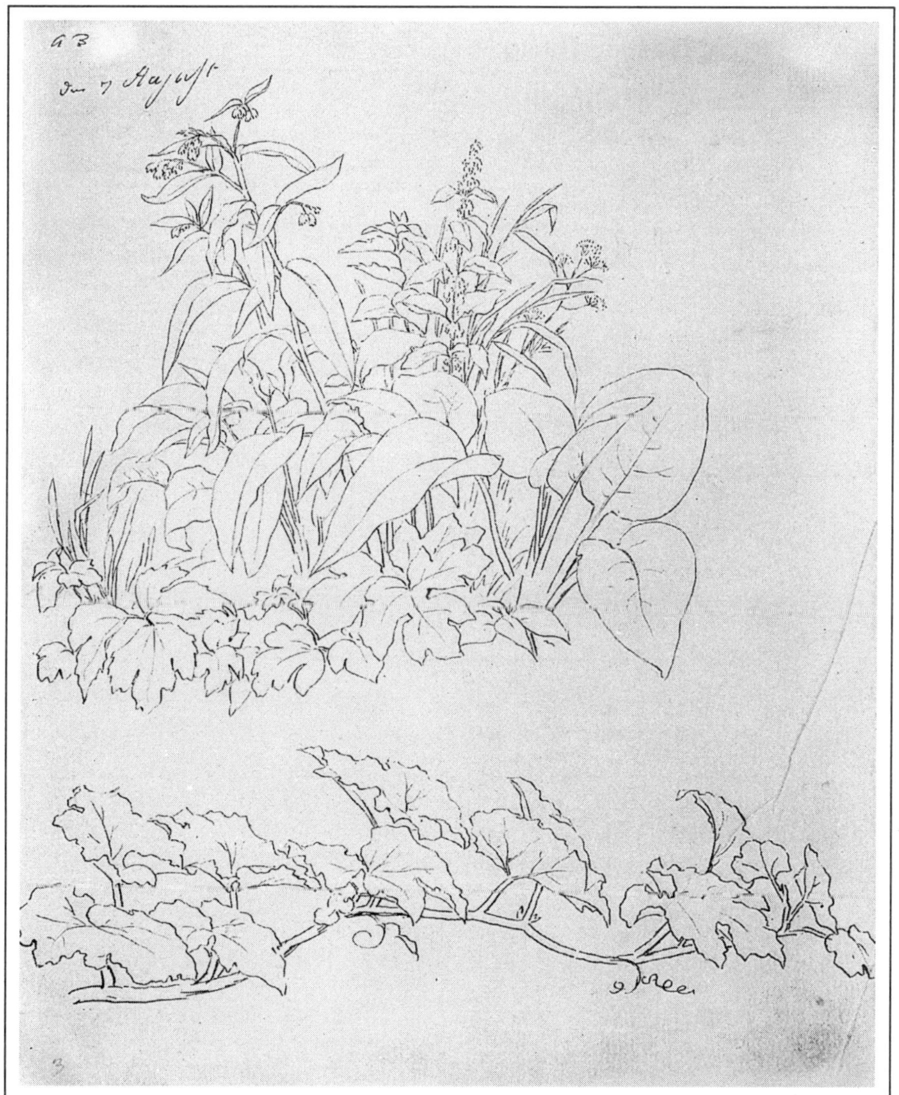

den Kreislauf von Wachstum, Blüte und Verfall eingeordnet. Die romantische Naturphilosophie versuchte, die Fülle neuer Erkenntnisse, die die Naturwissenschaften in zurückliegenden Jahrzehnten erbracht hatten, auf idealistischer Grundlage zu systematisieren. So postulierte Schelling einen geschlossenen Organismus des Weltganzen, wurzelnd im Absoluten eines Weltgeistes. Er bemühte sich, sein System mit der christlichen Religiosität in Übereinstimmung zu bringen, und gab ihm den Charakter einer religiösen Überzeugung. Wie seine eigene Entwicklung, so verlor sich auch die der romantischen Naturphilosophie in Metaphysik und religiöse Mystik; sie mündete in einen Irrationalismus, der sich schließlich in allen Bereichen der romantischen Weltanschauung manifestierte.

Die Kämpfe und Konflikte ihrer Zeit verknüpften die Romantiker ursächlich mit der Verstandeskultur der Aufklärung, als deren verderbliche Frucht ihnen die Widersprüche der bürgerlichen Entwicklung, besonders aber Umwälzung und Revolution galten. Diese Antipathie übertrugen sie auch auf die ferne geschichtliche Vergangenheit. Pries noch Wackenroder in seinen »Herzensergiessungen« oder auch Tieck im »Sternbald« den Protestantismus und Luther als Vorbilder einer freiheitlichen Gesinnung, so bezeichnete Novalis schon 1799 in »Die Christenheit oder Europa« das Mittelalter als das goldene Zeitalter, die Reformation aber als das Verbrechen des Protestantismus an Europa. Der Jesuitenorden galt ihm als der Rettungsanker der Kirche und die Erneuerung des alten katholischen Glaubens als einzige Möglichkeit einer Wiederbelebung. Von diesen Anschauungen bis zur Konversion, dem Übertritt zum katholischen Glauben, war nur ein kleiner Schritt. Friedrich Schlegel vollzog ihn 1808, und er wurde, wie auch der Begründer der romantischen Staatslehre Adam Müller, in Wien zu einem Propagandisten der Restauration. Beide verherrlichten die absolute Monarchie als die einzige wahrhaft christliche Staatsform und erklärten die Wiedererrichtung eines Kaiserreiches nach mittelalterlichem Muster zum höchsten Ziel.

Die romantische Bewegung entfaltete sich zwischen den späten neunziger Jahren des achtzehnten Jahrhunderts und dem Vorabend der Befreiungskriege; Vorlauf und Nachwirkungen reichten jedoch weit über diese Grenzen hinaus. Sie war eine wichtige Entwicklungsphase der bürgerlichen Weltanschauung in Deutschland, in sich widersprüchlich und keineswegs eine einheitliche, im Verlaufe ihrer Entwicklung unveränderte Bewegung. Mit der Romantik setzte ein neuer Aufschwung des nationalen Denkens ein. Zu seiner stärksten Triebkraft wurde der Haß gegen Frankreich und gegen Napoleon. Die herrschenden Feudalkreise sahen in ihm den Vollstrecker und Vollender der französischen Revolution, weil er auch in Deutschland Reformen dekretiert und die krassesten Auswüchse des Partikularismus beseitigt hatte. Für die Patrioten und die bürgerlichen Demokraten war er der Usurpator und Volksfeind, der Verderber der Nation, der ihre Interessen seiner Machtpolitik unterordnete. Mit den patriotischen Ideen, den Bildungs- und Erziehungsbestrebungen verbreitete sich ein militantes Nationalgefühl, das soziale Fragen in den Hintergrund treten ließ. Trotz ihrer Übersteigerungen und mancher Absonderlichkeiten trug diese nationalistische Deutschtümelei aber doch auch wesentlich dazu bei, ein gesamtdeutsches Nationalbewußtsein zu formen.

In den Befreiungskriegen erreichte das Wirken der Patrioten und Reformer nun seinen Höhepunkt; zugleich aber begann die feudale Reaktion, deren Einfluß zurückzudrängen. Denn so verschieden wie die Motive der Feindschaft gegen Napoleon, so unterschiedlich waren auch die Ziele des Befreiungskampfes. Die Patrioten sahen in der begeisternden Volkserhebung den Aufbruch zu nationaler Besinnung und Einigung, die junkerliche Reaktion wollte sie dagegen zu einem Kampf um die Restaurierung der feudalen Verhältnisse machen. Im Juni 1815 wurde auf dem Wiener Kongreß unter der Führung Habsburgs der Deutsche Bund gegründet. Den Einigungsbestrebungen scheinbar Rechnung tragend, diente er tatsächlich einer erneuten Stabilisierung der Monarchien und Territorialherrschaften. Als Manifestation der feudalabsolutistischen Reaktion schlossen schließlich der Zar von Rußland, der Kaiser von Österreich und der preußische König im September 1815 die Heilige Allianz. Zum ideologischen Instrument der Reaktion wurde die restaurative Romantik, deren Protagonisten sich damit weit von der Revolte ihrer Frühzeit entfernten.

Träger der nationalen Befreiungs- und Einigungsbewegung war vor allem die volkstümliche, kleinbürgerlich-patriotische Strömung der Romantik. Sie hatte wesentlichen Anteil an der Vertiefung des Naturgefühls in Literatur und bildender Kunst im Sinne einer religiös motivierten, vollkommenen Übereinstimmung des Menschen mit der Natur. Dabei konnte sie auf den aufklärerischen Sensualismus des 18. Jahrhunderts zurückgreifen, in dem sich dieses emanzipiert-subjektive Naturempfinden im Glaubensleben, in Gartenkunst und Literatur bereits herausgebildet hatte. Hier, vor allem in Herders beispielhaften Bemühungen, lag auch die Quelle der romantischen Begeisterung für deutsche Volkskunst, für Volkslied und Märchen. Sie galten als Äußerungen ungekünstelter Natürlichkeit, unverfälschten deutschen Volkstums und gläubiger Religiosität, als Zeichen allwaltender göttlicher Kraft und Weisheit. Das lenkte den Blick auch auf ähnliche Zeugnisse anderer Völker und Länder, und es wurde eine ausgedehnte Forschungstätigkeit vor allem zur deutschen Sprache und Literatur, zu Kunst und Geschichte inspiriert, die den Grundstein für die einzelnen Disziplinen der deutschen Sprach- und Geschichtswissenschaft legte.

Die volkstümlich-patriotische Strömung der Romantik repräsentierten in vorbildlicher Weise die Ideen und das Wirken von Ernst Moritz Arndt (1769–1860). Durch seine persönlichen Beziehungen zu Caspar David Friedrich ist er für uns von besonderem Interesse. Arndt kämpfte für ein freies Bauerntum und einen gesunden bürgerlichen Mittelstand; deshalb polemisierte er sowohl gegen das Feudalsystem, als auch gegen den Kapitalismus. Das Mittelalter betrachtete er zwar nicht mehr, wie die Theoretiker der Aufklärung, als Zeit barbarischer Finsternis, lehnte jedoch, wie auch Friedrich, den Mittelalterkult und den politischen Katholizismus der restaurativen Romantik ab. Dem Fortschrittsgedanken der Aufklärung folgend, betrachtete er es als historisch vergangen und überwunden. Spriritus rector der christlichen und nationalen Erneuerungsbewegung war nach Arndt ein »deutscher Gott«; als ihre geschichtlichen Ahnherren

4 Selbstbildnis und Bildnis eines Herrn nach links

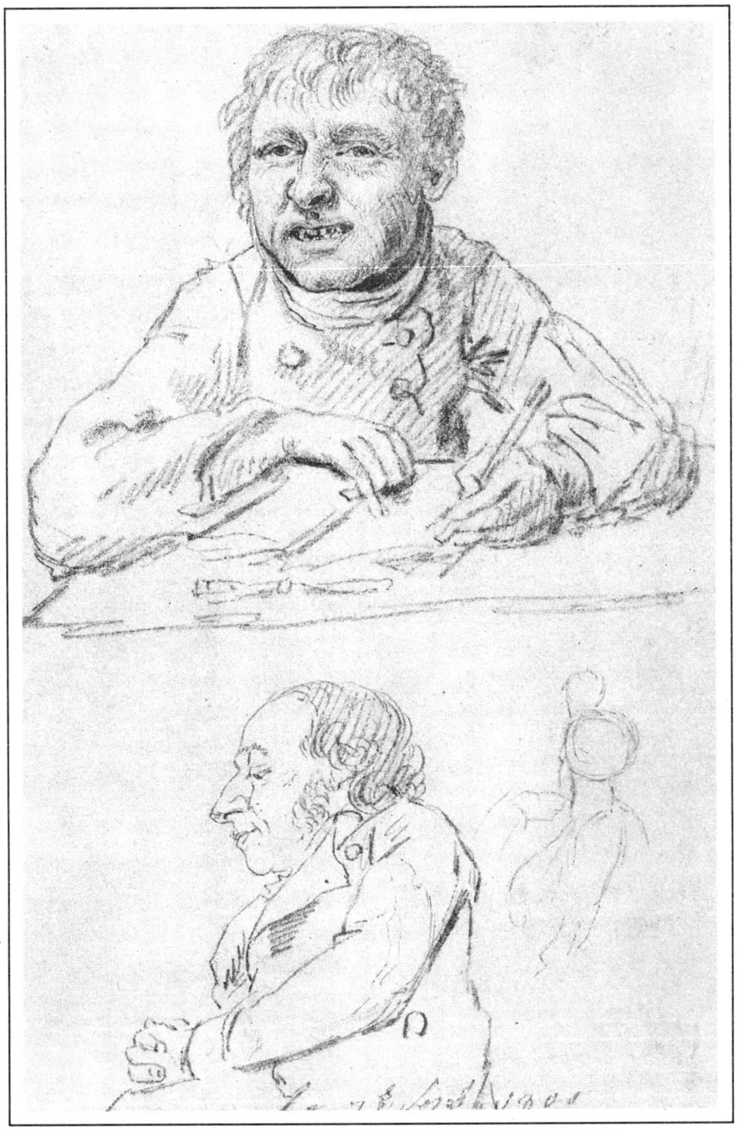

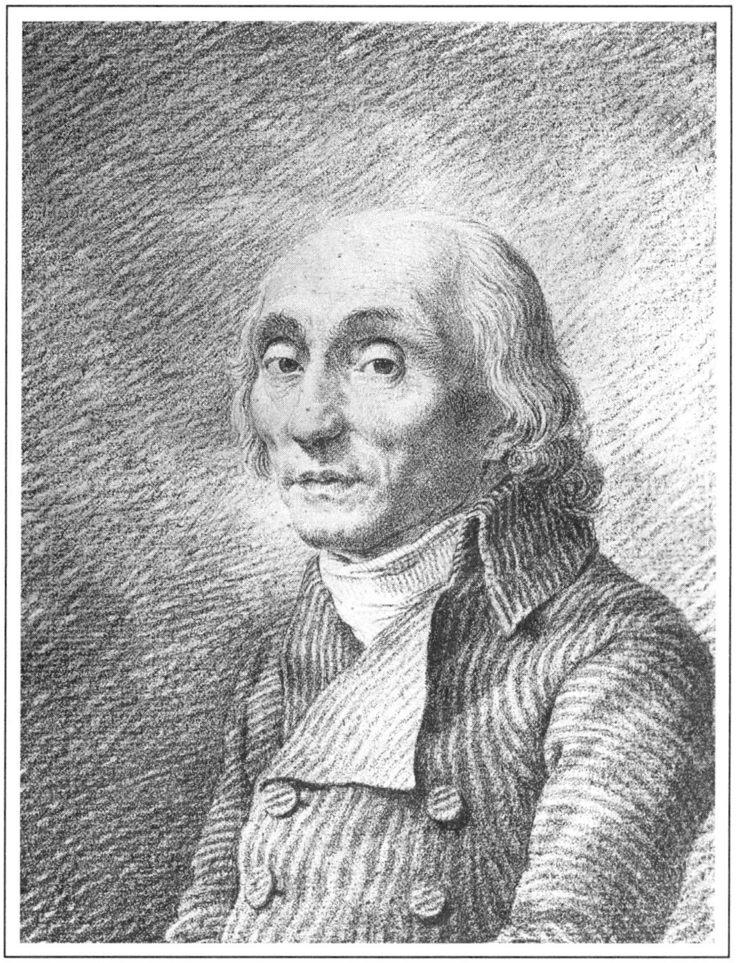

5 Ernst Theodor Johann Brückner

nannte er Hutten und Luther. Die historische Entwicklung aus der Sicht des Kleinbürgertums anerkennend, plädierte er für einen körperschaftlichen Staatsaufbau nach dem Vorbild Englands, das heißt für eine konstitutionelle Monarchie, die durch ein freies Bauerntum, einen gesunden bürgerlichen Mittelstand und einen Majoratsadel getragen werden sollte. Dem entsprach auch seine tätige Parteinahme für die preußischen Reformer. Den alten preußischen Staat dagegen bezeichnete Arndt als »Maschine«, als »Zuchthausordnung« der Subordination, und diese Antipathie der norddeutschen Patrioten gegenüber dem preußischen Junkerstaat sprach auch Philipp Otto Runge in einem Brief vom 29. Juli 1807 aus: »Wenn die Preußen jetzt noch so rasend seyn wollen, in ihrer Wirtschaft die alte Leyer fortzuspielen, und fortzuspielen den Popanz von Militairstaat, wie wollen die Menschen in einem solchen Staate zur Besinnung kommen, wenn, nach dem, was geschehen, der Höchste im Staate nicht ahnen sollte was unnatürlich ist?.«[3]

Arndts Feindschaft gegenüber Frankreich – nicht anders dachte Caspar David Friedrich – läßt sich nicht allein aus der aktuellen Konfrontation erklären. Sie resultierte letztenendes aus der Ablehnung des französischen Rationalismus und der Revolution, die als Beweise dafür galten, wohin es führt, »wenn man meint mit dem Verstande alles zu können, und wenn man keine Vernunft erkennen will«. Verstand bedeutete für Arndt wie für Friedrich der analysierende und logisch kombinierende Intellekt, während Vernunft als höherer geistiger Standpunkt die »heiligste Anschauung« und den »tiefsten Glauben des Herzens an die höchsten Dinge« einschloß.

Der Haß auf Frankreich war freilich nicht frei von nationalistischen und chauvinistischen Zügen. Wie auch Schleiermacher oder Fichte, betrachteten Arndt und Friedrich das deutsche Volk als auserwähltes Werkzeug, Napoleon Bonaparte aber als den Antichrist und die Zuchtrute Gottes, der die Deutschen wieder zum Bewußtsein ihrer Eigenart und ihrer geschichtlichen Mission bringen wollte. Mutig und wortgewaltig geißelte Arndt das eigensüchtige, unpatriotische Verhalten der deutschen Fürsten, die nur auf die Bewahrung ihrer Vorrechte und auf ihre Hausmachtinteressen bedacht waren. Gegen ihn, gegen die Wortführer und Ideen der volkstümlich-patriotischen Romantik, richtete sich deshalb auch in der Restaurationszeit der ganze Haß und die Macht der feudalen Reaktion. Sie wurden verfolgt, außer Landes gejagt oder verboten und damit ihrer Wirkungsmöglichkeiten beraubt. Resignierend und mit bitterem Spott schrieb Caspar David Friedrich am 13. Mai 1820 in einem Brief an den Bruder Adolf, der wohl eine Bemerkung über das Ergrauen des Haares gemacht hatte: »Fürchtest Du Dich aber dadurch in zu nahe Verwandtschaft mit dem verdächtigen verachteten Tiere zu kommen, so tröste Dich wiederum mit dem süßen schmeichelhaften Gedanken, dadurch gerade ein Mann nach dem Willen der Fürsten zu sein, so den Menschen gern wie diesen geduldigen Bestien alles aufbürden möchten und höchstens erlauben, ia-ia! schreien zu dürfen.«[4]

Verbreitete der Druck der Restauration einerseits Enttäuschung und Resignation, so provozierte er andererseits einen neuen Aufschwung des bürgerlichen Liberalismus und des Nationalbewußtseins. In der Auseinandersetzung mit der

Reaktion verstärkte sich die antifeudale Tendenz der bürgerlichen nationalen Bewegung, zu deren Trägern zunächst vor allem Professoren und Studenten der deutschen Universitäten wurden. Allmähliche Fortschritte in der industriellen Produktion festigten das politische Selbstbewußtsein des Bürgertums. Es fühlte sich als legitimer Anwalt der nationalen Belange und identifizierte seine Interessen mit denen der ganzen Nation. Besonders lebhaft war der ökonomische und politische Aufschwung in Sachsen, wo sich in den zwanziger Jahren Maschinenbau und Textilherstellung auf neuer industrieller Basis zu entwickeln begannen. Die Aufstände des Jahres 1830, angespornt durch die Pariser Julirevolution und die Nachrichten vom polnischen Freiheitskampf, waren deshalb in Sachsen auch besonders heftig, obwohl es der Reaktion im Bunde mit den kompromißbereiten Besitzbürgern schon bald gelang, die Bewegung niederzuwerfen.

Caspar David Friedrich hat in einem Brief an die Greifswalder Brüder seine Eindrücke von dem Aufruhr im September 1830 in Dresden geschildert. Aus seiner Darstellung geht hervor, daß er die Vorgänge zwar mit Aufmerksamkeit, aber ohne innere Anteilnahme verfolgte. Dieses Verhalten, charakteristisch für die Mehrheit des deutschen Kleinbürgertums seiner Zeit, war bei ihm die Folge persönlicher Verbitterung und Enttäuschungen, vor allem aber die Konsequenz einer weltanschaulichen und künstlerischen Haltung, deren kleinbürgerlich-patriarchalische Vorstellungen der bürgerliche Liberalismus der dreißiger Jahre und des Vormärz hinter sich ließ. So war Friedrich, wie auch der Gesinnungsfreund Arndt, nicht allein durch die feudale Restauration, sondern zugleich auch durch deren Widerpart in die Isolierung gedrängt worden. Der liberale und demokratische politische Aktivismus konnte kein Verständnis mehr für die religiösen und nationalen Ideale der Romantik, für das religiöse, sehnsuchtsvoll-kontemplative Naturerlebnis eines Künstlers wie Friedrich aufbringen, und so ist auch die Äußerung von Carl Gustav Carus zu verstehen, der noch zu Lebzeiten des Freundes 1839 schrieb, daß die Kunstperiode, in welcher Friedrich und andere namentlich genannte Künstler tätig waren, schon ganz untergegangen sei.[5]

Leben und Persönlichkeit

Caspar David Friedrich, am 5. September 1774 in Greifswald geboren, war das sechste von zehn Kindern des Lichtgießers und Seifensieders Adolph Gottlieb Friedrich (1730–1809) und der Sophie Dorothea Friedrich, geborene Bechly (1747–1781). Drei der Geschwister überlebten das Kindesalter nicht, und auch die Mutter starb schon früh. Beide Eltern stammten aus Neubrandenburg, 1763 hatte der Vater in Greifswald sein Geschäft gegründet, und 1765 erwarb er das Haus Lange Straße 28, nahe St. Nikolai, für die beachtliche Summe von 800 Talern. Jedoch wird man das, auch in Anbetracht der Wirtschaftslage in Neuvorpommern, kaum als Zeichen eines gehobenen Wohlstandes der Familie werten dürfen, denn gerade von den Seifensiedern und Lichtgießern ist überliefert, daß sie Absatzmöglichkeiten durch die Lübecker, Stettiner und Danziger Konkurrenz eingebüßt hatten, so daß manche von ihnen in ernste Schwierigkeiten gerieten.

Die sozialen und politischen Verhältnisse in der Heimat und die Erlebnisse und Erfahrungen des kleinbürgerlich provinziellen Alltags haben das Weltbild des jungen Caspar David Friedrich entscheidend beeinflußt, blieb er doch bis zu seinem zwanzigsten Lebensjahr in Greifswald. Gegenüber der Umwelt und den Mitmenschen mag sich schon früh jene skeptische Zurückhaltung herausgebildet haben, die sich durch spätere Mißhelligkeiten zu abweisender Verschlossenheit und Misanthropie steigerte. Daß Friedrich erst so relativ spät zu studieren begann, ist vermutlich daraus zu erklären, daß an eine akademische Ausbildung ursprünglich nicht gedacht war. Der Unterricht des Jünglings bei dem Greifswalder Universitätsbau- und zeichenmeister Johann Gottfried Quistorp (1755–1835) zielte wohl eher – nach Art einer handwerklichen Lehre – auf eine spätere Tätigkeit als Illustrator, Bildnis- und Vedutenzeichner. Verwunderlich wäre eine solche anfängliche Orientierung nicht, denn im elterlichen Hause fand sich schwerlich ein so hoher Begriff von Kunst und Künstlertum, als daß die Zukunftspläne vorerst über eine handwerksmäßig betriebene Kunstausübung hinausgegangen wären. In der Familie herrschte eine sparsame bescheidene Lebensführung, kleinbürgerlicher Gewerbefleiß und eine rechtschaffene Frömmigkeit, die sich in den Bahnen eines glaubensstrengen Luthertums hielt. Die spätere geradezu spartanische Anspruchslosigkeit des Künstlers, sein strenges Arbeitsethos und sein rigoroses Urteilen über die Menschen und Ereignisse seiner Umwelt mögen nicht zuletzt auf die ethischen und religiösen Grundsätze der väterlichen Erziehung zurückgehen. Das Verhältnis des Vaters zu den Kindern wird in der üblichen Weise streng autoritär gewesen sein. Mit den Geschwistern verband den Künstler bis ins Alter eine herzliche Zuneigung, für die der Briefwechsel Zeugnis ablegt.

Die entscheidenden geistigen und künstlerischen Anregungen hat der junge Friedrich aber gewiß nicht im Vaterhause erfahren können, sie verdankte er namentlich Quistorp, der eine umfangreiche Sammlung von Gemälden, Zeichnungen, Stichen und Büchern besaß. Unter seiner Anleitung hat er, in üblicher Weise von der Kopie zur freien Nachzeichnung fortschreitend, die ersten künstlerischen Regeln und Fertigkeiten erlernt. Vor allem aber hat ihn der Lehrer auf die heimatliche Landschaft und ihre Altertümer hingewiesen und ihm damit schon früh einen charakteristischen Motivkreis seines späteren Schaffens erschlossen. Geistiger und literarischer Wegbereiter war dabei der mit Quistorp eng befreundete Theologe und Schriftsteller Gotthard Ludwig Kosegarten (1758–1818), seit 1785 Rektor in Wolgast, ab 1792 Propst in Altenkirchen auf Rügen. Kosegarten war ein rühriger Verfechter der aufgeklärten Gefühlsfrömmigkeit, und es war nicht zuletzt seinem Wirken zuzuschreiben, wenn sie sich seit den neunziger Jahren des 18. Jahrhunderts auch in Neuvorpommern Anhänger erwarb. Seit seiner Jugend ein begeisterter Verehrer Klopstocks und der englischen religiös-empfindsamen Poesie und Romanliteratur, wurde er auch zu einem der eifrigsten Propheten der »nordischen Renaissance«. Besonders der »Ossian«, jene Sammlung fingierter Bardengesänge aus angeblich schottischer Vorzeit, gehörte zu seiner Lieblingslektüre. Auf der Insel Rügen fand er dessen erhabene Heldennatur wieder, Kosegarten wurde zu ihrem literarischen Entdecker und besang enthusiastisch ihre Urnatur, die Eichenhaine und Hünengräber. In seiner empfindsamen Idyllen- und Naturdichtung spiegelte er Stimmungen und Gemütsbewegungen in Naturbildern und bezog vor allem die atmosphärischen Erscheinungen auf das Wirken Gottes und das religiöse Fühlen und Erleben der Menschen. Landschaftsstimmungen und sprechende Details, wie sie von der Nacht- und Grabespoesie der Engländer und von der sentimental-romantischen Phase des englischen Gartenstils her geläufig waren, wurden bevorzugt, etwa stürmische Mondnächte oder die auf- und untergehende Sonne, ehrwürdige Baumriesen, Gräber, heidnische Gedächtnisstätten oder Ruinen. Von den religionsphilosophischen Schriften Herders nachhaltig beeinflußt, interpretierte Kosegarten die Natur als eine Offenbarung Gottes. Als Schlußsatz seiner kunsttheoretischen Überlegungen formulierte er deshalb: »Schönheit ist das Göttliche in der Natur«, und wie Herder, so galt auch ihm die Kunst als Mittler zwischen Gott und den Menschen. Dem Künstler sei es gegeben, in begnadeten

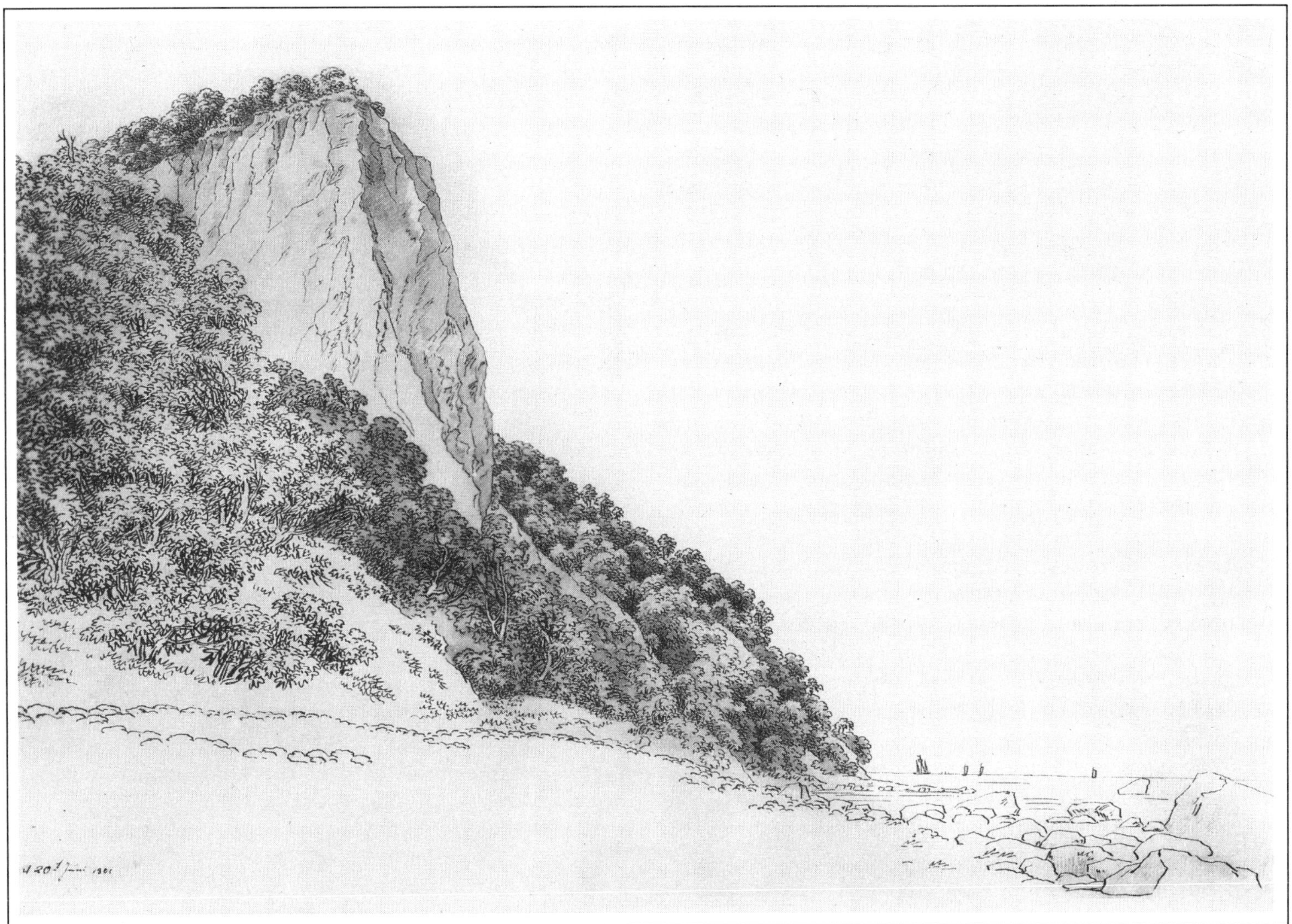

6 Königsstuhl in der Stubbenkammer auf Rügen

Stunden ahnungsvoller seelischer Übereinstimmung das Göttlich-Unendliche in Natur und Landschaft als eine Offenbarung zu empfangen, restlos zugänglich nur dem Gefühl, nicht aber dem Verstande.

Die schon früh publizierten Dichtungen und Ideen Kosegartens wird Caspar David Friedrich gut gekannt haben. Daß er durch Vermittlung Quistorps gelegentlich auch persönlichen Umgang mit Kosegarten hatte, ist wahrscheinlich, jedenfalls besaß der Dichter später einige von ihm hochgeschätzte Rügenansichten des Künstlers. Noch ein Aquarell aus Friedrichs großem Rügenzyklus, um 1824/25 entstanden, war einem dichterischen Motiv Kosegartens gewidmet. Diese Beziehungen zur aufgeklärten empfindsamen Religiosität und zum Ideenkreis der nordischen Dichtung und Bardenpoesie waren für die Formung der weltanschaulichen und künstlerischen Position Friedrichs außerordentlich wichtig. Neben Kosegarten vermittelte hier später möglicherweise auch Ernst Theodor Brückner (1746–1805), der Schwiegervater seines älteren Bruders Adolf; Brückner war Pfarrer in Neubrandenburg, wo sich Friedrich mehrmals aufhielt, schrieb Dramen und Gedichte und stand mit Johann Heinrich Voß, dem Dichter des Göttinger Hainbundes, in freundschaftlicher Verbindung.

1794 reiste Caspar David Friedrich nach Kopenhagen. Die Wahl der dänischen Hauptstadt als Studienort lag nahe, da die dortige Kunstakademie im späten 18. Jahrhundert einen guten Ruf erlangt hatte, zudem bestanden zwischen Greifswald und Kopenhagen durch den Seehandel ständige Verbindungen. Zwei Jahrzehnte früher hatte dort schon Asmus Jakob Carstens studiert, wenige Jahre nach Friedrich kamen Philipp Otto Runge und später auch Georg Friedrich Kersting hierher. Die Akademie galt am Ende des achtzehnten Jahrhunderts als die liberalste in Europa. Schon seit 1771 sah ihr Reglement eine kostenfreie Unterrichtserteilung vor, und Goldmedaillen und Preise der Wettbewerbe wurden nicht nur an Einheimische, sondern auch an ausländische Studierende verliehen. Diese günstigen Bedingungen haben den Entschluß des jungen Friedrich, der nur über geringe Geldmittel verfügte, gewiß beeinflußt. Die für ihn wichtigsten Lehrer waren in Kopenhagen Nikolai Abraham Abildgaard (1743–1809), Christian August Lorentzen (1749–1828) und Jens Juel (1745–1802). Allerdings lassen sich

Richtung und Intensität der durch sie empfangenen Anregungen anhand der wenigen bisher bekannten Zeichnungen Friedrichs aus jenen Studienjahren nur vermutungsweise beurteilen. Abildgaard, mit seinem eklektischen pathetischen Klassizismus mag für ihn von Interesse gewesen sein, da er auch altnordische Themen gestaltete, so aus dem »Ossian«, die dem Studenten schon von der Heimat her vertraut waren. Stärker noch haben aber gewiß die dänischen Landschaften Juels auf ihn gewirkt, ihre stimmungsvollen atmosphärischen Effekte und die sachliche und übersichtliche Raumordnung, besonders aber das Beispiel der intensiven Naturbeobachtung des Meisters und seine frische, zart lasierende Maltechnik und Farbenbehandlung. Die Schulung verlief im üblichen Stufengang vom Zeichnen nach dem Gips bis zum Freihandzeichnen und Malen. Die erlernte »Crayonmanier« findet sich bei den unmittelbar nach der Rückkehr in die Heimat im Jahre 1798 entstandenen Bildniszeichnungen *(Abb. 5)*, denen in der sorgfältigen, manchmal etwas steifen Detailmodellierung noch der akademische Studiencharakter anhaftet. Die dänische Residenz mit den zahlreichen Schlössern und Parkanlagen in ihrer näheren und weiteren Umgebung wird Caspar David Friedrich tief beeindruckt haben. Zum ersten Male in seinem Leben begegnete er großer Architektur und Kunst, konnte er berühmte Beispiele empfindsam romantischer Gartengestaltung kennenlernen, und vor allem auch bedeutende Kunstsammlungen, in denen die holländischen Maler des 17. Jahrhunderts dominierten. Hier, in den Parks, fand Friedrich auch die Anregungen und Motive zu seinen frühen sentimental-elegischen Landschaftszeichnungen.

Im Frühjahr 1798 beendete Friedrich seine Studien in Kopenhagen und reiste nach Greifswald zurück. Er besuchte die Verwandten in Neubrandenburg und ging im Herbst, nach einem kurzen Zwischenaufenthalt in Berlin, nach Dresden. Er schrieb sich an der Akademie als Studierender ein, nahm jedoch am eigentlichen Lehrbetrieb nicht mehr teil. Der junge Künstler war nach Dresden gekommen, um sich hier, »in der Nähe der trefflichsten Kunstschätze und umgeben von einer schönen Natur«[6] weiter zu vervollkommnen. Dafür bot die Stadt außerordentlich günstige Voraussetzungen, beherbergte sie doch neben der berühmten Gemäldegalerie vor allem eine traditionsreiche Landschafterschule. Die Namen ihrer Hauptmeister, wie Johann Philipp Veith (1768–1837), Adrian Zingg (1734–1816) oder Johann Christian Klengel (1751–1824) waren dem jungen Friedrich zumindest durch ihre weitverbreiteten Aquatintablätter gewiß längst ein Begriff. Als Residenz des im achtzehnten Jahrhundert wirtschaftlich fortgeschrittensten und wohlhabendsten deutschen Landes zeichnete sich Dresden durch ein reiches Kunst- und Kulturleben aus. Landschaftlich reizvoll gelegen, wurde es als Reiseziel bevorzugt, und auch ein junger Künstler wie Friedrich konnte hoffen, durch Landschaftsprospekte und gelegentlichen Zeichenunterricht sein Brot zu verdienen.

7 Rügenlandschaft mit Blick von Stresow nach Reddewitz und Zicker

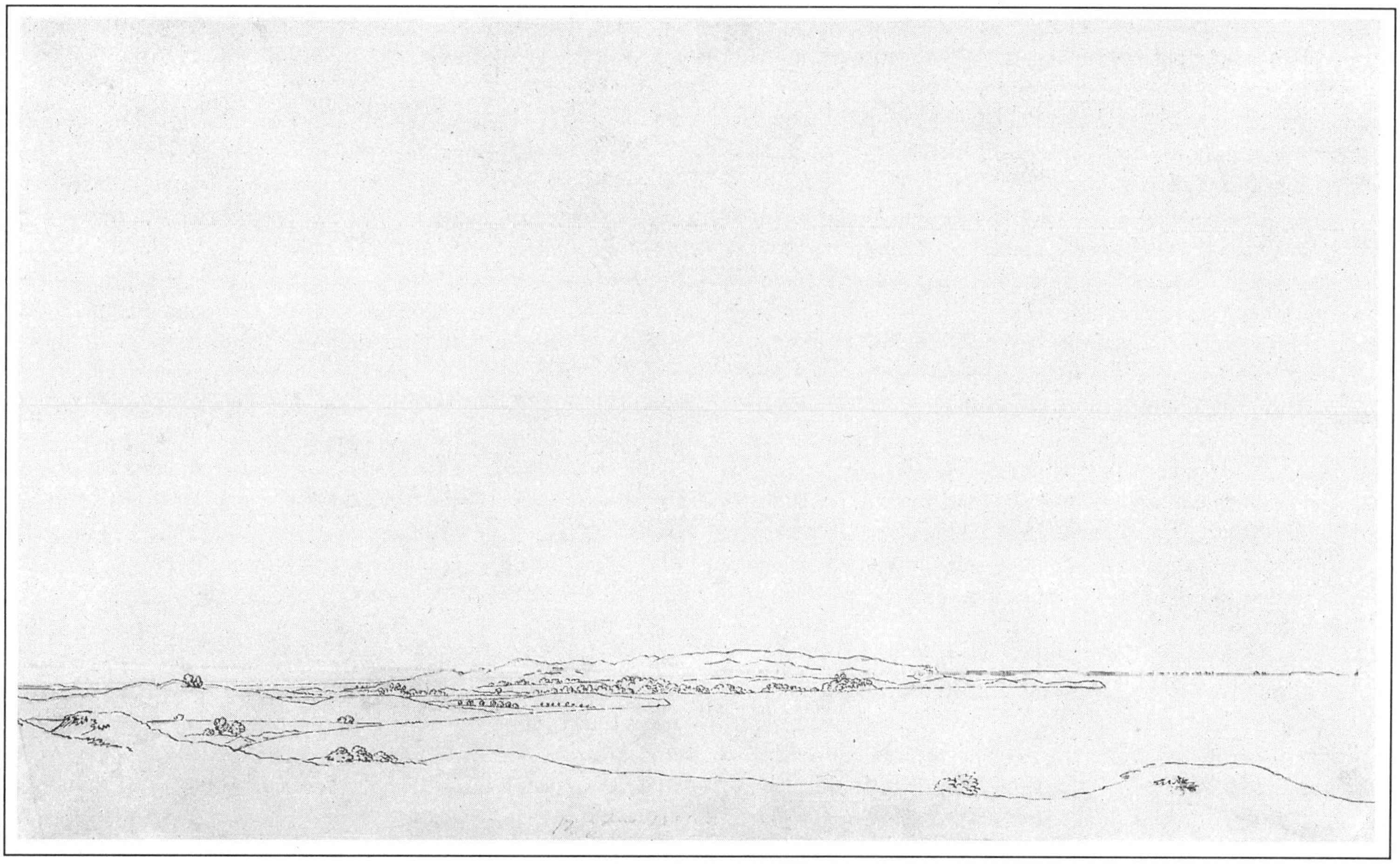

In den ersten Dresdener Jahren studierte Friedrich vor der Natur und schulte sich an Werken der großen Landschafter des 17. Jahrhunderts in den Galerien und an denen der Dresdener Landschaftstradition. Ende 1799 kam der Kopenhagener Studienfreund Johan Ludwig Lund (1777–1867) auf dem Rückwege von Italien für einige Monate nach Dresden. Seine Schilderungen und Reisestudien waren für Friedrich gewiß höchst anregend, obwohl er es ablehnte, die für die meisten jungen Maler seiner Zeit geradezu obligatorische Studienfahrt nach dem Süden zu unternehmen. Die von der italienischen Landschaft und Kunst inspirierte klassizistisch-romantische Malerei erschien ihm maniriert und undeutsch, während er selbst gerade eine heimatverbundene nationale Landschaftskunst anstrebte. Aus einer späteren Äußerung geht jedoch hervor, daß der Maler sich eine solche Italienreise schließlich auch deshalb versagte, weil ihm die Grenzen der eigenen Verhältnisse und Möglichkeiten bewußt geworden waren. So schrieb er am 11. Juli 1816 an Lund: »Ich kann mir es jetzt recht schön denken nach Rom zu reisen und dort zu leben. Aber den Gedanken von da wieder zurück nach Norden könnte ich nicht ohne schaudern denken; das hiesse nach meiner Vorstellung so viel: als sich selbst lebendig begraben. Stille zu stehen lasse ich mir gefallen, ohne Murren, wenn es das Schicksal so will; aber rückwärts gehen ist meiner Natur zuwider, dagegen empört sich mein ganzes Wesen.«

Im Frühjahr 1801 verließ Friedrich Dresden zu einem Aufenthalt in der Heimat. Von April bis zum Juli des folgenden Jahres weilte er in Greifswald und Neubrandenburg und besuchte auch die Insel Rügen. Nach den mannigfaltigen künstlerischen Anregungen der zurückliegenden Jahre fand er hier den Ansatz zu einer eigenständigen Darstellungsweise. Er vertiefte sich in einen seiner wesentlichen Motivkreise, die Meeres- und Küstenlandschaft, und begann, sein Augenmerk den Werken der gotischen Baukunst zuzuwenden. Viele der Skizzen und Studien aus jenen Monaten führte Friedrich später zu Sepien oder aquarellierten Federzeichnungen aus, durch die er als Maler Rügens bekannt wurde. Er fand dafür Käufer, unter anderen Runge, Kosegarten und Quistorp, und diese ersten Erfolge haben das Selbstbewußtsein des jungen Künstlers gewiß gestärkt. Den Landsmann Philipp Otto Runge (1777–1810), der sich zu Besuch bei seinen Eltern im benachbarten Wolgast aufhielt, hatte Friedrich in Greifswald kennengelernt. Er blieb auch in den folgenden Jahren mit ihm in Verbindung, eine innige Künstlerfreundschaft zwischen den beiden großen norddeutschen Romantikern gehört allerdings in das Reich der Legende. Nach Dresden zurückgekehrt, befaßte sich Caspar David Friedrich eingehend mit der Sepiamalerei. Diese Technik, die sich bei den Dresdener Landschaftern großer Beliebtheit erfreute, war ihm zwar schon vorher vertraut, aber erst seit 1803 benutzte er sie zielstrebig und in größerem Umfange. Bald beherrschte der Künstler die Sepiatechnik in einer Vollendung, die ihm auch die Anerkennung Goethes eintrug. 1805 erhielt Friedrich für zwei Sepiablätter 50 Dukaten, den halben Preis der »Weimarischen Kunstfreunde«, und beschickte auch die Weimarer Ausstellungen der folgenden Jahre.

Mit der zunehmenden Beachtung und Anerkennung erweiterte sich der Bekannten- und Freundeskreis Friedrichs. Durch Runge, der sich von 1801 bis 1804 in Dresden aufhielt, hatte er 1802 Ludwig Tieck kennengelernt. Im Jahre 1805 begann eine langwährende Freundschaft mit dem Dresdener Historienmaler Gerhard von Kügelgen (1772–1820), in dessen gastlichem Hause Friedrich den Historienmaler Ferdinand Hartmann (1774 bis 1842), den Philosophen und Naturforscher Gotthilf Heinrich Schubert (1780–1860) sowie Kügelgens Schülerinnen Caroline Bardua (1781–1864) und Louise Seidler (1786–1866) kennenlernte. Bald entwickelten sich auch freundschaftliche Beziehungen zu der Familie des Juristen Christian Gottfried Körner (1756–1831), des Vaters Theodor Körners. Der vertraute Freund Schillers war ein fortschrittlich gebildeter, vielseitig interessierter und wohlinformierter Mann, der mit zahlreichen wissenschaftlichen und literarischen Berühmtheiten in Verbindung stand, darunter auch die Brüder Schlegel. Friedrichs Persönlichkeitsbildung wurde durch den Umgang mit allen diesen neuen Freunden und Bekannten wesentlich gefördert. Er vermittelte ihm vielfältige geistige und künstlerische Anregungen und Kenntnisse, stärkte sein Selbstgefühl und war schließlich auch seiner Popularität förderlich, indem die Freunde einheimische und durchreisende Kunstliebhaber auf den Maler aufmerksam machten, die ihn in seinem Atelier aufsuchten und gelegentlich auch Arbeiten erwarben. Dadurch besserten sich seine finanziellen Verhältnisse zuweilen, trotzdem blieb Friedrich während seines ganzen Lebens in mehr oder weniger starker wirtschaftlicher Bedrängnis. Zu einer schlechterdings katastrophalen Notlage wuchs sich diese Situation in den letzten fünf Jahren seines Lebens aus, mitverschuldet durch eine andauernde schwere Krankheit, verursacht aber vor allem dadurch, daß der Maler längst zu einem fast vergessenen Außenseiter geworden war. Friedrichs strenge Auffassung von der Mission des Künstlers und der Kunst vertrug sich schlecht mit der Notwendigkeit, durch sie sein Brot verdienen zu müssen. Abhängig von der wechselhaften Gunst des Publikums, letztlich von den Veränderungen des politischen und gesellschaftlichen Klimas und den Wandlungen des Geschmacks, konnte er, besonders auch in den Kriegsjahren, nur wenig verkaufen. Das sich darin äußernde Unverständnis und Desinteresse der Gesellschaft machte dem Maler den Zwiespalt zwischen dem hohen ethischen Anspruch seiner Kunst und ihrer geringen Anerkennung und Wirksamkeit immer wieder schmerzlich bewußt. Dies bestärkte ihn in der Überzeugung, daß die Kunst autonom und nur einem kleinen Kreis auserwählter Kenner zugänglich sei. Sein Pessimismus und die alten Zweifel an den Menschen fanden immer wieder neue Nahrung, um so stärker verfestigte sich sein Hang zur Einsamkeit und Abgeschiedenheit. Der Mangel an gesellschaftlicher Anerkennung, ständiges Zweifeln an sich selbst, das Scheitern der patriotischen Bewegung, der Friedrich leidenschaftlich anhing, und der zunehmende Druck der Restauration waren gewiß wesentliche Ursachen des krankhaften Mißtrauens und der Misanthropie, von denen die letzten anderthalb Lebensjahrzehnte überschattet wurden.

Das einfache und karge Lebensmilieu des Malers zur Zeit ihrer Freundschaft in den Jahren nach 1806, das sich auch späterhin nicht erheblich veränderte, hat Schubert beschrieben: »Friedrich wohnte draußen in der Pirnaischen Vorstadt in einem

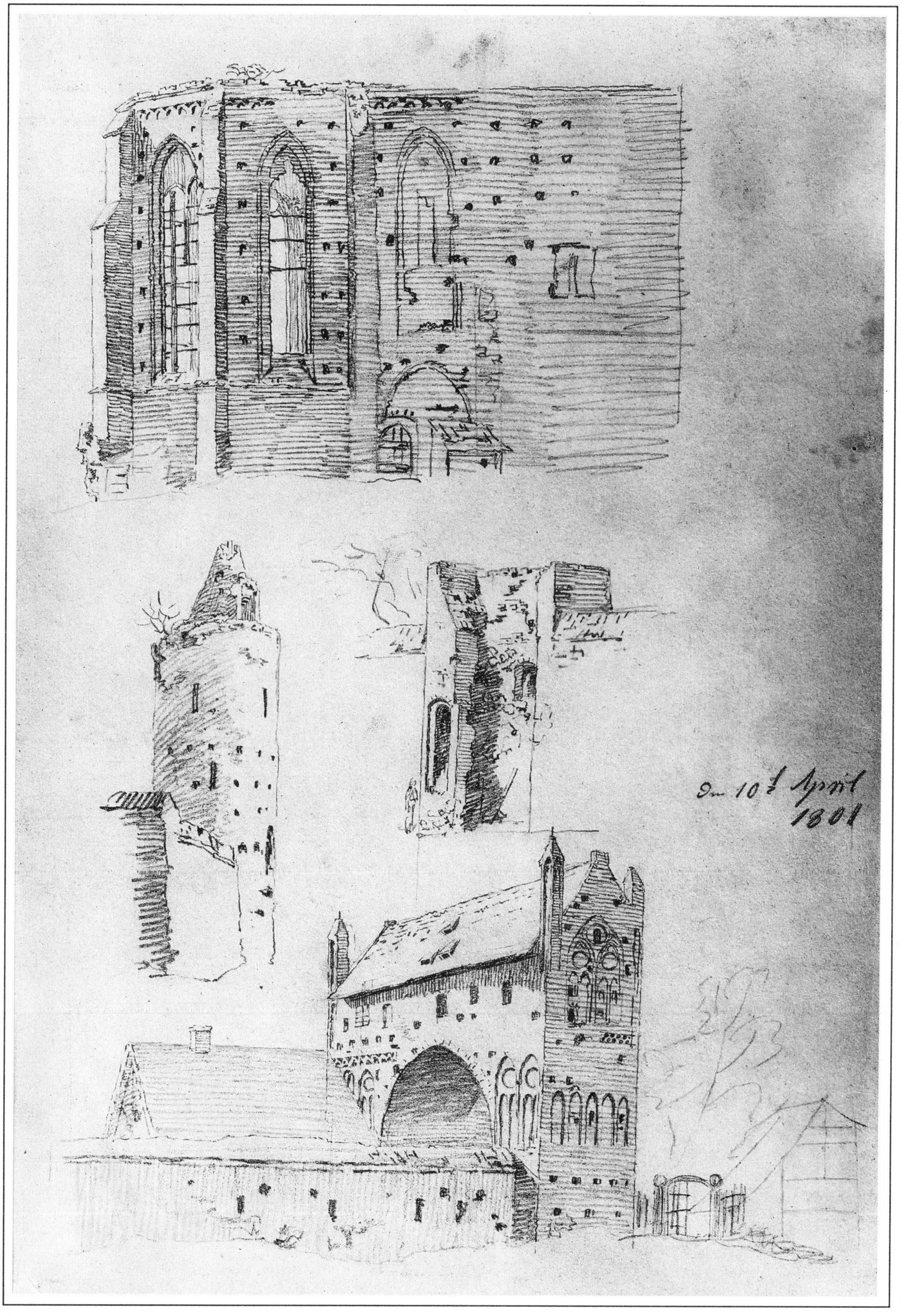

8 *Architekturstudien von Neubrandenburg*

nahe der Elbe gelegenen Hause, welches, wie die meisten Häuser in der Nachbarschaft, Leuten von geringem Vermögen zugehörte. Die Einrichtung in seinem Zimmer schickte sich ganz gut zu dieser Nachbarschaft; man sah da nichts als einen hölzernen Stuhl und einen Tisch, auf welchem die Gerätschaften seiner Arbeit standen. Kam einer zu ihm, den er wollte sitzen lassen, dann wurde aus der Kammer noch ein alter hölzerner Stuhl, und wenn zwei kamen, eine hölzerne Bank von dem Vorplatz bei der Treppe hereingetragen. Denn in der Kammer fand sich außer dem alten Stuhl auch nichts, als ein diesem ebenbürtiger Tisch und ein Bett, über welches eine wollene Decke ausgebreitet lag.« Georg Friedrich Kersting (1785–1847), der einige Jahre später nach Dresden kam und mit Caspar David Friedrich freundschaftlich verbunden war, hat die Malerstube 1811, danach noch einmal 1819 gemalt *(Tafel 101)*.

In den Monaten Mai bis Juli 1806 hielt sich der Künstler wieder in Greifswald und Neubrandenburg auf. Er suchte Erholung nach einer überstandenen Krankheit, durchwanderte die Insel Rügen und skizzierte und zeichnete fleißig. Damals traf er auch zum letzten Mal mit Runge zusammen, der schon wenige Jahre später starb. Der künstlerische Ertrag dieser Reise war für die weitere Entwicklung seiner Landschaftskunst von besonderer Bedeutung. Hatte sich vor der vertrauten heimatlichen Landschaft schon fünf Jahre früher, bei dem Aufenthalt von 1801/02, eine zunehmende stilistische Eigenständigkeit angekündigt, so bereitete sich nun der entscheidende Schritt zu einem selbständigen malerischen Schaffen vor. Über die Bildersprache der religiös-empfindsamen Naturinterpretation hinaus, die sich Friedrich schon in jungen Jahren bei Kosegarten und in Kopenhagen angeeignet hatte, wirkte nun der weite dialektische Zusammenhang des Naturganzen, wie es der Freund Schubert mystisch-religiös auffaßte, klärend und befreiend. Schuberts Grundidee von der zur ursprünglichen Einheit zurückstrebenden Individuation, seine Überzeugung, daß diese Vereinigung nur durch mystische Religiosität in der Sphäre reiner Geistes- und Seelenkräfte möglich sei, haben die Behandlung des Raumes und des Lichtes im malerischen Schaffen Friedrichs formen helfen. Sprach sich doch darin auch eine Grunderfahrung des Künstlers aus, der in den politischen und ideologischen Widersprüchen und Kämpfen seiner Zeit keine Möglichkeit einer Übereinstimmung mit der gesellschaftlichen Wirklichkeit finden konnte. Das klassische Ideal der Humanität und Freiheit hatte sich angesichts der enttäuschenden Ergebnisse der französischen Revolution einerseits, der Zählebigkeit und neuerlichen Erstarkung der alten feudalabsolutistischen Verhältnisse andererseits in die Sphäre einer mystisch-religiösen Vorstellung vom Weltganzen verlagert. Seine Realisierung war zu einem zukünftig-überirdischen, nur gläubig zu erhoffenden und zu erahnenden Ereignis geworden, als dessen Prophet sich der Maler fühlte: »Heilig sollst Du halten jede reine Regung deines Gemütes; heilig achten jede fromme Ahndung; denn sie ist Kunst in uns! In begeisternder Stunde wird sie zur anschaulichen Form; und diese Form ist dein Bild!« Diese gesteigerte Subjektivität des Empfindens und Erlebens bedeutet aber zugleich auch Selbstentäußerung, erwachsen aus der ersehnten Erfüllung des Individuellen im Kollektiven. Bezeichnenderweise findet sich

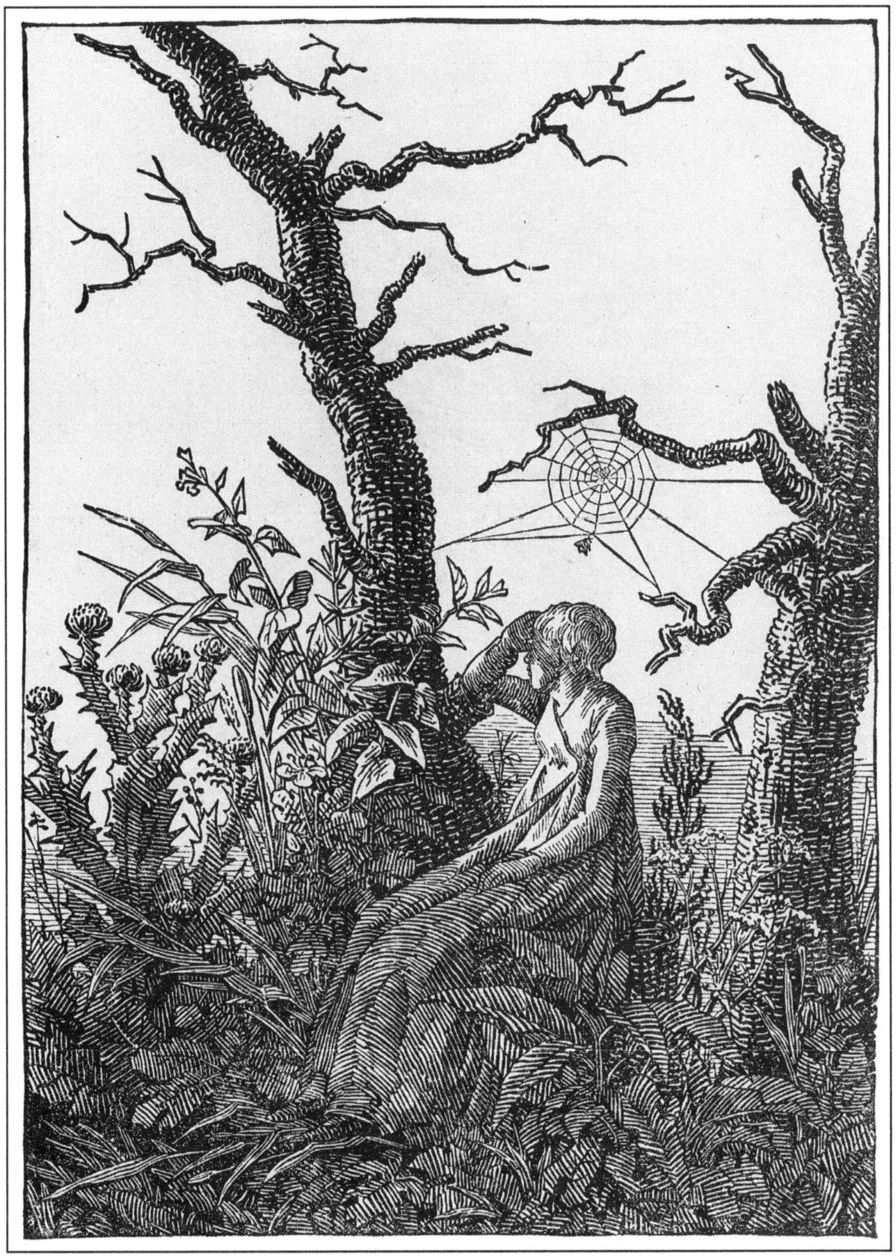

9 Die Frau mit dem Spinnennetz zwischen kahlen Bäumen

auf keinem der Bilder Caspar David Friedrichs sein Namenszug, und seine wenigen Selbstbildnisse gehören der hoffnungsvollen Frühzeit an.

1806 schuf der Maler sein erstes, nur durch eine Beschreibung Schuberts überliefertes patriotisches Bild: »Damals soeben war er mit einem seltsamen Bilde beschäftigt. Es stellte keine Landschaft dar, denn vom Lande sah man nichts als einige über den Hochnebel hervortretende Berggipfel, ... ein Seeadler war es, den der Künstler als lebenden Zeugen des Kampfspieles darstellte, das dort in der Höhe der Sturm mit dem zerreißenden und flüchtigen Gewölke hielt ... Es war ein Bild, dem der Künstler, wie ich nachher sagen werde, seine Deutung gab; für ihn ein Bild der damaligen Geschichte des Vaterlandes ... Es war gegen Ende des Oktobers; Napoleon mit all' seinen Gewalttätigkeiten, die Schmach des Vaterlandes kamen bald an's Gespräch. Mit seinem gewöhnlichen Ingrimme gegen die Franzosen sprach Friedrich zugleich den Schmerz über die Erniedrigung Deutschlands aus. Als aber wir Anderen trübe Bedenken und bängliche Befürchtungen für die fernere Zukunft äußerten, da deutete er auf den Adler in seinem Bilde hin. ‚Er wird sich schon herausarbeiten der deutsche Geist aus dem Sturme und den Wolken' sagte er ...«

Friedrich hatte damals, eingeführt wohl durch Schubert und Hartmann, Verbindung zu einem Kreis vaterländisch Gesinnter, dem neben den genannten Freunden der Dichter Heinrich von Kleist, der Philosoph Adam Müller, sowie die preußischen Offiziere Ernst von Pfuel und Johann Jakob Otto August Rühle von Lilienstern angehörten. Unter ihnen fand er Verständnis und Begeisterung für seine Kunst. Kleist brach später in Berlin eine Lanze für den »Mönch am Meer«, Hartmann verteidigte den Maler 1809 gegen die Angriffe des Kammerherrn von Ramdohr auf den »Tetschener Altar«, und Adam Müller veröffentlichte im Journal »Phoebus«, das er gemeinsam mit Kleist in Dresden herausgab, Betrachtungen über die Landschaftsmalerei, die Friedrichs Kunstansichten nahe waren. Der Maler hat damals wohl in regem Austausch mit dem »Phoebus«-Kreis gestanden. Die im Zusammenhang mit seinen Heldengrabbildern oft geschilderte Episode, Kleist habe im Atelier des Künstlers vor den Gesinnungsgenossen das Manuskript seiner »Hermannsschlacht« vorgelesen, ist jedoch durch nichts belegt. Wahrscheinlich hat Friedrich das Drama zu dieser Zeit nicht einmal gekannt, denn der Dichter schrieb es 1809, verließ aber schon im April Dresden, und erst 1812/13 schuf Friedrich seine Heldengrabbilder. Kleists »Hermannsschlacht« wurde der Öffentlichkeit erst 1821 durch die Herausgabe seiner hinterlassenen Schriften bekannt, die Tieck besorgte. Für den Dichter wie auch für den Maler war wohl eher die umfangreiche Motivtradition maßgebend, der Friedrich durch seine Beziehungen zur »nordischen Renaissance« nahestand. Schon im achtzehnten Jahrhundert galt Hermann als vaterländischer Heroe, als Symbol nationaler Identität und wurde in Dichtung und Malerei gefeiert. In den Befreiungskriegen wurde der Cheruskerfürst zum leuchtenden Vorbild, schien doch im Kampf der Deutschen gegen die fremden Eindringlinge die germanische Heldenzeit wiedererwacht.

In den Weihnachtstagen des Jahres 1808 stellte Friedrich in seiner Werkstatt das »Kreuz im Gebirge« aus, welches die Gräfin

10 Knabe auf einem Grab schlafend

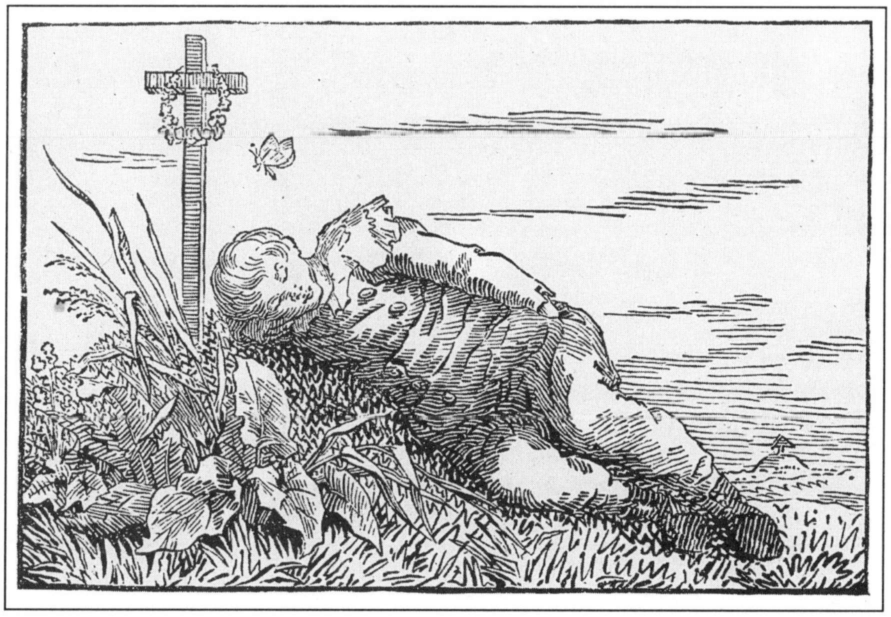

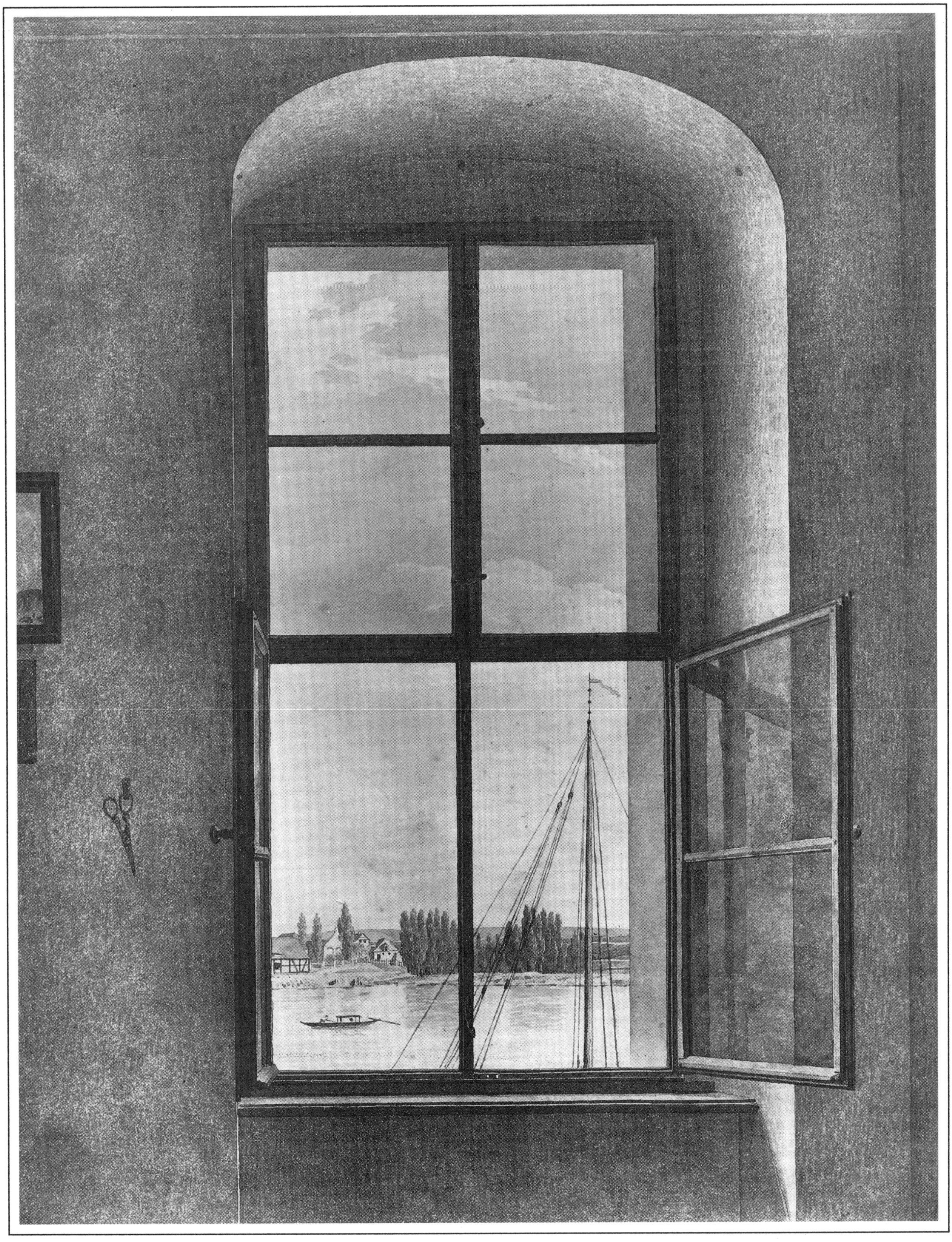

11 Blick aus dem Atelier des Künstlers

Thun-Hohenstein anhand einer Sepiazeichnung als Altarbild für die Hauskapelle ihres Schlosses bestellt hatte. Den Rahmen hatte der befreundete Bildhauer Kühn nach Friedrichs Angaben geschnitzt. Das Gemälde löste die schon erwähnte heftige Fehde aus, die in den folgenden Monaten in der »Zeitung für die elegante Welt« ausgetragen wurde. Der Kritiker, Kammerherr von Ramdohr, erkannte das Neue der künstlerischen Leistung Friedrichs sehr wohl. Gerade deshalb nahm er das Bild aber zum Anlaß, um allgemein gegen die neue Tendenz der Landschaftsdarstellung zu Felde zu ziehen. Hellsichtig brachte er sie »mit einem Geiste in Verbindung ..., der die unglückliche Brut der gegenwärtigen Zeit und das schauderhafte Vorgesicht der schnell heraneilenden Barbarei ist ...«. Diesen Geist, auf den Ramdohr anspielte, hat Carus in seinem Nachruf auf den toten Freund später als »die vulkanische Erschütterung« bezeichnet, »welche vom Jahre 1789 ausgehend, Europa umgestaltete« und die »auf eigentümliche Weise wie in der Wissenschaft so auch in der Kunst widerhallte ...«.

Mit dem »Tetschener Altar« und nicht zuletzt dank der Polemiken, die durch das Erscheinen des Bildes veranlaßt wurden, war Friedrichs Name weithin bekannt geworden. Der Weg bis zu diesem aufsehenerregenden Erfolg war freilich lang gewesen, inzwischen ein schon Mittdreißiger muß der Maler als ein ausgesprochener »Spätentwickler« gelten. Die Arbeiten, die vor 1801/02 entstanden, lassen den Aufstieg nicht einmal ahnen; in den Wirkungsabsichten und Darstellungsmitteln sind sie naiv und unbeholfen, nicht selten muten sie sogar ausgesprochen dilettantisch an. Um so auffallender sind freilich die Fortschritte in den darauf folgenden Jahren, die sich aus individuellen oder schaffensimmanenten Ursachen allein nicht erklären lassen. Wesentliche Anstöße sind in den Beziehungen Friedrichs zu verschiedenen Persönlichkeiten des Geistes- und Kunstlebens zu suchen, unter denen dem Landsmann Runge, dessen Bekanntschaft der Maler am Beginn des entwicklungsbestimmenden Jahrfünfts machte, eine entscheidende Bedeutung zukommt. Runge entwickelte in den vier Jahren seines Dresdenaufenthaltes die Grundzüge seiner Schaffenskonzeption und exemplifizierte sie in den Entwürfen zu den Stichen der Tageszeitenfolge. Friedrichs früher Jahreszeiten-Tageszeiten-Lebensalter-Zyklus von 1803 ist vermutlich dadurch angeregt worden. Runges Auffassung von der Landschaftsmalerei als der Kunst der Zukunft und namentlich seine Gedanken über die das spiritualistische Weltprinzip spiegelnden Erscheinungen von Licht und Farbe, dürften nachhaltig anregend gewirkt haben. Durch ihn lernte Friedrich überdies Ludwig Tieck kennen und erhielt damit möglicherweise erstmalig Einblicke in die frühromantische Weltanschauung. 1805 wurden persönliche Beziehungen dieser Art zahlreicher. Zu dem nach Runge vielleicht wichtigsten Austauschpartner wurde der Arzt und Naturphilosoph Gotthilf Heinrich Schubert, ein Anhänger des Schellingschen Systems des transzendentalen Idealismus. Durch seine auf Schelling zurückgehende Theorie des Panpsychismus, der Durchdringung und wechselseitigen Entsprechung von Geist und Natur, von Seele und Leib, deren religiös-mystischer Gehalt den Maler sympathisch berührt haben muß, hat Schubert Friedrichs künstlerisches Weltbild gewiß vertiefen und bereichern helfen. Darin beschlossen war eine unmittelbare Begegnung mit der frühromantischen Weltanschauung, die Friedrich sich zwar kaum systematisch, durch Lektüre etwa, angeeignet haben wird, die er indessen schon früh, beispielsweise durch Tieck oder Runge vermittelt, kennengelernt haben dürfte. Ob er darüber hinaus in den Jahren nach 1800 aus anderen Quellen geschöpft haben mag und aus welchen, dazu lassen sich freilich nur Vermutungen anstellen. Auffällig ist indessen die Affinität seiner künstlerisch gestalteten, vereinzelt dichterisch gefaßten und – allerdings erst erheblich später – auch theoretisch formulierten Aussageabsichten zu Anschauungen des Novalis. Die besonders relevanten Schriften des Dichters zu lesen, wäre immerhin möglich gewesen, denn die »Blütenstaub«-Fragmente und die »Hymnen an die Nacht« waren schon 1798 und 1800 im »Athenäum« veröffentlicht worden, und 1800 gab Friedrich Schlegel eine erste zweibändige Ausgabe der Werke Novalis' heraus. Offen bleiben muß, ob diese Verwandtschaft tatsächlich auf der unmittelbaren Kenntnisnahme beruhte, ob sie durch Dritte vermittelt wurde oder vielleicht sogar eine Analogie darstellte. Für die letztere Möglichkeit spricht eine Bemerkung Tiecks, der 1815 in der Einführung zur dritten Auflage der Novalis-Schriften auf einen Disput über die Landschaftsmalerei Bezug nahm, »in welchem ich seine (Novalis') Ansichten nicht fassen konnte, die aber nachher aus eigenem reichen poetischen Gemüt der vortreffliche Landschaftsmaler Friedrich in Dresden großenteils wirklich gemacht hat«.[7]

Im September 1810 kam Goethe in Friedrichs Werkstatt, der den Besuch im Juli des folgenden Jahres in Jena erwiderte. Zunächst hat Goethe die Leistungen Friedrichs trotz mancher kritischer Vorbehalte anerkannt, denn »... wie selten ist das Vollendete! So daß man es auch in der wunderlichsten Art hoch schätzen und sich daran erfreuen muß«, so schrieb er 1812 darüber an Heinrich Meyer. Die vernichtende Kritik der »neudeutsch-religios-patriotischen Kunst« jedoch, die 1817 in »Kunst und Altertum« erschien, rechnete auch Friedrich zu den Genossen des »kränklichen Klosterbruders«, und später, so überlieferte es Sulpitz Boisserée, äußerte Goethe sogar, »man müsse Friedrichs Bilder an der Tischecke zerschlagen; das soll nicht aufkommen«.[8] 1810 erlebte Friedrich auf der Berliner Akademieausstellung seinen bis dahin größten Erfolg. Die zwei ausgestellten Bilder, den »Mönch am Meer« *(Tafel 13)* und die »Abtei im Eichenwald« *(Tafel 8)*, kaufte der preußische Kronprinz für 450 Taler, und der Künstler wurde zum auswärtigen Mitglied der Berliner Akademie ernannt. Der Publikumserfolg in jenen Jahren um die Befreiungskriege ist gewiß vor allem auf die Woge der patriotischen Begeisterung zurückzuführen. Der norwegische Landschaftsmaler Johan Christian Claussen Dahl (1788–1857) schrieb rückblickend dazu: »Darum kauften viele seine Bilder ... weil sie, vornehmlich während der Zeit der Freiheitskriege, eine eigene, ich möchte sagen politisch prophetische Deutung darin suchten und fanden. Hinweise auf eine allmächtige unsichtbare Hand, die in die verworrenen Geschicke der Menschen und die Befreiung Deutschlands vom Druck des fremden Joches eingreift.« Obwohl Dahl an anderer Stelle zu Recht die Einseitigkeit dieses Publikumsurteils hervorhob, beruhte es doch keineswegs auf einem Mißverständnis, wie er behauptete. Friedrichs Bekenntnis zu den Reformern und Befreiungskämpfern äußerte sich in vielen seiner Werke durchaus unmißverständlich. Es war ihm innerste Überzeugung, die durch den Umgang mit Gleichgesinnten vielfache Bestätigung und Anregungen erfuhr. Einer von ihnen, Ernst Moritz Arndt, weilte im April 1813 in Dresden – er wohnte im Hause Körner – und traf mehrfach mit dem Maler zusammen. Die Übereinstimmung, gewiß begünstigt durch die gemeinsame heimatliche Herkunft, war so groß, daß Arndt 1814 eine erbetene Denkmalinschrift für ein Bild verfaßte, das Friedrich dem Gedenken an Scharnhorst widmen wollte. Wie rigoros auch Friedrich über den fremden Feind und demzufolge auch über dessen Parteigänger im eigenen Lande urteilte, zeigt ein Brief vom 24. November 1808. An den Bruder Christian gerichtet, der sich während der Wanderschaft in Lyon aufhielt, heißt es dort: »Du fühlest es selbst daß es nicht recht ist, daß Du als Teutscher in Frankreich bist, und das tröstet mich noch einigermaßen; denn sonst würde ich ganz an deiner Teutschheit zweifeln. Indes grollt es mich so sehr, lieber guter Junge, daß ich Dich bitten muß so lange Du in Frankreich bist nicht mehr an mir zu schreiben.« Der Künstlerfreundin Louise Seidler berichtete der Maler am 2. Mai 1814 über die Arbeit an einem Bilde: »Es ist Dämmerung und eine düstere, schwere, stürmische Luft zieht über einen öden Sandfleck hin. Eine Schar Raben sucht ihre Ruhestatt ... Dieses Bild war ganz anders in der Anlage: auf dem öden Sandfleck umher stehen Pfähle, woran Bretter gebunden, vom Winde bewegt, alle mit der Inschrift: Vaterlandsverräter. Im mittelsten stak in einem großen Loch ein langer Pfahl, auf dem Pfahl ein Rad, auf dem Rade ein Mensch, an dessen Händen eine Tafel gebunden mit der Inschrift: Vaterlandsverräter. Ich gedachte an manche Bestie dabei, aber das Bild wurde mir doch zu ekelhaft, ich war nicht imstande, es auszuführen«.

Zunächst war Friedrichs Ruhm noch im Wachsen begriffen. Seine Werke wurden zu einem Hauptanziehungspunkt der Patriotischen Kunstausstellung, die im Frühjahr 1814 auf Anregung des russischen Generalgouverneurs Repnin in Dresden stattfand. Auch in Sachsen, das bis zu dem Debakel des Rußlandfeldzuges mit Frankreich verbündet war, hatte die patriotische Bewegung viele begeisterte Anhänger. Sie empfanden die Haltung des sächsischen Königs als doppelte Schmach, und so waren ihnen die Sätze des Aufrufes, den Blücher beim Einmarsch in das Land am 23. März 1813 erließ, aus dem Herzen gesprochen: »Im Osten von Europa hat der Herr der Heerscharen ein schreckliches Gericht gehalten, und der Todesengel hat 300000 jener Fremdlinge durch Schwert, Hunger und Kälte von der Erde vertilgt, welche sie im Übermut ihres Glückes unterjochen wollten ... Wir bringen euch die Morgenröte eines neuen Tages. Die Zeit ist endlich gekommen, ein verhaßtes Joch abzuwerfen, daß uns seit sechs Jahren furchtbar drückte ... Auf! Vereinigt Euch mit uns, erhebt die Fahnen des Aufstandes gegen die fremden Unterdrücker und seid frei!«[9] Während der kriegerischen Ereignisse hatte sich der Maler in ein stilles Fischerdorf in der Sächsischen Schweiz zurückgezogen. Den Freund Kersting unterstützte er bei der Ausrüstung als Lützower Jäger, sich selbst hielt er jedoch zum Kriegsdienst für ungeeignet.

Von August bis Oktober 1815 weilte Friedrich wieder in der

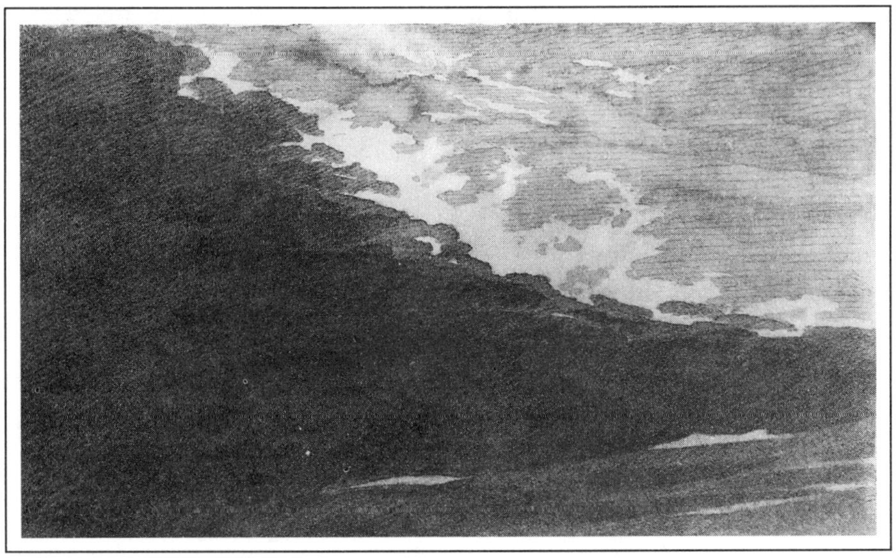

12 Abendlicher Wolkenhimmel mit Mond über hügeliger Landschaft

Heimat, er zeichnete auf Rügen und nahm den Rückweg über Neubrandenburg. Als im darauffolgenden Jahr durch den Tod Adrian Zinggs an der Dresdener Akademie eine Professorenstelle vakant wurde, bewarb er sich beim König um die Akademiemitgliedschaft. Der Generaldirektor der Akademie, Graf Vitzthum von Eckstädt, befürwortete das Gesuch. Er schlug eine Ernennung zum außerordentlichen Professor vor, was die Anwartschaft auf eine ordentliche Professur für Landschaftsmalerei eingeschlossen hätte. Der König akzeptierte diesen Vorschlag jedoch nicht – die patriotischen Bekundungen Friedrichs müssen gerade ihm ein Greuel gewesen sein – und ernannte den Maler lediglich zum Akademiemitglied mit einem Jahresgehalt von 150 Talern. Dergestalt trug man dem Ansehen des Künstlers wie auch der öffentlichen Meinung wohl Rechnung, ignorierte aber zugleich seinen ausdrücklichen Wunsch nach einem Lehramt. Es liegt nahe, darin einen ursächlichen Zusammenhang mit dem Wirken der feudalen Reaktion zu sehen, die sich im Deutschen Bund und in der Heiligen Allianz bereits formiert hatte. Ein Mann wie Friedrich, der aus seiner Parteinahme für die preußischen Reformer und für die nationale Befreiungs- und Einigungsbewegung keinen Hehl machte, mußte unter diesen Umständen verdächtig, als Lehrer sogar gefährlich erscheinen. Darum scheiterte auch sein zweiter Versuch, eine ordentliche Professur zu erlangen. 1824, nachdem der Maler zu Jahresbeginn endlich außerordentlicher Professor mit einem jährlichen Gehalt von 200 Talern geworden war, hatte sich durch den Tod Johann Christian Klengels eine neue Gelegenheit ergeben. Diesmal begründete der Generaldirektor der Akademie die Ablehnung des Antrages mit der mangelnden akademischen Befähigung des Malers und mit der Einseitigkeit seiner künstlerischen Auffassung, was aber letzten Endes nichts anderes hieß, als daß man ihn seiner künstlerisch-weltanschaulichen Haltung wegen als Lehrer für ungeeignet erklärte.

Im Januar 1818 verheiratete sich Friedrich mit Christiane Caroline Bommer, mit der er in den Monaten Juli und August die Verwandten in Greifswald und Neubrandenburg besuchte. »Sehr überrascht waren Friedrichs Freunde, als er um diese Zeit sich verheirathete, denn dem menschenscheuen melancholischen Künstler hatte niemand diesen Entschluß zugetraut ... eine Bürgerstochter aus seiner Nähe ... war seine Wahl; eine einfache stille Frau, die ihm nach und nach einige Kinder gebar, übrigens aber sein Leben und sein Wesen in nichts änderte.« So erinnerte sich Carus viele Jahre später an das Ereignis. Seiner kurzen Bemerkung über das Verhältnis der beiden Ehepartner zueinander kann man auf Grund der langjährigen engen Beziehungen zur Familie des Künstlers vertrauen. Die fast um zwanzig Jahre jüngere Frau hat sich dem Manne gewiß völlig untergeordnet.

Den bedeutenden Arzt und Naturforscher Carl-Gustav Carus (1789–1869) hatte Friedrich 1817 kennengelernt. Als Malerdilettant Beachtliches leistend, nicht zuletzt dank der Anregungen durch den Künstler, verfaßte Carus in den Jahren 1815–1824 neun Briefe über die Landschaftsmalerei, von denen die ersten weitgehend mit den Anschauungen Friedrichs übereinstimmen. Wir verdanken ihm auch eine vortreffliche Beschreibung der Persönlichkeit des Künstlers, der sich zum Zeitpunkt ihrer Be-

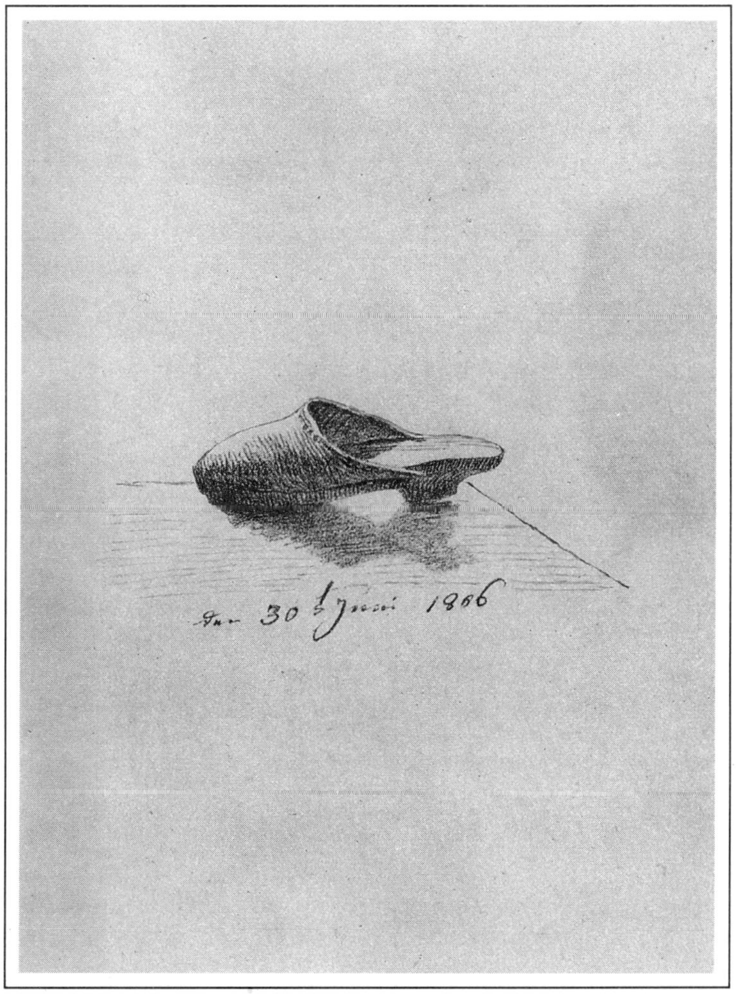

13 Holzpantoffel

kanntschaft auf der Höhe seiner Lebens- und Schaffenskraft befand. »Er stand damals in den 40er Jahren, und die Schärfe seiner Individualität war eben um diese Zeit leiblich und geistig am entschiedensten ausgeprägt. Gebürtig vom Strande der Ostsee, eine recht scharfgezeichnete norddeutsche Natur, mit blondem Haar und Backenbart, einem bedeutenden Kopfbau und von hagern, stark knochigen Körper, trug er einen eigenen melancholischen Ausdruck in seinem meist bleichem Gesicht, dessen blaues Augenpaar so tief unter dem stark vorspringenden Orbitalrande und buschigen, ebenfalls blonden Augenbrauen verborgen lag, daß darin der Blick des die Lichtwirkung im höchsten Grade concentrierenden Malers sehr charakteristisch sich erklärt fand. Friedrich erfuhr als Jüngling das Schreckliche, daß beim Schlittschuhlaufen ein besonders geliebter Bruder, mit dem er sich bei Greifswald auf dem Eise befand, vor seinen Augen einbrach, und von der Tiefe verschlungen wurde. Kam nun hinzu ein sehr hoher Begriff von der Kunst, ein an sich düsteres Naturell, und eine aus beiden hervorgehende tiefe Unzufriedenheit mit seinen eigenen Leistungen, so begriff man leicht, wie er einst wirklich zu einem Versuche des Selbstmordes sich verleitet finden konnte. Er hüllte dies immer in ein tiefes Geheimnis, aber man wird fühlen, wie gerade eine solche schon begonnene, obwohl noch zu rechter Zeit gehinderte That nothwendig eine dumpfe und dunkle Nachwirkung auf eine Individualität dieser Art ausüben mußte ... Wie in der Kunst, so war er auch im Leben; von strenger Rechtlichkeit, Geradheit und Abgeschlossenheit – deutsch durch und durch – nie hatte er auch nur versucht, eine der fremden modernen Sprachen zu erlernen, aller Ostentation fremd wie jeder luxuriösen Geselligkeit. Man sah ihn fast nie unter Menschen, und ich erinnere mich eines einzigen Abends, da es uns gelungen war, ihn in einem kleinen Familiencirkel bei uns festzuhalten. Die Dämmerung war sein Element, früh im ersten Morgenlicht ein einsamer Spaziergang, und ebenso ein zweiter abends bei oder nach Sonnenuntergang, wobei er indes die Begleitung eines Freundes gern sah; das waren seine einzigen Zerstreuungen; übrigens brütete er in seinem stark beschatteten Zimmer fast fortwährend über seinen Kunstschöpfungen.« Um das Bild von der Individualität Friedrichs zu vervollständigen, bedarf diese Schilderung der Ergänzung. Keineswegs erlebten Nahestehende den Maler immer und von Anfang an als einen menschenscheuen Eigenbrötler, allerdings hat sich dieses Verhalten mit vorrückendem Alter offenbar verfestigt. Zu Beginn der Dresdener Zeit – um 1800 an den dänischen Studienfreund Lund gerichtete Briefe beweisen es – pflegte er geselligen Umgang mit Kollegen, er war zu übermütigen Späßen aufgelegt und ironisierte sich und andere oft witzig und in bemerkenswert derben Ausdrücken. Auch Friedrich selbst wurde zum Gegenstand freundschaftlichen Spottes. Als er sich um 1805 einen stattlichen Backenbart wachsen ließ, witzelte ein Freund, daß, wer Friedrich noch einmal sehen wolle, sich beeilen müsse, da er nächstens ganz zuwachse. Mehrfach bezeugt wird auch seine Hilfsbereitschaft, die ihn sogar verschiedentlich in finanzielle Schwierigkeiten brachte. Aus der Zeit, als er häufig in Kügelgens Haus verkehrte, behielt ihn Wilhelm von Kügelgen als den unternehmungslustigen und übermütigen Spielgefährten der Kinder in Erinnerung »in dem ein sehr zarter, kindlicher Sinn wohnte, den Kinder und kindliche Naturen leicht erkannten, mit denen er daher auch gern und zutraulich verkehrte«. Schubert beschreibt das alter ego Friedrichs als gesellig, von heiterer Gemütlichkeit und zum Scherzen begabt: »Mit der ernstesten Miene sprach und erzählte er Dinge, welche bei allen anderen ein unverlöschliches Lachen erregten; überall, wohin er kam, brachte er, wenn ihm der Kreis gefiel, Heiterkeit mit sich und fröhliches Bezeigen.« Zur selben Zeit, 1809, nennt ihn die Frau Gerhard von Kügelgens aber auch den »Unpaarsten aller Unpaaren«. Die überlieferten Züge des Persönlichkeitsbildes Friedrichs sind demnach überaus widersprüchlich. Beide Komponenten, die grüblerische und überempfindlich sensible, wie die heitere und freundschaftlich offenherzige lassen auf eine hochgespannte Erlebniserwartung und auf strenge ethische Wertmaßstäbe schließen, deren Verletzlichkeit sich durch sprödeste Verschlossenheit schützte. Hinzu kommt noch eine Veranlagung zur Melancholie und zu selbstquälerischen Depressionen. Carus, als naher Freund und erfahrener Arzt ein kompetenter Zeuge, beurteilte diese Veranlagung des Künstlers rückblickend sogar als eine psychopathologisch latent gefährdete.

Bei der psychischen Konstitution des Künstlers, seinen hochgespannten Gefühlen, Gedanken und künstlerischen Ansprüchen, erscheint die nicht zuletzt unter dem Druck der äußeren Verhältnisse schließlich eintretende Katastrophe fast unvermeidlich. Subjektive Disponiertheit, die Problematik des Alterns und frustrierende Erfahrungen mit der Gesellschaft treffen zusammen. Die Restauration lastete auf allen Lebensbereichen der Gesellschaft, sie beherrschte nicht nur die politische Bühne, sondern ebenso das Geistes- und Kulturleben. Ideale und Persönlichkeiten, die dem Künstler heiligste Überzeugung, die ihm verehrungswürdige Vorbilder waren, wurden verketzert, unterdrückt und verfolgt. Hatte ihn die Hoffnung, für eine nationale und religiöse Erneuerung stetig und allmählich wirken zu können, lange Zeit beflügelt, so mußte er nun erkennen, daß diese Bemühungen gescheitert waren. Seine »Äußerung bei Betrachtung einer Sammlung von Gemälden von größtenteils noch lebenden und unlängst verstorbenen Künstlern«, ab 1830 niedergeschrieben, ist zuweilen voller Bitterkeit, sarkastischer Polemik und Resignation: »Denen Herrn Kunstrichtern genügt unsere teutsche Sonne, Mond und Sterne, unsere Felsen, Bäume und Kräuter, unsere Ebenen, Seen und Flüsse nicht mehr. Italienisch muß alles sein um Anspruch auf Größe und Schönheit machen zu können ... Es ist jetzt einmal an der Zeit wie in Religion so auch in der Kunst. Man lästert die gesunde Vernunft und belügt das eigene Gefühl, und betrügt sich und andere als glaube man das Unglaublichste; und das nennt man echte Religiösität, oder nach den schönsten Vorbildern geläuterten Kunstsinn. Was unsere Urväter in kindlicher Unschuld oder Blindheit geglaubt und getan, daß sollten auch wir trotz aller besseren Erkenntnis noch immer glauben und thun ... Armer Teufel, du mühst dich vergebens ab, um dich zu erhalten! Erkennst du denn noch immer nicht, daß die Zahl deiner Gegner Legion ist, denen kein Mittel zu schlecht ist, weder einen Menschen zu schaden noch zu begünstigen, wenn es ihr Vorteil erheischt? Die Wahrheit mit Spott, die Tugend mit Verhöhnung und die Recht-

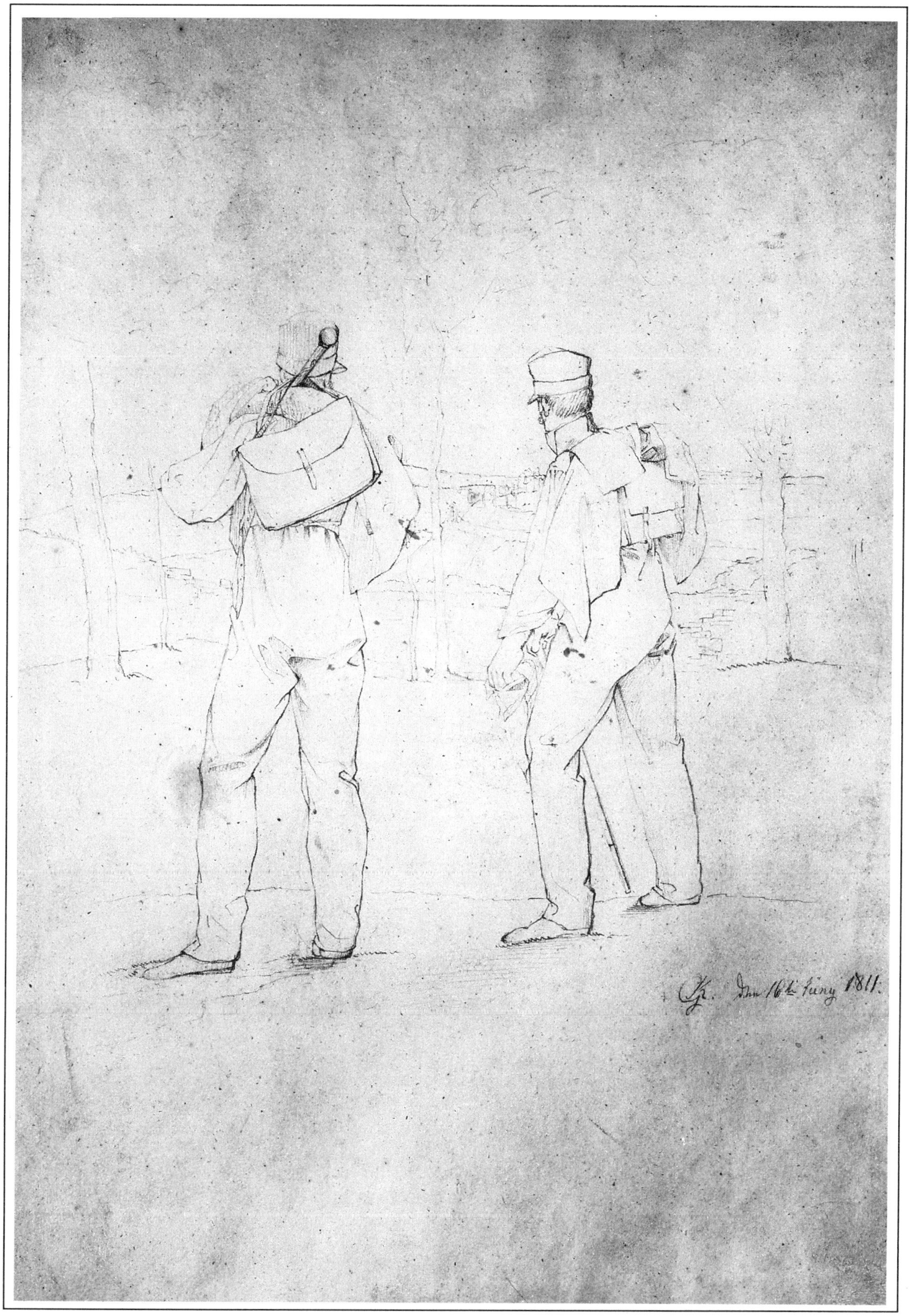

14 G. F. Kersting: Friedrich und Kersting auf der Harzwanderung

lichkeit mit Verachtung zu belegen, und umgekehrt Lüge, Verrat und Verläumdung zu beschönigen, sind diesen Herren Kleinigkeiten. Klugheit und List gilt diesen Leuten als erstes und höchstes Gesetz. Und wer ihrem Willen sich nicht fügen will, den verfolgt man mit Spott und Verachtung, oder wenn es geratener ist mit scheinbarer Nichtbeachtung und Verläumdung und sollte auch dies nicht helfen, so wird zu dem zweischneidigen Schwert dem Hunger gegriffen ... Die Sklavenseelen unserer Tage verkennen Ihre Zeit und einige auch sich selbst bei wirklich schönen Anlagen und Fähigkeiten. Zu dieser Knechtschaft führt aber auch das ewige Reden und Predigen des unbedingten Gehorsams und Gehorchens und das Aufgeben des eigenen Willens und selbständiger Kraft.«

Bereits mit den zwanziger Jahren begann die Vereinsamung Friedrichs. In seinem künstlerischen Streben unverstanden, belächelt oder gar abfällig oder wegwerfend beurteilt, zog er sich immer mehr zurück. In den Jahren 1824/25 verfiel er in eine schwere gesundheitliche Krise. Durch eine lange Arbeitspause, während der er sich lediglich mit aquarellierten Rügenansichten befaßte, konnte sich der Maler wieder erholen, aber die Krankheit verließ ihn fortan nicht mehr. 1826 besuchte er zur Erholung Rügen, es war sein letzter Aufenthalt in der Heimat, aber schon 1828 mußte er sich erneut einer Kur in Teplitz unterziehen. Die Anzeichen von krankhafter Gemütsverdüsterung und Verfolgungswahn mehrten sich. Carus berichtete darüber: »In seiner eigenthümlichen, immer dunklen und oft harten Gemüthsart hatten, offenbar als Vorläufer eines Hirnleidens, dem er später auch unterlag, gewisse fixe Ideen sich entwickelt, welche anfingen, seine häusliche Existenz vollständig zu untergraben. Mißtrauisch wie er war, quälte er sich und die Seinigen mit Vorstellungen von der Untreue seiner Frau, die ganz aus der Luft gegriffen waren, dessen ungeachtet aber hinreichten, ihn ganz zu absorbieren. Anfälle von roher Härte gegen die Seinen blieben nicht aus, ich machte ihm die ernstesten Vorstellungen darüber, suchte auch als Arzt einzuwirken, aber alles vergebens.« Durch die Krankheit wurde die ohnehin schwierige wirtschaftliche Lage der Familie immer verzweifelter. Zwar erwarb der Dresdener Kunstverein zwischen 1831 und 1838 einige Gemälde und Zeichnungen, auch konnte Friedrich 1835 und noch einmal 1840, wenige Monate vor seinem Tode, durch Vermittlung des Dichters Wassilij Andrejewitsch Shukowski Arbeiten nach Rußland verkaufen, aber das besserte seine Verhältnisse nur vorübergehend. Am 26. Juni 1835 erlitt Friedrich einen ersten Schlaganfall, der ihn rechtsseitig lähmte. Sein Befinden besserte sich zwar wieder, im August und September weilte er zur Kur in Teplitz, zeichnete dort und versuchte nach seiner Heimkehr sogar wieder zu malen, aber schon 1837 lähmte ihn ein zweiter Schlaganfall fast völlig. Der Meister versank allmählich in geistige Umnachtung und starb am Morgen des 7. Mai 1840.

Werk und Weltanschauung

Friedrichs reifes Werk, in dem er sich als selbständige Künstlerpersönlichkeit ausspricht, entsteht in einer relativ kurzen Schaffenszeit von nur drei Jahrzehnten. Entfaltung und Reife beginnen in den Jahren 1801/02 und 1805/06, als der Künstler zuerst durch seine Sepien berühmt wird und sich dann der Ölfarbenmalerei zuwendet, den Ausklang bezeichnet das Jahr des ersten Schlaganfalles 1835, in dem als eines der letzten vollendeten Gemälde die »Erinnerung an das Riesengebirge« entsteht. Bisher sind über einhundertfünfzig Gemälde und annähernd eintausend Zeichnungen, Aquarelle, Sepiamalereien, Radierungen und Holzschnitte bekannt, sie lassen sich durch etwa fünfhundert verschollene oder nicht identifizierbare Werke ergänzen, die zeitgenössische Berichte überliefern.[10] Ohne Zweifel war die Zahl der Arbeiten Friedrichs aber noch weitaus größer, so daß das Verschollene vielleicht sogar das Erhaltene überwiegt. Der Künstler, dessen Arbeitsweise sich durch handwerkliche Gründlichkeit und Sorgfalt auszeichnete, war demnach ungewöhnlich fleißig und produktiv; Carus' Bemerkung, daß er »fast fortwährend über seinen Kunstschöpfungen« brütete, ist gewiß keine Übertreibung.

Das frühe Schaffen der Jahre um 1806 umfaßt Radierungen, Feder-, Bleistift- oder Kreidezeichnungen, Sepiamalereien und Aquarelle. Sie entstehen in Anlehnung an die Manier der Dresdener Schul-Meister, an Zingg und Veith vor allem, und bewegen sich damit ganz in herkömmlichen Bahnen. Den größten Teil der bekannten frühen Arbeiten enthalten die beiden Berliner Skizzenbücher von 1799 und 1800. Es finden sich dort großformige Pflanzenstudien *(Abb. 2, 3)*, Baum- und Wolkendarstellungen, vereinzelt auch Felsenstudien und Landschaftsskizzen, manchmal mit unbeholfenen genrehaften Staffagefiguren versehen. Die schon in Kopenhagen geübte Technik der lavierten Federzeichnung, der die Sepiamalerei in der Verfahrensweise im Prinzip entspricht, ist mit mehreren Beispielen vertreten. Unter all den landschaftlichen Studien fallen zwei theaterhaft komponierte figürliche Szenen auf, zu denen weitere Blätter im Greifswalder Museum und im Dresdener Kupferstichkabinett gehören; als ihre literarische Vorlage wurde Schillers Erstlingsdrama »Die Räuber« erkannt. In ihrer rührselig moralisierenden Tendenz und in der offenkundigen Vorliebe für schaurige nächtliche Stimmungseffekte verweisen diese szenischen Darstellungen auf die in Literatur und Gartenkunst besonders ausgeprägte Anschauungs- und Erlebniswelt der aufklärerischen Empfindsamkeit. Sie bezeichnen damit eine weltanschauliche Herkunft, die für Friedrich zeitlebens bestimmend blieb, und zwar so weitgehend, daß sich auch in späterer Zeit in der inhaltlichen Konzeption seiner Werke, in der Bevorzugung bestimmter Landschaftscharaktere, Naturstimmungen und Einzelmotive unmittelbare Beziehungen zur sentimentalisch-romantischen Literatur und Gartenkunst nachweisen lassen. Im übrigen bestätigt die künstlerische Qualität jener literarischen Szenen die Äußerung des Künstlers in einem Brief an den Bruder Christian, daß das Figürliche so eigentlich seine Sache nicht sei, denn sie wirken recht unbeholfen und fehlerhaft.

Größere Sicherheit und Selbständigkeit im Landschaftlichen erlangt Friedrich 1801/02 bei seinem Aufenthalt in Greifswald und auf Rügen. In der vertrauten heimatlichen Landschaft, vor der suggestiven Weite ihrer Fernsichten, dem unvermittelten Nebeneinander von festumrissener Erdformation und fließender Tiefe des Meeresraumes, findet er zu einer linear großzügigen und prägnant vereinfachenden Darstellungsweise. Die Beliebtheit der Sepiablätter, die nach diesen Studien entstehen, läßt sich nicht nur aus der häufigen eigenhändigen Wiederholung oder Variierung einzelner Darstellungen schließen, gewiß oft durch Bestellerwunsch veranlaßt, sondern auch aus den Aquatinta-Blättern, mit denen sie von anderen vervielfältigt werden. Obwohl die zeichnerischen Mittel, die Abbreviaturen und Abstufungen des Striches, noch für lange Zeit der Manier der Dresdener Landschafterschule entsprechen, führt die neugewonnene Klarheit und Bestimmtheit in der Erfassung weiter Landschaftsräume doch bereits aus dieser Konvention heraus. Sie teilt sich auch der Darstellung anderer Landschaftstypen mit und bereitet der Entwicklung eines eigenen Stils den Weg.

Aus den Jahren nach der Reise sind einige Sepien erhalten oder zumindest überliefert, in denen Naturleben und Landschaft in sinnbildliche Beziehung zum Menschenleben gesetzt werden. Um 1803 entsteht als Urtyp späterer erweiterter Variationen ein Lebensalterzyklus, in dem Kindheit und Frühlingsmorgen, Jünglingsalter und Sommermittag, Mannesalter und Herbstabend sowie Greisenalter und Winternacht einander entsprechen. Zu diesen sinnbildlichen Landschaftsdarstellungen gehört auch die Sepiamalerei »Mein Begräbnis«. Als Friedrich sie 1804 in Dresden und vier Jahre später in Weimar ausstellt, erregt sie großes Aufsehen. Die Beschreibung Goethes überliefert sie uns am anschaulichsten: »In der großen Zeichnung hat der Künstler seiner Familie ein Denkmal stiften wollen und sich dazu mystisch-religiöser Beziehungen bedient ... Der Hauptgegenstand ist eine verfallene, öde Kirche gotischen Stils, ohne Dach; ein Regenbogen steht über ihr. Umher liegt der Totenacker mit verschiedenen Grabmälern von verstorbenen Mitgliedern aus der Familie des Künstlers, und eben wird unter Begleitung noch eine Leiche eingesenkt. Ein heiterer Strahl von oben fällt auf das offene Grab, aus welchem ein Schmetterling emporsteigt, und fünf andere schwingen sich von der Höhe herab ihm entgegen.«[11] Grab und Ruine als melancholische Vergänglichkeitszeichen, Regenbogen und Schmetterling als Sinnbilder der Hoffnung und der Unsterblichkeit der Seele drücken hier ein ganz persönliches Anliegen des Künstlers aus: Seine Überzeugung, mit der toten Mutter und vier bereits verstorbenen Geschwistern – dargestellt als die fünf Schmetterlinge, zu denen der eine emporsteigt – nach dem Tode wieder vereint zu sein.

Den Lebensalter-Jahreszeiten-Tageszeiten-Zyklus – vermutlich anhand einer nur nachrichtlich überlieferten 1807 entstandenen Variante – deutet Schubert 1808 in seiner Vorlesung »Über die in einem jetzigen Dasein schlummernden Kräfte eines künftigen«.[12] Schuberts Interpretation, durch die enge Beziehung des Philosophen zu dem Maler gleichsam autorisiert, verdient besonderes Interesse: »Wie kann ich aber hierbey besser thun, als wenn ich mich treu an die Arbeit eines meiner Freunde (des Landschaftsmahlers Friedrich) anschließe und treulich die Bildungsgeschichte unserer Natur, wie sie von ihm in den vier Jahres- und Lebenszeiten dargestellt ist, erzähle; sollte es auch geschehen, daß die Worte hinter seinem Pinsel weit zurückbleiben ... Am klaren Quell des Lebens, in welchem sich der ewige Himmel noch in der ersten Reinheit abspiegelt, unter Blumen erwachen wir.

Noch strebt der Sinn nicht über den Saum der nahen Hügel hinaus, wir suchen und erkennen in der Natur nur die Blüthen, und das Leben erscheint uns noch unter dem Bild der spielenden unschuldigen Lämmer. Da berührt ein frühe aufblühendes Gemüth der erste Strahl jenes Sehnens, das uns von der Wiege bis zum Grabe führt, und unbewußt der unendlichen Ferne, die uns von dem ewigen Quell des Lichtes trennt, breiten sich die kindlichen Arme aus, das nahe geglaubte zu umfassen ... Zwar vorüber waren schnell die Stunden der Morgenröthe ... doch heiter und herrlicher scheint die zum Scheitel steigende Sonne, und der grünende Pfad ist noch durch keine Klippe unterbrochen. Wenn sich dann, in den Stunden des glänzenden Mittags, die Welt so frey und blühend dem inneren Sinn öffnet, wenn dem kühnen Gemüth, das noch nirgends die Gränze seines Strebens gefunden, das ferne hohe Gewölk noch als fernes Gebürge erscheint, das es zuletzt noch leicht zu erreichen wähnt, da scheint in der süßen Zeit der Rosen alles tiefe Sehnen sein Ziel gefunden haben. Dort wo die Lilie der Rose sich vermählt, wo jene schlanken Bäume mit den hellgrünen Zweigen sich umfassen, schlingt die jugendliche Liebe ihren Arm um uns. Da bedarf der alsdann vollkommen seelige Sinn nicht mehr der Welt außer sich ... und wir ruhen zum ersten, und vielleicht wohl zum letzten Mal aus, in einer gänzlich seeligen Gnüge ... Da gieng unter dem vielfältigen Streben, die Stunde des Mittags vorüber, vorüber die Zeit der Rosen und Lilien. Der Abend läßt die Flur in ihrer letzten kräftigen Gestalt, in der Zeit der Reife sehen. Die Blüthen, welche einst das Gemüth erfreuten, sind vorüber, nur einige haben Früchte getragen, die meisten waren fruchtlos, und auf dem herbstlichen Boden blühet nur noch

15 Steinbruch

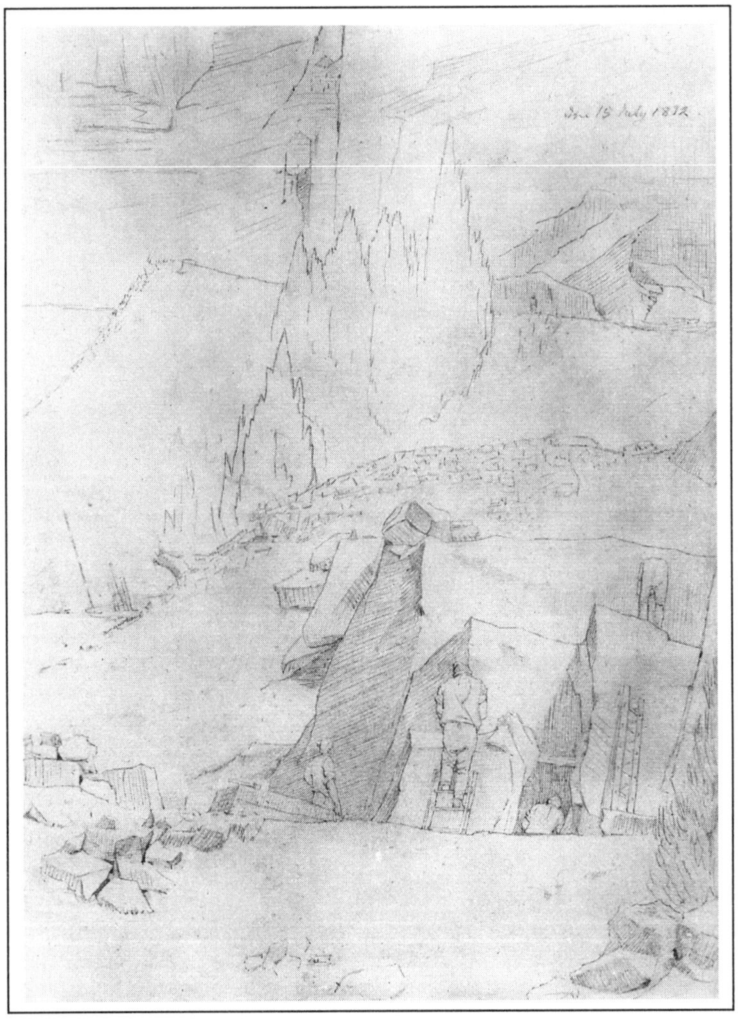

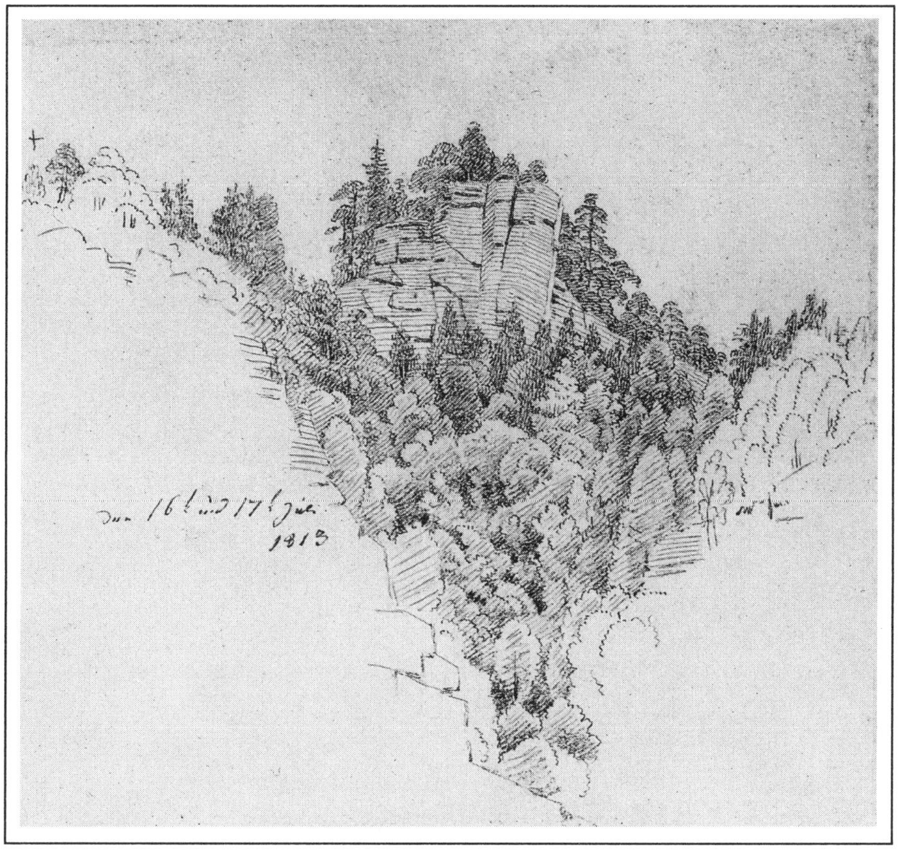

16 Berg mit Felsspitze in der Sächsischen Schweiz

17 Laub- und Nadelbäume

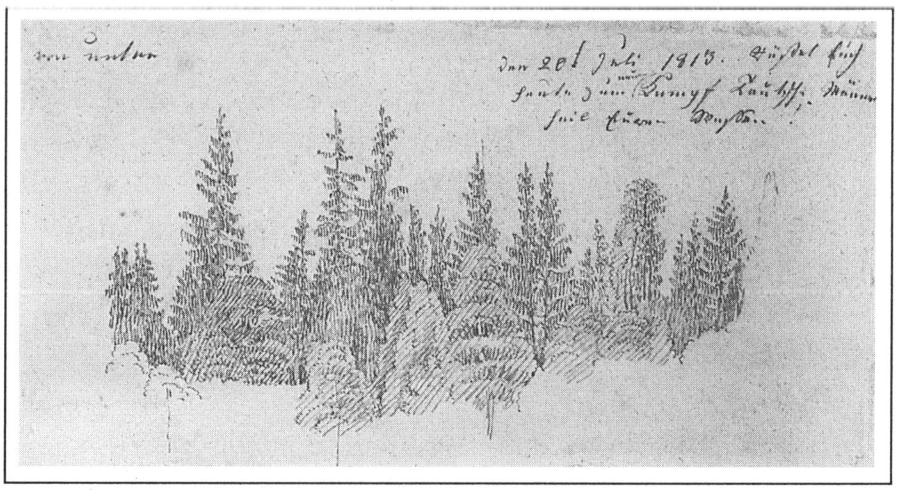

einsam, mit der Farbe des Abendrothes, die späte Zeitlose, deren Früchte erst in einem anderen Frühling reifen ... Endlich aber ist, jenseits des Mittags, dem Gemüth klar geworden, was jenes tiefe Streben, jenes Sehnen in uns begehrt. Siehe, mit dreygetheiltem Gipfel, erhaben über den Flug der Wolken, von ewigem Schnee verhüllt, blickt dort ein Sinnbild des Überirdischen und Unvergänglichen, das Alpengebürge, herüber. Zwar die ehehin friedliche Bläue des Himmels ist verhüllt, jene unvergänglichen Höhen stehen aber hoch in ungetrübter Heiterkeit, von dem Glanz der Sonne strahlend, ein hohes Sinnbild des ewigen Lichts ... Endlich erkennt das Gemüth an, daß die Heymath jenes Sehnens, das uns bis hierher geführt, nicht auf der Erde sey ... Noch vor unsren Augen ist in Trümmern gesunken ein Theil unsres Tageswerkes, das für die Ewigkeit gebaut schien, und von der jungen Welt vergessen ... Da blickt durch die Trümmer einer alten hohen Vergangenheit, der Mond mit vollem Licht herein. Der Himmel öffnet sich dort über dem Meer, und zeigt sich noch einmal in seinem klaren Blau, wie in der frühen Kindheit. Da wird in prophetischem Schimmer, jenseits des Meeres die Küste eines fernen Landes geahndet ... Nimm dann hinweg Zeit, auch die letzten Trümmer unsers Daseyns, nimm hinweg auch die Erinnerung des zurückgelegten Weges, und laß uns, wenn dein ewiges Gesetz es so gebeut, schlummernd in dem lang ersehnten Vaterland ankommen.«

Die Greifswald- und Rügenreise des Jahres 1806 ist als Auftakt zum malerischen Werk Friedrichs von besonderer Bedeutung. Hier wendet er sich dem Studium atmosphärischer Phänomene und den Erscheinungen des Lichtes in der Landschaft zu. Nach den ersten, noch vergleichsweise allgemein andeutenden Wolkenstudien im zweiten Berliner Skizzenbuch von 1799/1800 finden sich unter den Blättern des Osloer Skizzenbuches von 1806 markant gestaltete Himmelslandschaften *(Abb. 12)*, denen auch genaue Farbnotizen und Angaben zu Wetterlage und Tageszeit beigefügt sind. Notizen auf anderen Studienblättern verraten die Aufmerksamkeit für die strukturellen Besonderheiten und die charakteristische Oberflächenbeschaffenheit der Gegenstände, um das Erfassen ihrer Farberscheinung unter verschiedenen atmosphärischen Bedingungen. Unverkennbar geht es dem Zeichner aber auch um eine stärkere gestalterische Einbindung des Einzelmotivs in das Landschaftsganze. Er vertauscht deshalb die glatte brillante Federlavierung mit der weichen Kreide oder dem Bleistift, die auch bei skizzenhafter Handhabung eine »malerische« Gesamtwirkung ermöglichen. Das Augenmerk, das Friedrich der Farbe und dem Licht zuwendet, ergibt sich aus dem Streben nach emotionaler Steigerung des Bildeindruckes, dessen religiös-sinnbildliche Bedeutung der Künstler bis dahin vor allem in Motiv-Allegorien ausgesprochen hatte. Es liegen dem aber auch Spekulationen über die Symbolik von Licht und Farbe zugrunde, die durch den Austausch mit Runge möglicherweise angeregt, zumindest aber gefördert werden. Für Runge sind die drei reinen Farben, nämlich Blau, Rot und Gelb, die Vermittler zwischen Weiß und Schwarz, welche als Licht und Finsternis die beiden Pole Gott und Welt bedeuten. Um das im Bilde sichtbar zu machen, entwickelt er seine Lasurtechnik, bei der das Durchscheinende der Farben die Annäherung an einen der beiden Pole ausdrücken soll. Auch für Friedrich ergibt sich aus solchen Überlegungen die Notwendigkeit, sich entsprechender technischer Möglichkeiten zu bedienen. Durch die künstlerischen Fortschritte und Erfolge selbstbewußt geworden, in seinen Anschauungen durch Freunde und Gesinnungsgenossen gefördert und bestärkt und in zielstrebiger Arbeit künstlerisch gereift, drängt es ihn, sich nachdrücklicher und umfassender auszusprechen. Er wendet sich der Ölfarbenmalerei zu, in der er seit seiner Akademiezeit sicherlich über die notwendigen Grundkenntnisse verfügt, denn sie allein ermöglicht die Transparenz und gesteigerte Symbolwirkung von Licht, Atmosphäre und Farbe.

So bemerkenswert diese Zäsur im Schaffensgang des Künstlers auch ist, sollte man sie doch keineswegs als einen gänzlichen Neubeginn überbewerten, denn zunächst überträgt Friedrich lediglich seine Anwendungsweise der Sepiamalerei auf die neue Technik. Das zeichnerische Element bleibt auch in seiner Ölmalerei bestimmend. Die zumeist dünn lasierende Farbe wirkt oft nur wie eine kolorierende Ergänzung, zugleich ist sie freilich auch Bedeutungsträger. Dem entspricht die Arbeitsweise des Malers, die am besten an seinen unvollendeten Bildern abzulesen ist *(Tafeln 79, 95)*. »Er machte nie Skizzen, Cartons, Farbentwürfe zu seinen Gemälden, denn er behauptete (und gewiß nicht ganz mit Unrecht), die Phantasie erkalte immer etwas durch diese Hilfsmittel. Er fing das Bild nicht an, bis es lebendig vor seiner Seele stand, dann zeichnete er auf die reinlich aufgespannte Leinwand erst flüchtig mit Kreide und Bleistift, dann sauber und vollständig mit der Rohrfeder und Tusche das Ganze auf, und schritt hierauf bald zur Untermalung. Seine Bilder sahen daher in jeder Stufe ihrer Entstehung stets bestimmt und geordnet aus, und gaben immer den Ausdruck seiner Eigenthümlichkeit und der Stimmung, in welcher sie ihm zuerst innerlich erschienen waren.« So beschreibt Carus die Arbeitsweise des Freundes. Seine Behauptung, er habe nie Skizzen, Kartons oder Farbentwürfe zu seinen Bildern gemacht, trifft allerdings nicht durchweg zu. Friedrich, dessen Bilder alle im Atelier entstehen, malt in späterer Zeit Ölstudien vor der Natur, Atelierstudien in Öl und zeichnet für einzelne Gemälde auch Entwürfe. Bei Wiederholungen von Kompositionen in Sepia oder Öl verwendet er auch rückseitig eingeschwärzte maßstabgerechte Kartons, die er auf die Leinwand oder auf das Papier des neuen Bildes überträgt *(Abb. 36)*. Das gilt auch für die großfigurigen Staffagefiguren zahlreicher Gemälde, deren Pausen erhalten geblieben sind. Dabei liegt sogar der Schluß nahe, daß die Entwürfe, zumindest aber die Urtypen dieser Figuren gar nicht von Friedrich selbst stammen, sondern von dem Freund Kersting.[13] Eine solche Verwendung fremder Entwürfe ist in früherer Zeit durchaus nicht ungewöhnlich oder gar unehrenhaft gewesen. Für das »Hochgebirge« *(Tafel 75)* benutzt Friedrich, der die Alpen nicht kennt, eine Mont-Blanc-Studie von Carus, und während er selbst sich bereit findet, der Freundin Louise Seidler in zwei Bildnisse Landschaftshintergründe hineinzumalen, ist andererseits überliefert, daß Kersting die Figurengruppen des »Morgen im Riesengebirge« *(Tafel 21)* beisteuert. Vermutlich entsteht auch die Selbstdarstellung in der Essener »Gebirgslandschaft mit Regenbogen« *(Tafel 10)* mit Kerstings Hilfe.

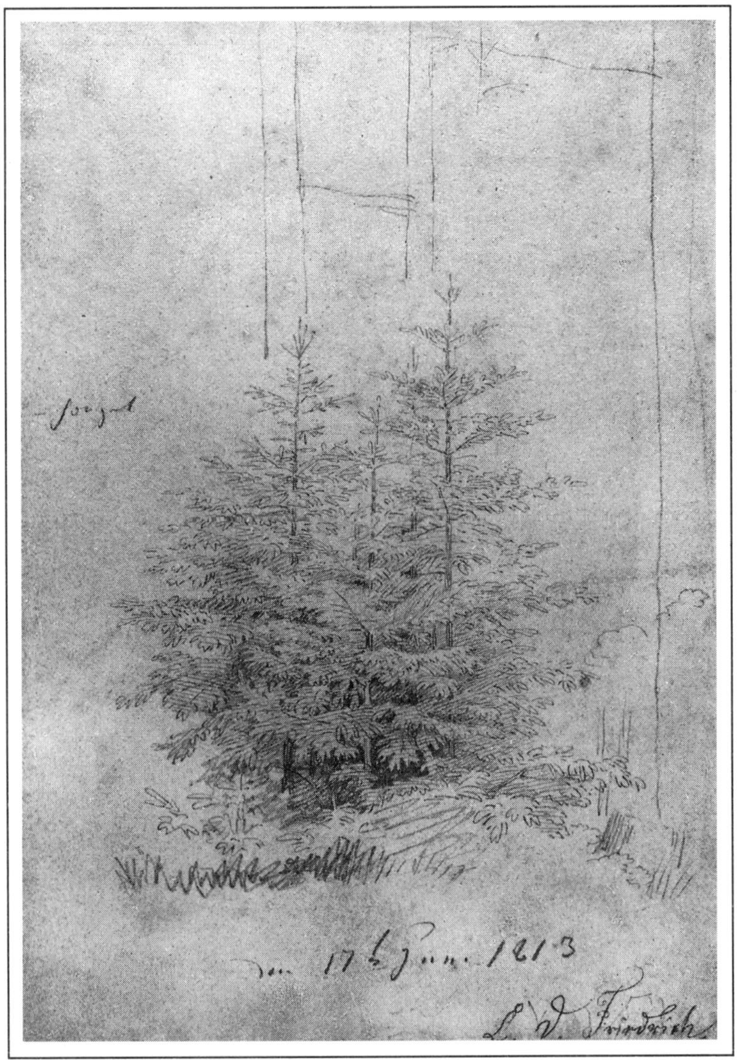

18 Drei Tannenbäumchen

19 Steinbruch bei Krippen in der Sächsischen Schweiz

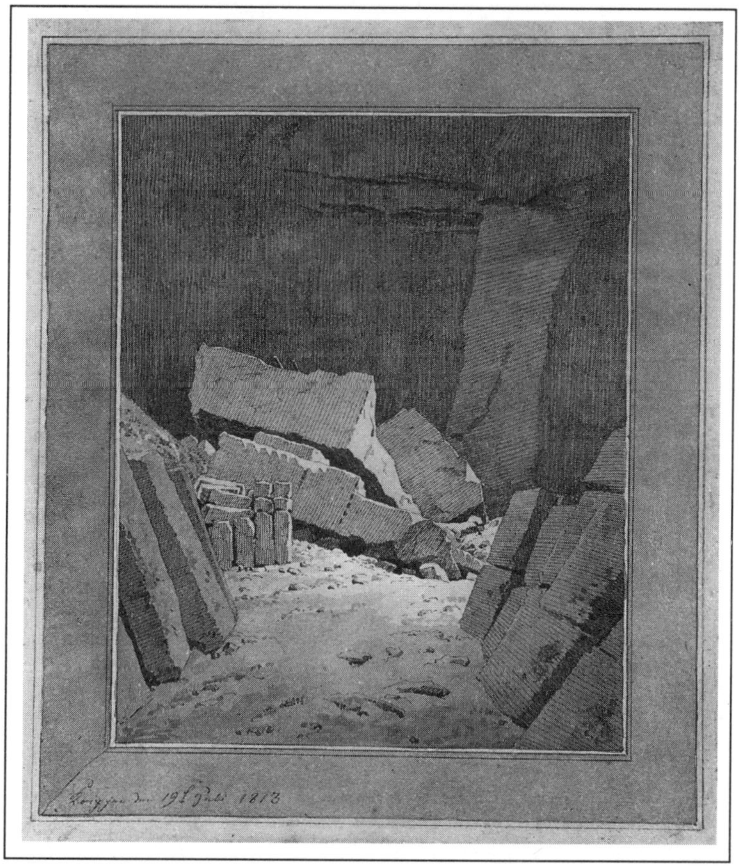

Die mönchische Zurückgezogenheit, in der Caspar David Friedrich arbeitet, seine Überzeugung vom religiös-sittlichen Bekenntnischarakter der Kunstausübung heben die Zeitgenossen in ihren Berichten immer wieder hervor. Wenn er selbst vom Künstler fordert: »Schliesse dein leibliches Auge, damit du mit dem geistigen Auge zuerst siehest dein Bild«, so meint er damit jenen kontemplativ-intuitiven Vorgang der Bildfindung, den er als die Quelle des eigenen Schaffens versteht. Seine Forderung nach höchster Subjektivität ist jedoch mit der nach Naturwahrheit, nach der Erfassung und Darstellung des Charakteristischen, verbunden. Zwar soll der Maler »nicht blos malen, was er vor sich sieht, sondern auch was er in sich sieht«, aber ebensowenig, wie die Kunst Augentäuschung sein soll, darf sie sich von der Natur entfernen. Das Geistige der Kunst besteht für Friedrich darin, die Naturerscheinung in ihrem spirituellen Wesen zu erfassen, wobei nicht das Objekt an sich, sondern allein die Auffassung und Darstellung maßgeblich ist. »Wohl jede Erscheinung in der Natur richtig und würdig und sinnig aufgefaßt, kann ein Gegenstand der Kunst werden.« Als Gesetz des Künstlers kann allein sein Gefühl gelten, das als reine Empfindung niemals naturwidrig, sondern stets der Naturwahrheit und also auch der Kunstwahrheit gemäß ist. Durch sein intensives Naturstudium, oft auf ausgedehnten Wanderungen betrieben, erwirbt sich Friedrich einen Fundus von Landschaftsszenerien und Details, aus dem er wiederholt und über längere Zeiträume hinweg schöpft. Studien verschiedener zeitlicher und lokaler Herkunft fügt er in den Bildern häufig zueinander, verändert sie aber der Bildidee und der Aussageabsicht entsprechend. Naturmotive werden aus den real gegebenen Zusammenhängen gelöst und in neue verpflanzt, wie heroische Eichen *(Tafel 60)*, die Ruine Eldena, die im Riesengebirge erscheint *(Tafel 89)* oder die östliche Doppelturmgruppe der Halleschen Marktkirche, die in eine Hafenstadt versetzt wird *(Tafel 43)*. Sie werden in der Vertikale beträchtlich gesteigert und zuweilen auch vollständig verändert, wie der Chor der Greifswalder Jakobikirche, den der Maler in eine Ruine verwandelt *(Tafel 45)*. Anregungen zu Landschaftskompositionen und Einzelmotiven sind daher in der Regel zwar genau zu lokalisieren, sie werden jedoch sehr eigenwillig und zielstrebig umgeformt. Diese Methode, eine Landschaft zu komponieren und mit sinnfälligen Details zu versehen, ist an sich keineswegs neu. Sie wird sowohl von den Meistern der alten Dresdener Landschafterschule als auch von den Gestaltern der Landschaftsgärten praktiziert, von denen sich zwei besonders berühmte, das Seifersdorfer Tal und der Plauensche Grund, in der nächsten Umgebung Dresdens befinden. Neu sind aber der Sinnzusammenhang und die Wirkungsabsichten, denen sie dienstbar gemacht wird.

Die ersten großen Landschaftsgemälde Friedrichs stoßen bei manchen seiner Zeitgenossen auf Befremden und Ablehnung, sie finden aber auch verständnisvolle Bewunderung. »Gleichwohl hat der Maler zweifelsohne eine ganz neue Bahn im Felde seiner Kunst gebrochen«, so bemerkt Kleist 1810, »und ich bin überzeugt, daß sich mit seinem Geiste eine Quadratmeile märkischen Sandes darstellen ließe mit einem Berberitzenstrauch worauf sich eine Krähe einsam plustert, und daß dies Bild eine wahrhaft Ossiansche oder Kosegartensche Wirkung tun müßte.«

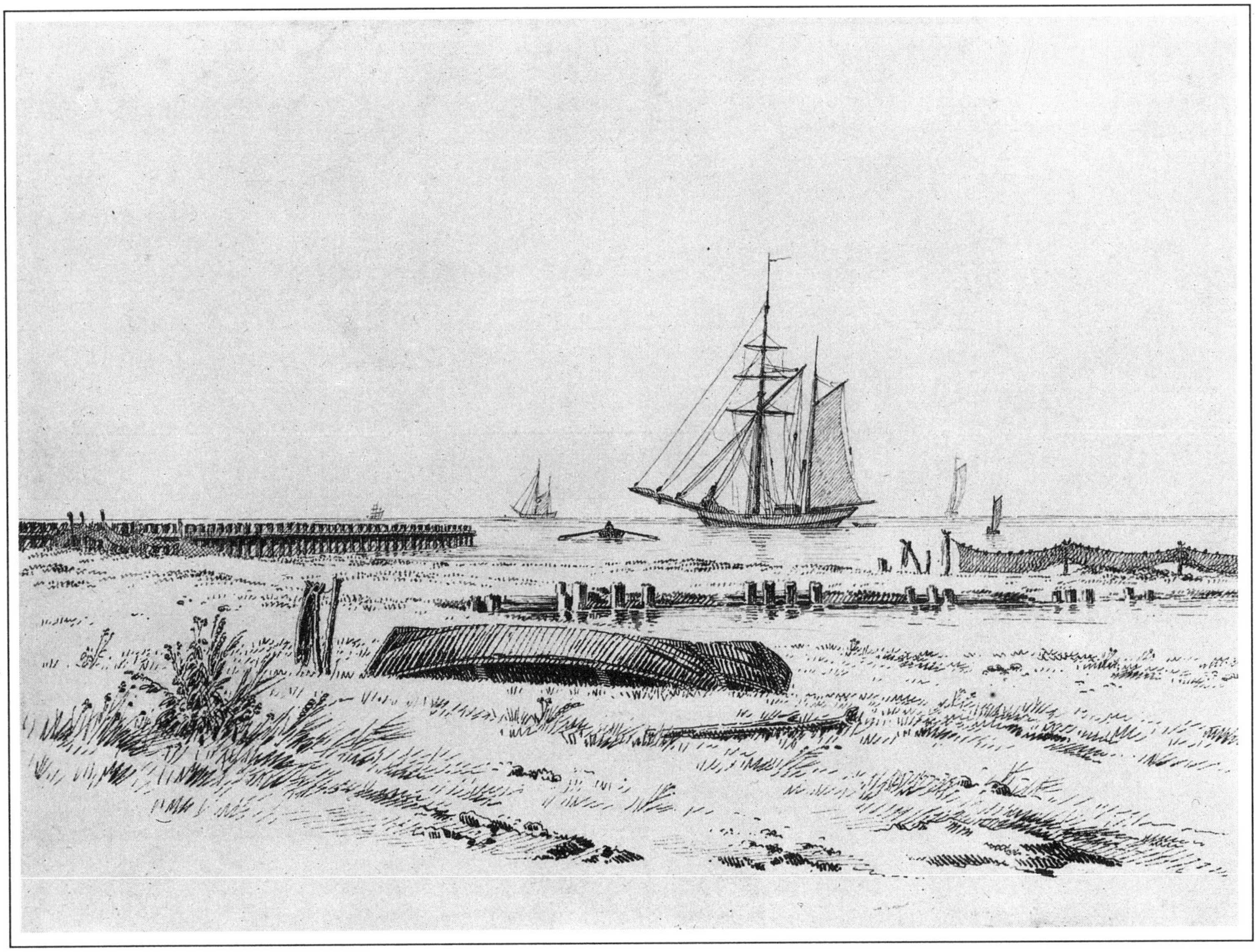

20 Wiecker Strand bei Greifswald mit Seglern

Über den »Mönch am Meer« *(Tafel 13)* schreibt er: »Nichts kann trauriger und unbehaglicher sein als diese Stellung in der Welt: der einzige Lebensfunke im weiten Reiche des Todes, der einsame Mittelpunkt im einsamen Kreise. Das Bild liegt mit seinen zwei oder drei geheimnisvollen Gegenständen wie die Apokalypse da, ... und da es in seiner Einförmigkeit und Uferlosigkeit nichts als den Rahmen zum Vordergrund hat, so ist es, wenn man es betrachtet, als wenn einem die Augenlider weggeschnitten wären.« Mit diesen unübertrefflichen Sätzen charakterisiert der Dichter wesentliche Besonderheiten der Landschaftskunst Friedrichs: Die Einfachheit und den Sinnreichtum des Motivs, den Kontrast zwischen nahem Vordergrund und fernem Hintergrund, die unbestimmbare Weite des Himmelsraumes und die silhouettenhafte Behandlung der Gegenstände im Vordergrund, die als flächige Gebilde vor dem Bildraum erscheinen.

Diese Charakteristika lassen sich durch alle Schaffensperioden hindurch verfolgen, allerdings mit bezeichnenden Veränderungen und Akzentverschiebungen. Im malerischen Frühwerk Friedrichs sind sie vordergründig bedeutsame Gestaltungs- und Aussagemittel, die einer symbolhaften Bildsprache dienen. Etwa seit 1815, vorbereitet schon in den vorangehenden Jahren, werden diese Ausdrucksmittel einem Landschaftsbilde eingeschmolzen, das im ganzen unmittelbarer, im Einzelnen weniger sinnbildlich reflektierend erlebt wird. Zu dieser Veränderung haben wohl nicht zuletzt der Austausch mit Carus und die Bekanntschaft mit dem norwegischen Landschafter Johan Christian Claussen Dahl beigetragen. Das religiöse Diesseits-Jenseits-Verhältnis weitet und differenziert sich nun zu der Vorstellung einer Einheit von Natur und Idee, von Erscheinung und Wesen. »Der edle Mensch (Maler) erkennt in allem Gott, der gemeine Mensch (auch Maler) sieht nur die Form, nicht den Geist.« Aus dieser Offenbarung des Göttlichen in der Natur ergibt sich sowohl beim Künstler als auch beim Betrachter die Übereinstimmung von Denken und Gefühl, von Naturwahrnehmung und Empfindung. Denn in beiden wirkt das Göttliche gleichermaßen, mit beiden wird es wahrgenommen, und in der gefühlten Anschauung der Natur vermag der Mensch Gott zu erkennen. Das daraus folgernde dialektische Wechselverhältnis von Sinnbild und Erscheinungs- oder Wahrnehmungsbild, in dem bestimmte Einzelmotive sogar – je nach Thema oder Aussageabsicht – unterschiedliche Bedeutungsgehalte ausdrücken können, darf bei dem Versuch, Bilder Friedrichs zu interpretieren, nicht außer Acht gelassen werden. Eine allzu weitgehende Ausdeutung wird sich immer als problematisch erweisen, nicht nur, weil der Maler die aus unterschiedlichen Quellen herzuleitende Symbolsprache in seinen Bildern sehr subjektiv behandelt, sondern da er Bildfindung wie auch Bilderlebnis als einen intuitiv visionären, zutiefst geistigen und emotionalen Vorgang zugleich versteht.

Der Entwicklung der Naturanschauung und des Naturgefühls bei Friedrich liegt ein Erkenntnisprozeß zugrunde. Von der empfindsam-rationalistischen Betrachtung der Natur als moralischer Fingerzeig Gottes, wo die Einzelerscheinung als gleichnishafte Mahnung und als Empfindungsimpuls verstanden wird, schreitet er zu einer komplexen organischen Anschauung. Mit ihr wird das Göttliche in der Landschaft als Wirken des Naturprozesses aufgefaßt, der im Unendlichen wurzelt. Die Darstellung der Unendlichkeit in Raum und Zeit wird deshalb zum künstlerischen Hauptanliegen. Friedrich gelangt damit zu einer idealistischen Dialektik der Entwicklung, die er sowohl in den irdischen und zeitlichen Dingen und Geschehnissen als auch in ihrem angenommenen Zusammenhang mit überirdischen ewigen Tatsachen erkennt. Die Darstellung dieses Zusammenhanges des Natur- und Weltganzen bestimmt das reife Schaffen des Künstlers. Häufig wählt er dafür die Form des Zyklus, als deren erstes Beispiel die erwähnte Lebensalter-Folge aus dem Jahre 1803 überliefert ist. Die Einbindung des Menschen und seines Lebenslaufes in diesen Zusammenhang drückt Friedrich auch in dem Bild des Schiffes aus. Im »Morgen« *(Tafel 35)* laufen die Boote aus der schützenden Uferbucht; der Anker, Symbol der Hoffnung, liegt am Ufer. Das Mittagsbild (ehem. Privatbesitz) zeigt die nachdenkliche Ruhe der stilliegenden Schiffe, die am Nachmittag, »Frau am Meer« *(Tafel 40)*, rasch die Flut durchschneiden. Am Abend (Sammlung Bührle, Zürich) kehrt ein einsames Boot mit fallenden Segeln langsam zum Ufer zurück, wo wieder groß und bedeutungsvoll der Anker liegt. In allen diesen Darstellungen versinkt die Ferne in geheimnisvollen Nebeldunst. Die Fahrt hat kein erkennbares, sondern nur ein zu erahnendes Ziel, und am Ausgang und Ende des Zuges ins Ungewisse steht die Hoffnung.

In seinem malerischen Frühwerk verwirklicht Friedrich zwei unterschiedliche Typen des Landschaftsbildes. Der eine besitzt einen ideal harmonisierenden Charakter, formal und inhaltlich bestimmend ist ein sanft fließender Tiefenzug des Landschaftsraumes und eine Weite des Himmelsgewölbes, die den Menschen oder die Zeugnisse seiner Anwesenheit bergend umfangen; Beispiele dafür sind der »Sommer« *(Tafel 12)*, der »Ausblick ins Elbetal« *(Tafel 14)* oder die Böhmischen Landschaften in Dresden, Stuttgart und Weimar *(Tafeln 15, 18, 11)*. Demgegenüber ist die Bildform des zweiten Typs abstrakter. Auf Vorder- und Mittelgrund folgt ein geheimnisvoll verhüllter, sich im Unbestimmten verlierender Tiefenraum, vor dem zeichenhaft isolierte Bedeutungsmotive erscheinen, die, wie die Gestalt des Menschen auch, einsam und verloren wirken. Dem lakonischen Pathos

21 Segelschiff

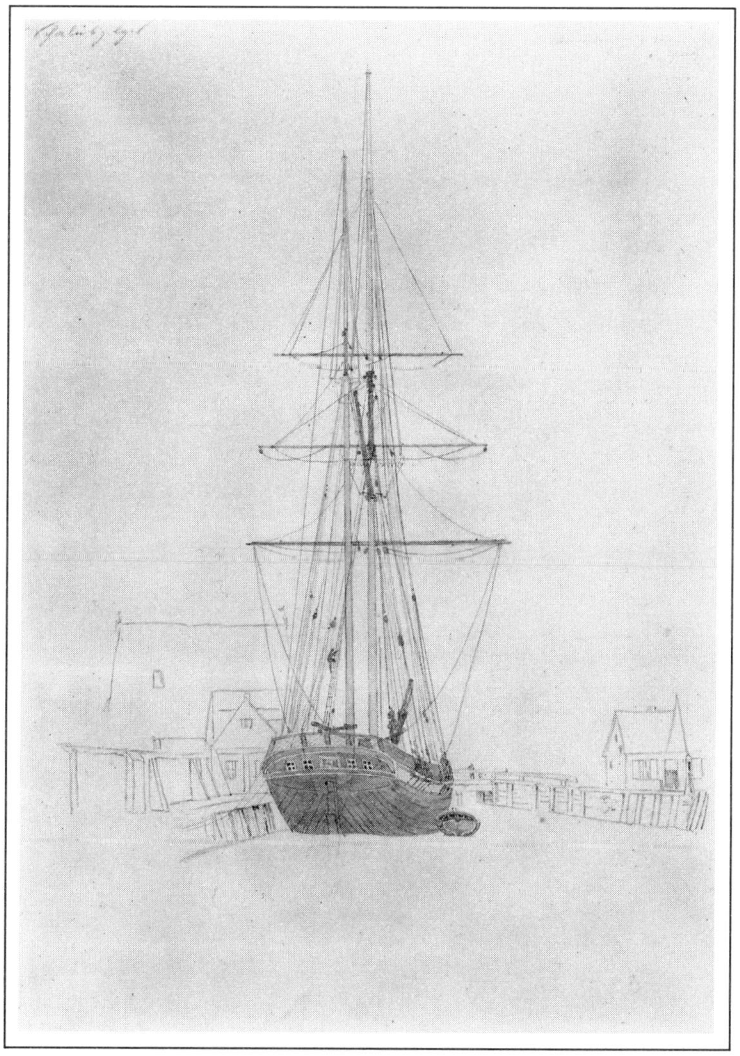

dieser Bildform entspricht die Bevorzugung der winterlichen Jahreszeit und des verdämmernden Tages mit ihren Nebel- und Dunsterscheinungen; Beispiele sind »Der Winter« *(Tafel 7)*, das »Kreuz im Gebirge« *(Tafel 6)*, die »Abtei im Eichwald« *(Tafel 8)* oder der »Mönch am Meer« *(Tafel 13)*. Den Unterschieden beider Bildtypen, die man als Symbollandschaft und Stimmungslandschaft bezeichnen könnte, liegen verschiedene Aussageabsichten zugrunde. Ein zusammengehöriges Bildpaar, wie »Sommer« und »Winter« *(Tafeln 12, 7)* kann dies am besten verdeutlichen: Ein jugendlich blühendes Natur- und Menschenleben hier wird mit Alter und Todesgewißheit dort konfrontiert. Dieses Kontrastprinzip, da es sich im Bilde auch im Verhältnis von Flächen- und Raumform, von vorderer und hinterer Raumzone äußert, ist ein inhaltlich wie formal signifikantes Stilmerkmal der ersten malerischen Schaffensperiode Friedrichs.

In der darauf folgenden stimmungshaft-naturidealistischen oder auch romantisch-realistischen Stilperiode – beginnend um 1815 und ausklingend um 1825 – tritt jenes Kontrastprinzip in den Hintergrund. In der Raumkomposition wirken die Werke dieser Periode vergleichsweise organisch und zwanglos, der spezifische Naturcharakter einer Gegend wird genauer erfaßt, und die Bildidee verliert ihre sinnbildlich-lehrhafte Vordergründigkeit. So wird der Ablauf der Tageszeiten in der Bilderfolge in Hannover *(Abb. 28–31)* allein durch das Wirken der Naturphänomene in einem Landschaftsraum charakterisiert, der dem Betrachter auch in der Ferne zugänglich und erfaßbar erscheint. Die Staffagefiguren, in den ersten drei Bildern milieugerechte Gestalten von Fischern und Bauern, fordern nicht zu symbolisch deutender Betrachtung heraus. Im »Abend« finden sich zwar die Rückenfiguren zweier Wanderer, die jedoch, klein in den Mittelgrund gestellt, nicht die demonstrative Bedeutung großer Rükkenfiguren auf anderen Bildern des Meisters besitzen. Die Hannoveraner Tageszeitenfolge gehört zu einer Gruppe kleinformatiger Gemälde der Jahre um 1820/25, die mit manchmal vedutenhafter Genauigkeit Landschaftseindrücke wiedergeben. In Format, Motiv und Darstellungsweise von dem gleichsam priesterlichen Pathos älterer Kompositionen unterschieden, sind es vor allem diese Bilder, die wesentliche Errungenschaften der romantisch-realistischen Schaffensperiode repräsentieren: Eine differenziertere Erfassung und Darstellung des Ganzen und der Details der Landschaft, der Atmosphäre und des Lichtes vor allem. Auch die malerische Handschrift ist lockerer und farblich reicher geworden. In Dahl, der sich 1818 in Dresden niederläßt, und später Friedrichs Hausnachbar wird, ist ein Künstlerfreund gefunden, dessen frische und kraftvolle Naturschilderung unverkennbar anregend gewirkt hat.

Man ist versucht, Friedrichs stimmungshafte, romantisch-realistische Periode mit dem Einwirken der allgemein politischen und kulturellen Situation auf den Künstler, mit seinen Lebensumständen und seinem Lebensalter in Verbindung zu bringen. Noch bevor die Befreiungskriege mit dem endgültigen Sieg über Napoleon enden, mag auch er sich über das Vergebliche der patriotischen Erneuerungsbestrebungen keiner Täuschung mehr hingegeben haben. So sind, nachdem er die religiöse und nationale Wiedergeburt in mehreren Bildern der Jahre 1811–13 beschworen hat, aus dem Jahre 1814 zwei Bild-

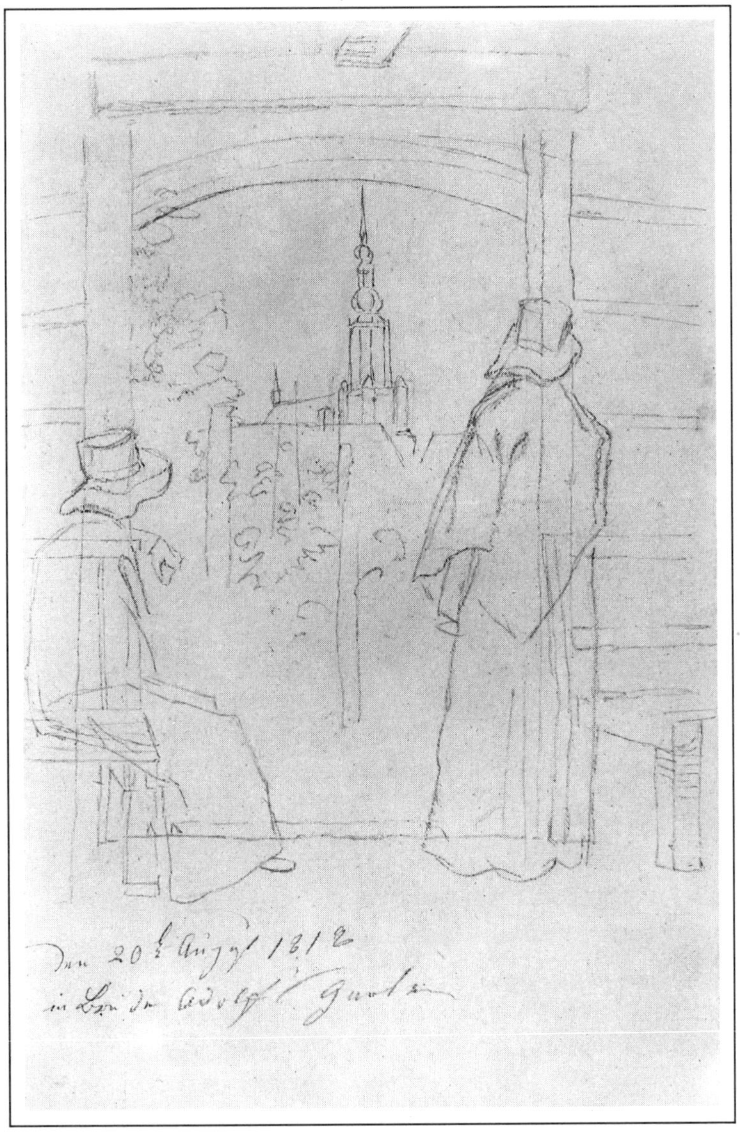

22 Blick aus einer Laube auf die Nikolaikirche in Greifswald

projekte überliefert, die als Ausdruck zorniger Enttäuschung zu deuten sind: Das Denkmal für Scharnhorst und das »Vaterlandsverräter«-Bild, die aber offenbar beide ungemalt blieben. Friedrich zieht sich auf die religiös-naturphilosophische Grundposition seiner Weltanschauung zurück, eine Art von künstlerischer »innerer Emigration«, und sein Thema wird die Begegnung des Einzelnen mit Gott in der Natur. Um 1816/17 »erfindet« er, ein geläufiges Motiv der Vedutenmalerei für seine Zwecke umfunktionierend, die großformatige, zeitgenössisch gekleidete Rückenfigur, Selbstdarstellung und Appell an den Bildbetrachter in einem (nach 1825 tritt die Rückenfigur nicht mehr auf und erscheint erst um 1835 in einigen späteren Sepiamalereien wieder). So wie die Rückenfigur den Raum an der Grenze von Vorder- und Mittelgrund bildbeherrschend erfüllt, erscheinen in gleicher Weise, als Ausdruck einsam stolzer Selbstbehauptung, auch Motive wie Schiff, Baum oder Ruine. Wie sich dabei die abstrakt flächige Symbolfigur zu einem räumlich dialektischen Verhältnis von Bedeutungsmotiv und Landschaftsszenerie gewandelt hat, verdeutlicht eine Gegenüberstellung des Bildes »Abtei im Eichwald« von 1809/10 *(Tafel 8)* mit dem thematisch vergleichbaren Gemälde »Klosterfriedhof im Schnee« von 1818/19 *(Tafel 45)*.

Der künstlerische Realitätsgewinn dieser Jahre hat aber auch noch eine andere Dimension. Es hat den Anschein, als ob Friedrich versucht, den Verlust der national-religiösen und patriotischen Zukunftserwartungen im Rückzug in das Private auszugleichen. Es ist das eine Wendung, die mit den als Biedermeier bezeichneten sozialen und kulturellen Tendenzen der Nachkriegszeit in Verbindung steht; um 1822 entstehen denn auch die einzigen Innenraumbilder des Meisters *(Tafel 62)*. 1818 gründet er eine Familie, und bis 1824 werden seine drei Kinder geboren. Daraus erwachsen aber auch Notwendigkeit und Bedürfnis, sich in der veränderten kulturellen Situation auf's Neue als erfolgreicher Maler zu bewähren. In Carus und Dahl

23 Der Marktplatz in Greifswald

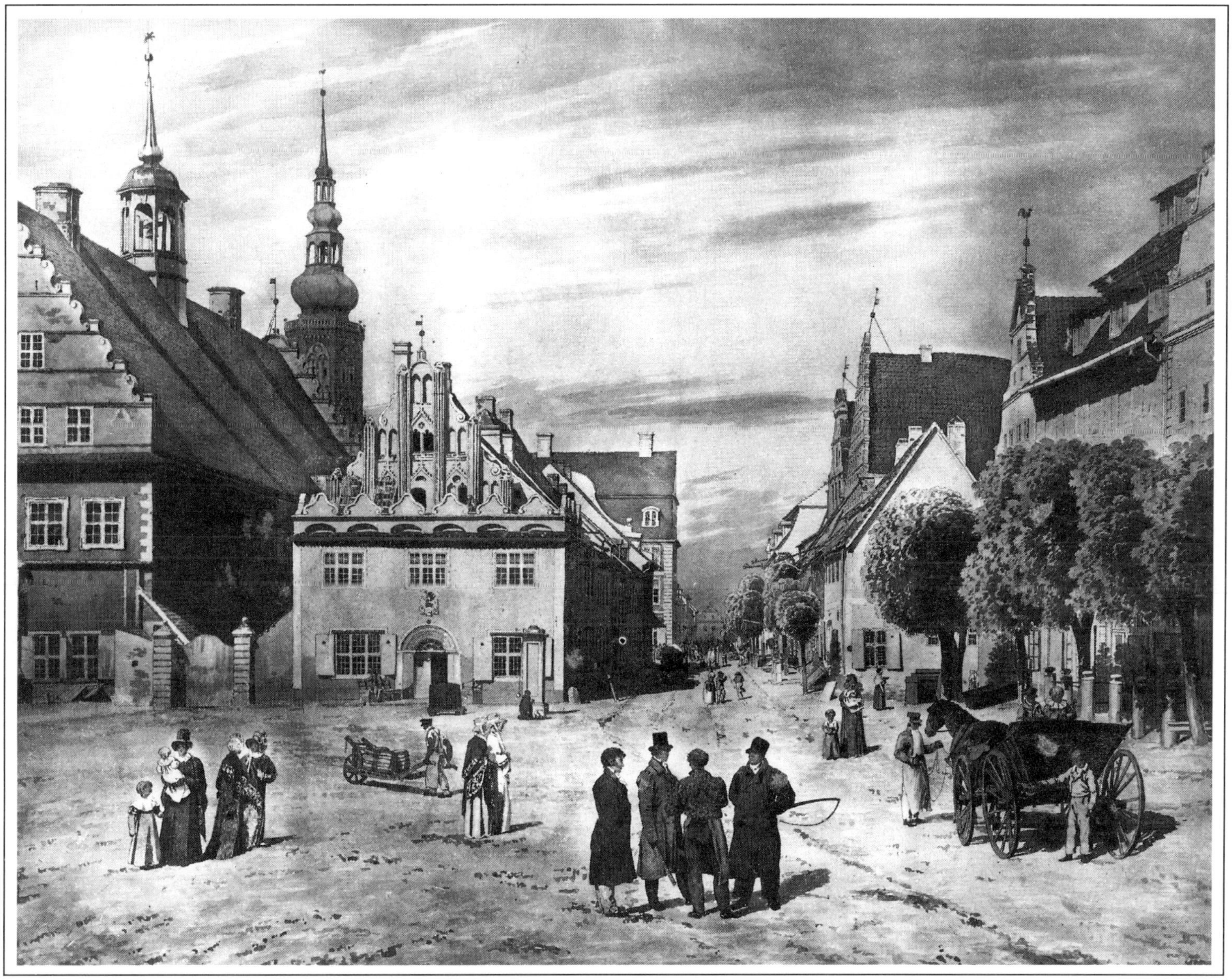

gewinnt er dem Leben tätig zugewandte Freunde. Neben den schon erwähnten vedutenhaften Bildern, beginnt Friedrich an einer Folge aquarellierter Rügenansichten zu arbeiten, von der wir zwar erst aus den Jahren 1824/25 wissen, die aber, zu dieser Zeit bereits auf siebenunddreißig Motive angewachsen, in der Planung gewiß weiter zurückreicht. Schließlich entsteht auch, einer Aufforderung der Dresdener Akademie folgend, das »Hünengrab im Herbst« *(Tafel 53)* als ein sogenanntes Rezeptionsbild. Allein dieser Vorgang erscheint kennzeichnend für die »Anpasssungsversuche« jener Jahre, denn indem Friedrich der Aufforderung nachkommt, begibt er sich in Gegensatz zu seinen bekanntermaßen subjektivistisch antiakademischen Grundsätzen.

Um die Mitte der zwanziger Jahre zeichnet sich eine erneute symbolhafte Verfestigung der Bildkomposition ab, in der vor allem die Gegenwirkung von Nah- und Fernraum wieder an Bedeutung gewinnt. Rückgriffe auf ältere Gestaltungsprinzipien und Praktiken mehren sich. So nimmt Friedrich in dem Hamburger Lebensalterzyklus *(Abb. 32–35)* nach mehr als zwei Jahrzehnten den Urtyp aus dem Jahre 1803 wieder auf – er wird ihn mindestens noch einmal in den dreißiger Jahren wiederholen – und beginnt, wieder häufiger in Sepia zu malen. Die Ursachen dieser neuerlichen Wandlung dürften in dem Scheitern individueller Lebenserwartungen und künstlerischer Erfolgshoffnungen zu suchen sein; 1823/24 entstehen mit »Huttens Grab« *(Tafel 69)* und »Eismeer« zwei Bilder tiefster Trauer und Resignation. Eine ausgesprochen krisenhafte Zäsur markiert das Jahr 1824, vermutlich um die Jahresmitte beginnt eine Zeit schwerwiegender und offenkundig auch langwieriger Krankheitsperioden. Wie bedrohlich der Zustand des Malers ist, geht daraus hervor, daß er sich trotz finanzieller Bedrängnis 1826 zu einem Erholungsaufenthalt auf Rügen und 1828 zu einer Kur in Teplitz entschließen muß. Da die Erkrankung aber doch wohl auf dem Zusammenwirken von seelischem und körperlichem Leiden beruht, ist Abhilfe kaum zu erwarten. Stattdessen mehren sich die Anzeichen jener geistigen Verhärtung und seelischen Verdüsterung, die der sachkundige Carus als krankhaft diagnostiziert. Die von den äußeren Verhältnissen her ohnedies bewirkte Isolierung und Vereinsamung Friedrichs erhält dadurch eine psychopathologische Komponente, die ihn schließlich auch der Familie und den Freunden entfremdet. Man wird demnach die erneute Hervorhebung des Religiös-Sinnbildlichen in den Bildern nach 1825 und die Rückgriffe auf Gestaltungsprinzipien früherer Jahre als den Ausdruck einer gleichsam dogmatisch lebensabgewandten Erstarrung und Abkapselung verstehen können. Das alters- und krankheitsbedingte Nachlassen der Lebenskraft, das Dahinschwinden persönlicher Lebenserwartungen, die Vergeblichkeit politischer, religiöser und künstlerischer Ideale sind wesentliche Ursachen jenes künstlerischen Wandels, der das Spätwerk Friedrichs einleitet.

Für das Raumerlebnis und damit für die Deutung des Naturganzen durch den Maler ist ein Kompositionsprinzip besonders aufschlußreich, das sich in verschiedenen Formen und Motiven verkörpert – die Schranke oder Raumsperre. Sie soll die unterschiedliche Bedeutung der vorderen und der hinteren Raumzonen, die Gegensätzlichkeit eines optisch erfaßbaren,

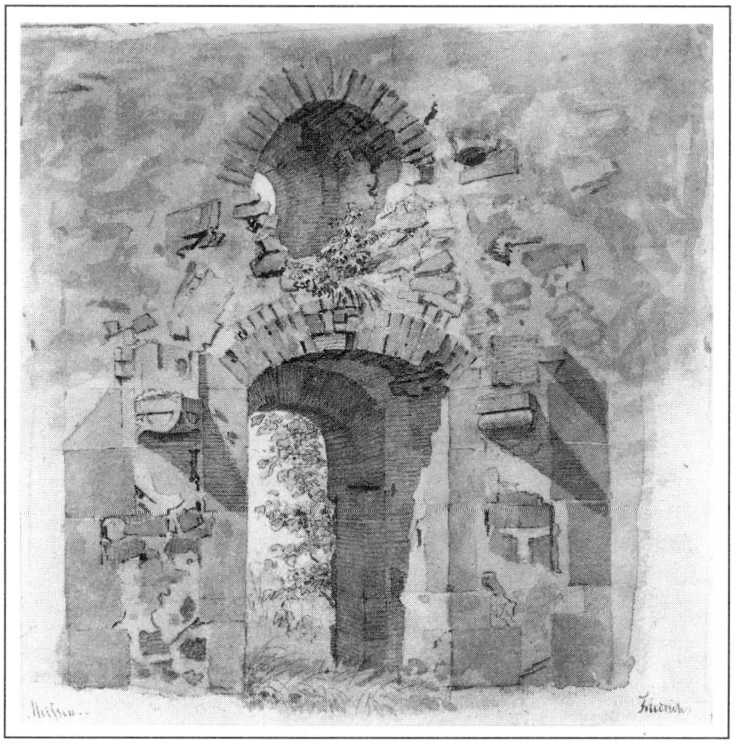

24 Verfallene Mauer in Meißen

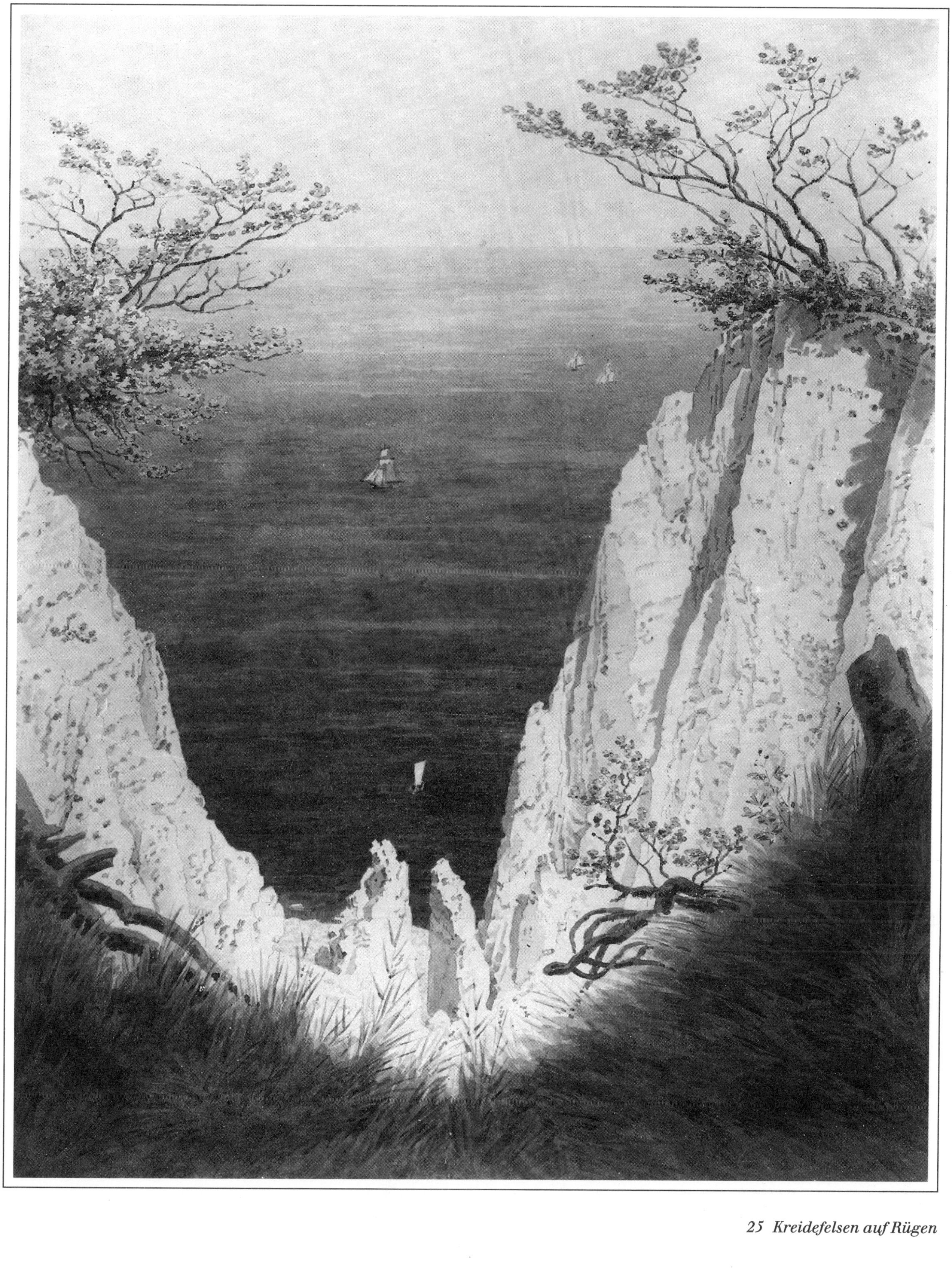

25 Kreidefelsen auf Rügen

rational erfahrbaren irdischen Raumes und einer irrational unendlichen Ferne hervorheben. Da dieses räumliche Verhältnis zugleich aber Gegenwart und Zukunft bedeutet, ist die Hinwendung zum Tiefenraum als Anschauung des religiösen Weltprinzips auch die Ahnung von einem zukünftig jenseitigen Dasein. Solche Ahnung soll beim Betrachter durch die Raumsperre geweckt werden, die ihn im Vordergrund verharren läßt. Als Begrenzungsmauer erscheint sie in der »Gartenterrasse« *(Tafel 26)*, als eine Barriere von Stangen und Netzen bei »Greifswald im Mondschein« *(Tafel 38)*, und die gleiche Funktion hat der verdeckte Mittelgrund im »Ausblick ins Elbtal« *(Tafel 14)*, durch den Nahraum und Fernraum unvermittelt aufeinander folgen. Ein solches Schrankenmotiv sind in den Landschaftsbildern Friedrichs aber auch die bildeinwärtsblickenden Staffagefiguren. Sie haben einen besonderen Ausdruckswert, denn durch sie fordert der Künstler den Bildbetrachter auf, sich mit seiner Erlebnishaltung zu identifizieren. Ihr andächtiges Verharren vor der Landschaft lenkt ihn auf den Sinngehalt des Naturbildes, dem er sich in kontemplativer Anschauung nähern soll. Zugleich ist der Maler selbst in dieser Betrachterstaffage mit anwesend. Sie ist Ausdruck seiner Vereinsamung, in der er sich mit dem gleichgesinnten Freund und Gefährten findet. Dergestalt verbildlichen die Rückenfiguren ein Grunderlebnis des Künstlers, haben aber auch dort, wo er sich selbst darstellt *(Tafel 46)* eine überindividuelle Bedeutung. Sie verkörpern die Sehnsucht des emanzipierten bürgerlichen Menschen nach Übereinstimmung mit der Natur und ihrem göttlichen Wesensgrund. Sein ideales Streben nach sinnerfüllter Menschlichkeit, nach Freiheit und Harmonie, das im wirklichen Leben nicht Genüge finden kann, erfüllt sich im Naturerlebnis. Denn Natur, dies verbindet Friedrich noch mit den Auffassungen Rousseaus und der Naturrechtler, ist als Medium der Offenbarung Gottes das Gute und Schöne schlechthin. Als Gegensatz zur Unvollkommenheit und Fragwürdigkeit allen Menschenwerkes ist sie der Inbegriff des unverfälscht Reinen und Ursprünglichen.

Meer und Gebirge sind die beiden großen Motivkreise im Werk Friedrichs. Seit der empfindsam-religiösen Naturdichtung des 18. Jahrhunderts gelten sie als besonders sinnfällige erhabene Urzeugen des göttlichen Weltprinzips. Das bedeutendste, und zugleich eines der frühesten Meeresbilder des Künstlers ist der »Mönch am Meer« *(Tafel13)*, eines der letzten sind »Die Lebensstufen« *(Tafel 84)*. Friedrichs Beziehungen zu diesem Motivkreis sind besonders eng. Schon früh durch den Greifswalder Lehrer Quistorp und die Dichtungen Kosegartens

26 Blick durch eine Ufersenke auf das Meer

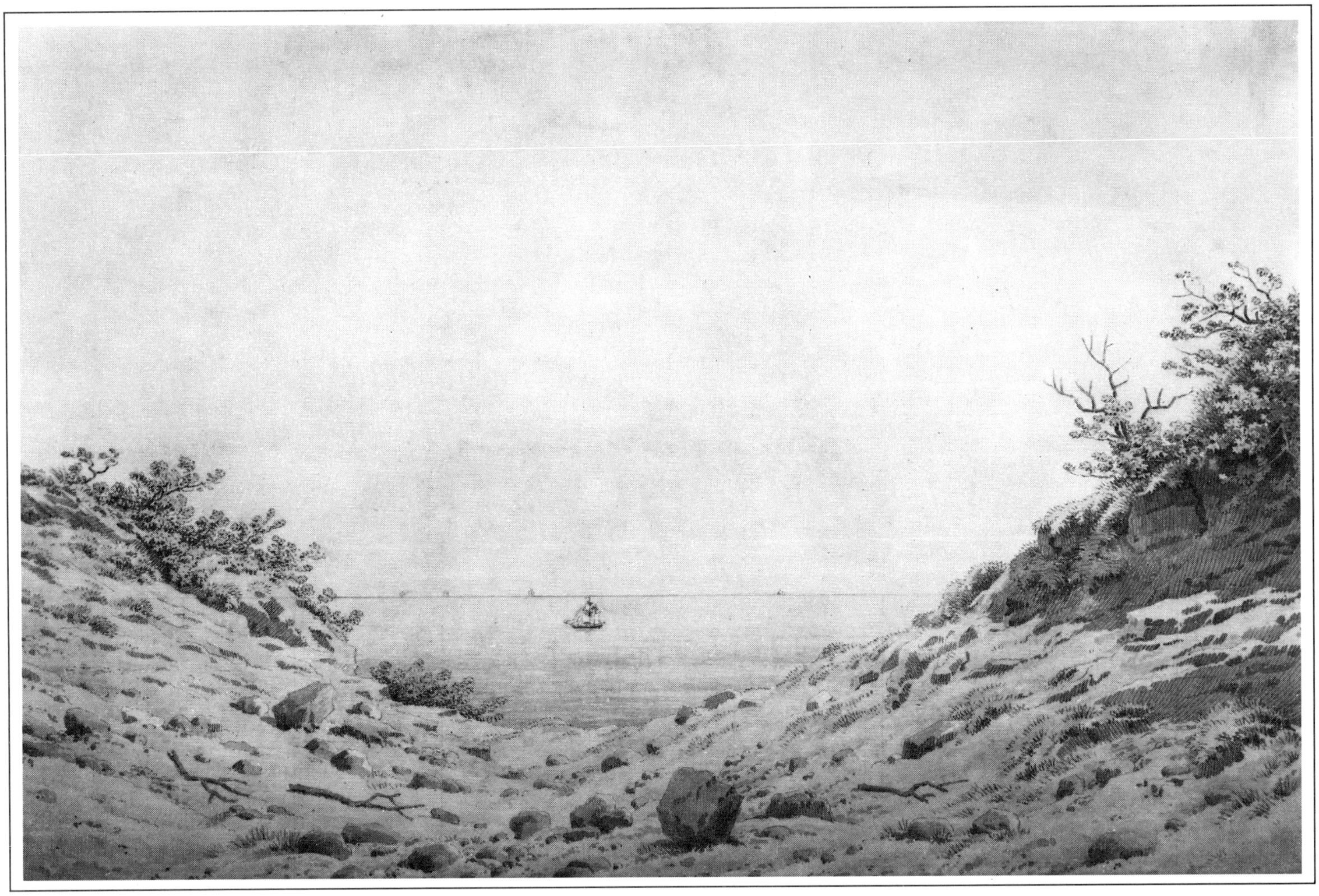

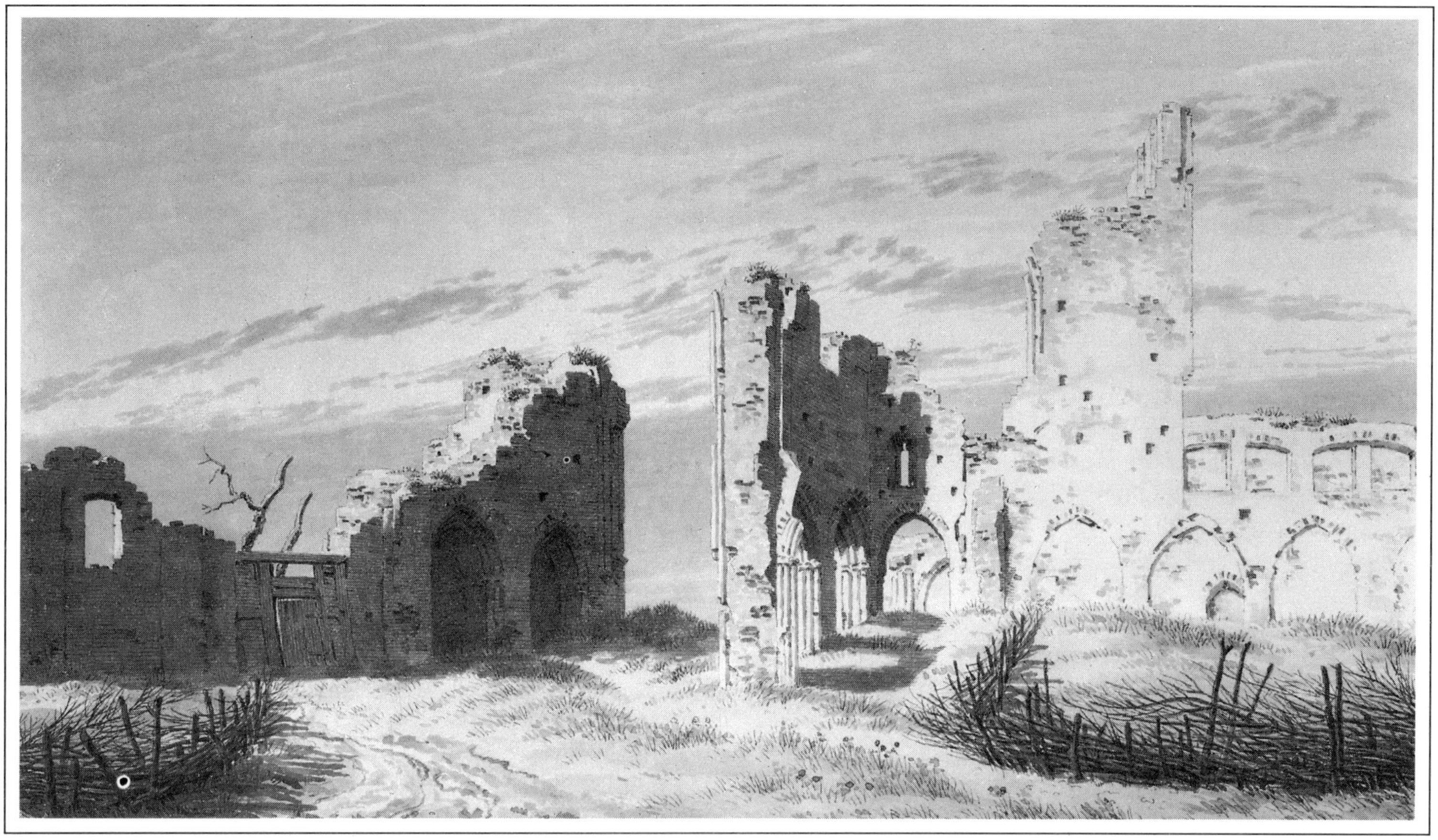

27 Die Ruine des Klosters Eldena

auf den besonderen Sinngehalt der Meereslandschaft aufmerksam geworden, verbinden sich mit ihm die frühesten Erlebnisse der Kindheit, und bei seinen späteren Besuchen in der Heimat begeistert sie ihn immer aufs Neue. Der Freund Schubert, wohl auf Schilderungen des Künstlers fußend, beschreibt das sehr anschaulich: »Die stille Wildniß der Kreidegebirge und der Eichenwaldungen seiner vaterländischen Insel Rügen waren im Sommer, noch mehr aber in der stürmischen Zeit des Spätherbstes und im angehenden Frühling, wenn auf dem Meer an der Küste das Eis brach, sein beständiger, sein liebster Aufenthalt. In Stubbenkammer, wo damals noch kein modernes Gasthaus stand, verweilte er am öftesten, dort sahen ihn die Fischer manchmal mit Sorge um sein Leben, ja wie einen, der freiwillig in der Flut sein Grab suchen wollte, auf und zwischen den Zacken der Bergwand und ihren ins Meer hineinragenden Klippen herumklettern. Wenn der Sturm am kräftigsten war und die Wogen, mit Schaum bedeckt, am höchsten heranschlugen, da stand er, von dem heranspritzenden Schaume aber auch von einem plötzlichen Ergusse des Regens durchnäßt, hinschauend wie Einer, der sich an solcher gewaltigen Lust der Augen nicht satt sehen kann. Wenn ein Gewitter mit Blitz und Donner über das Meer daherzog, dann eilte er ihm, wie Einer, der mit diesen Mächten den Freundschaftsbund geschlossen, entgegen, auf den Felsensaum der Küste oder ging ihnen nach in den Eichenwald, wo der Blitz den hohen Baum zerspaltete und murmelte da sein halblautes »wie groß, wie mächtig, wie herrlich«.

Aus der Zeit um 1815 stammt das »Segelschiff« *(Tafel 32)*, welches, den visionsartigen Kirchenerscheinungen jener Jahre vergleichbar, einen religiösen Sinngehalt besitzt. Als Allegorie des Lebenslaufes ist das unter geschwellten Segeln majestätisch heranrauschende Schiff aber wohl auch als Ausdruck einer stolzen, dem Schicksal trotzenden Lebenskraft zu deuten, so daß darin ein gleichsam autobiographischer Bezug vermutet werden kann. Auf ein Ereignis des persönlichen Lebens ist auch »Auf dem Segler« *(Tafel 49)* zurückzuführen. Das Bild entstand nach der Reise, die Friedrich mit seiner jungen Frau in die Heimat unternahm; es versinnbildlicht den gemeinsamen Lebenslauf, der in der heraufdämmernden Stadtsilhouette einer fernen Verheißung und Erfüllung zustrebt. Der Hafen als Ausgang und Ende des Laufes der Schiffe erscheint in mehreren Bildern Friedrichs *(Tafel 37)*, er ist Sammel- und Ruheort und erhält die Bedeutung des Lebenshafens, des göttlichen Ursprunges und Zieles des Erdenwandels. Dem entspricht die verheißungsvolle Morgendämmerung und die ahnungsvolle Abenddämmerung, in denen die Hafenlandschaften stets erscheinen. Eine besonders ausdrucksvolle Gestalt erhält dieser Gedanke im »Nächtlichen Hafen« *(Tafel 43)*, wo die Schiffe im Schutze der turmreichen Silhouette einer Kirche unter dem Kreuzeszeichen versammelt sind. Die hier durch das Balustradenmotiv bewirkte strenge Scheidung der Raumzonen wird in den späten »Lebensstufen« *(Tafel 84)* wieder zur symbolträchtigen Gegenwirkung von Nahraum und Fernraum. In den gleichnishaften Beziehungen zwischen Figurenstaffage und Schiffen klingt auch die unmittelbar anschauliche Lebensaltersymbolik wieder auf.

Das Gebirge lernt Friedrich auf vielen Wanderungen von Dresden aus kennen, bereits aus den Jahren 1807 und 1808 sind Studienfahrten elbaufwärts durch Sachsen und Böhmen überliefert. Die Reihe der Gebirgsdarstellungen in der Malerei beginnt mit dem Tetschener Altar. »Jesus Christus an das Holz geheftet, ist hier der sinkenden Sonne zugekehrt, als das Bild des ewigen allbelebenden Vaters. Es starb mit Jesu Lehre eine alte Welt, die Zeit, wo Gott der Vater unmittelbar wandelte auf Erden. Diese Sonne sank und die Erde vermochte nicht mehr zu fassen das scheidende Licht. Da leuchtet vom reinsten edelsten Metall der Heiland am Kreuz im Golde des Abendroths und wiederstrahlt so im gemilderten Glanz auf Erden. Auf einem Felsen steht aufgerichtet das Kreuz unerschütterlich fest wie unser Glaube an Jesum Christum. Immergrün, durch alle Zeiten während, stehen die Tannen um das Kreuz, wie die Hoffnung der Menschen auf ihn, den Gekreuzigten.« Die weihevollen, apodiktisch knappen Formulierungen dieser von Friedrich selbst gegebenen Deutung lassen den Maler als einen priesterlichen Verkünder erscheinen, der den Schaffensvorgang als eine gleichsam gottesdienstliche Handlung und das Kunstwerk als religiöses Bekenntnis betrachtet. Friedrichs Religiosität steht damit außerhalb der in der lutherischen Kirche herrschenden Orthodoxie. Man hat sie deshalb gelegentlich aus dem Pietismus ableiten wollen und speziell mit der sächsischen Erweckungsbewegung am Beginn des 19. Jahrhunderts in Verbindung gebracht. Wenn Friedrich von hier Anregungen erfahren hat, so sind sie für ihn kaum ursächlich bedeutsam gewesen. Entscheidend für seine Weltanschauung blieb die Herkunft aus der Naturreligiosität der Empfindsamkeit, deshalb konnte ihm auch die mystische Auslegung der romantischen Identitätsphilosophie durch Gotthilf Heinrich Schubert Bestätigung und Anregung geben. Der Philosoph betrachtet – nach Schelling – die Naturerscheinungen als Symbole ihrer Geschichte. Das Wesen dieser Naturgeschichte sieht er im Prozeß der Individuation, durch die sich Mensch und Erde aus der Einheit mit ihrem göttlichen Ursprung lösten. Nach diesem »verlorenen Paradies« strebt der Mensch durch die Liebe Gottes und in der Liebe zu Gott zurück. In einsamer Versenkung vor der Natur vermag er es zu erfassen, kann es jedoch nur in sich, im Geiste wiederfinden, nicht aber in der Wirklichkeit.

In einer Reihe früher Gebirgsbilder, die den Typus der Bedeutungslandschaft repräsentieren, scheint Friedrich diesem durch Schubert vermittelten Gedanken zu folgen. Er gestaltet einen Landschaftsraum, dessen Tiefe nicht erschritten werden kann, so daß der Bildbetrachter nachdrücklich auf die kontemplative Anschauung verwiesen wird. Die Abfolge der Höhenzüge versinnbildlicht die Stationen zur Unendlichkeit, so beim »Morgen im Riesengebirge«, wo Mann und Frau zu dem Gekreuzigten emporsteigen. Christus, der personifizierte Mittler, kann von den strebenden Menschen erfaßt werden, das Göttliche selbst aber bleibt in unerforschlicher, ahnungsvoll verdämmernder Ferne. Ein spätes Beispiel für diese Bildform findet sich in dem »Wanderer über dem Nebelmeer« *(Tafel 39)*; besonders bedeutungsvoll durch die sakrale Strenge der Mittelachsenkomposition, verrät dieses Bild aber durch die Einfügung der großen Rückenfigur eine gewandelte Raumbeziehung. Vor einer frühen Gebirgslandschaft, dem verschollenen »Adler überm Nebelmeer«, hatte Schubert von einem Bild gesprochen, »dergleichen nur der Luftschiffer sehen kann«. Auch Ramdohr, der Kritiker des »Tetschener Altars« hat dieses ungewöhnliche Prinzip der Raumdarstellung erkannt. »Um den Berg zugleich mit dem Himmel in dieser Ausdehnung zu sehen, hätte H. F. um mehrere tausend Schritte in gleicher Höhe mit dem Berge und so stehen müssen, daß die Horizontallinie mit dem Berg gleichlief.« Dann aber, so folgert Ramdohr, wäre sowohl die Wahrnehmung der Einzelheiten am Felsen, als auch der Beleuchtung des Kreuzes unmöglich gewesen. Da der Kritiker den Sinngehalt des Landschaftsbildes nicht akzeptiert, erblickt er in dem Kunstgriff des Malers lediglich einen Verstoß gegen die Regeln der Zentralperspektive, nicht aber ein legitimes Ausdrucksmittel, das die Bildidee zwingend zu veranschaulichen vermag.

Auch bei den Gebirgsbildern wandelt sich in der romantisch-realistischen Periode die Raumdarstellung. An die Stelle der Antithese von Nah- und Fernraum, der Charakterisierung der Ferne als ein irrational unerforschlicher Bereich tritt ein panoramahaft geweiteter Raum mit fließendem Tiefenzug. Diese Raumform, schon in den ideal harmonisierenden Landschaftsbildern der Frühzeit vorbereitet, zeichnet sich durch die Betonung der plastischen Bodenstruktur und der Atmosphäre aus. Durch Wolkenzüge ergibt sich auch im Himmelsbereich oft eine einseitig gerichtete Diagonalbewegung, etwa bei den »Ziehenden Wolken im Gebirge« *(Tafel 66)*. Nebel und Dunst bewirken nicht mehr nur eine geheimnisvolle Verhüllung des Tiefenraumes, sondern sie vermitteln zwischen Himmels- und Erdbereich. Bei der »Riesengebirgslandschaft mit aufsteigendem Nebel« *(Tafel 57)* erfüllen sie den Raum gegenständlich, sie akzentuieren die Abfolge seiner Partien und betonen dergestalt das Relief der Erdoberfläche.

Diese Haltung verliert sich auch in Gebirgsbildern der späteren Schaffensperiode nicht wieder, auch wenn hier ältere, sozusagen demonstrativ religiöse Aussageabsichten wieder die Oberhand gewinnen. Bei der erneuten deutlicheren Veranschaulichung der religiösen Bildidee bedient sich Friedrich vor allem zweier Hauptmotive, des Hochgebirges und verschleiernder Nebel- und Dunsterscheinungen. Im »Watzmann« *(Tafel 76)* und im »Hochgebirge« *(Tafel 75)* stehen Bäume und Büsche verloren und einsam vor der erhabenen Urnatur der Felsgipfel, denen sich der Bildbetrachter wie auf einer erhöhten Kanzel gegenübergestellt sieht. Alpendarstellungen anderer Landschafter, durch die Berühmtheit der Schweizer Landschaft seit langem verbreitet, hat Friedrich ohne Zweifel schon früher gekannt, selbst hat er das Hochgebirge jedoch nie erlebt. Anregungen geben ihm jetzt die Berichte und Studien der Freunde Carus und Dahl. Sie allein erklären das Aufgreifen dieses an sich längst bekannten Motives jedoch nicht. Bestimmend ist auch hier die erneute Absicht nach sinnbildhafter Bedeutungssteigerung, durch die der Maler schließlich auch einer Mittelgebirgslandschaft, wie der »Riesengebirgslandschaft« *(Tafel 87)* den Charakter des Hochgebirges verleiht. Auffällig ist hier, wie auch bei der »Ruine im Riesengebirge« *(Tafel 89)* die betonte Ent-

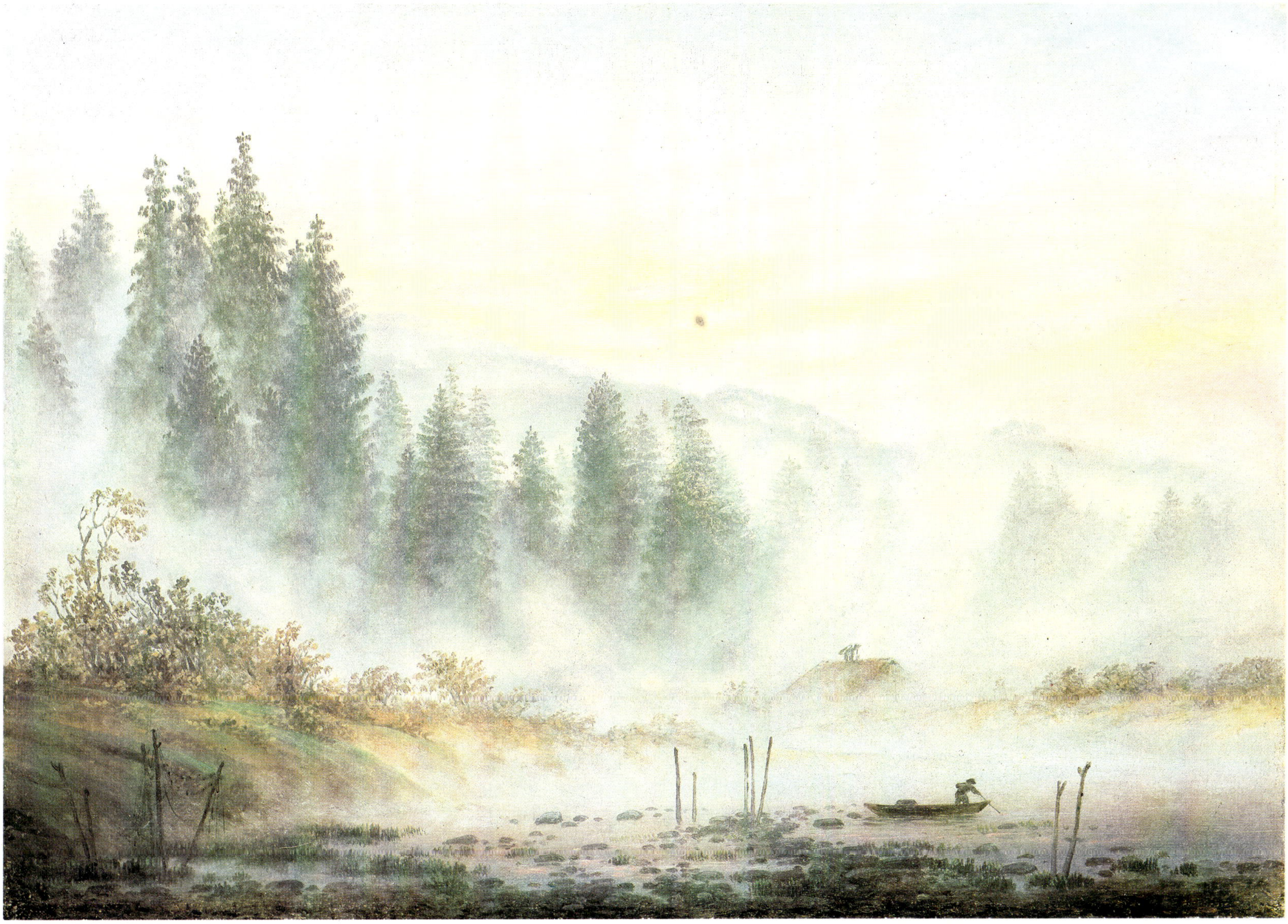

29 Der Mittag

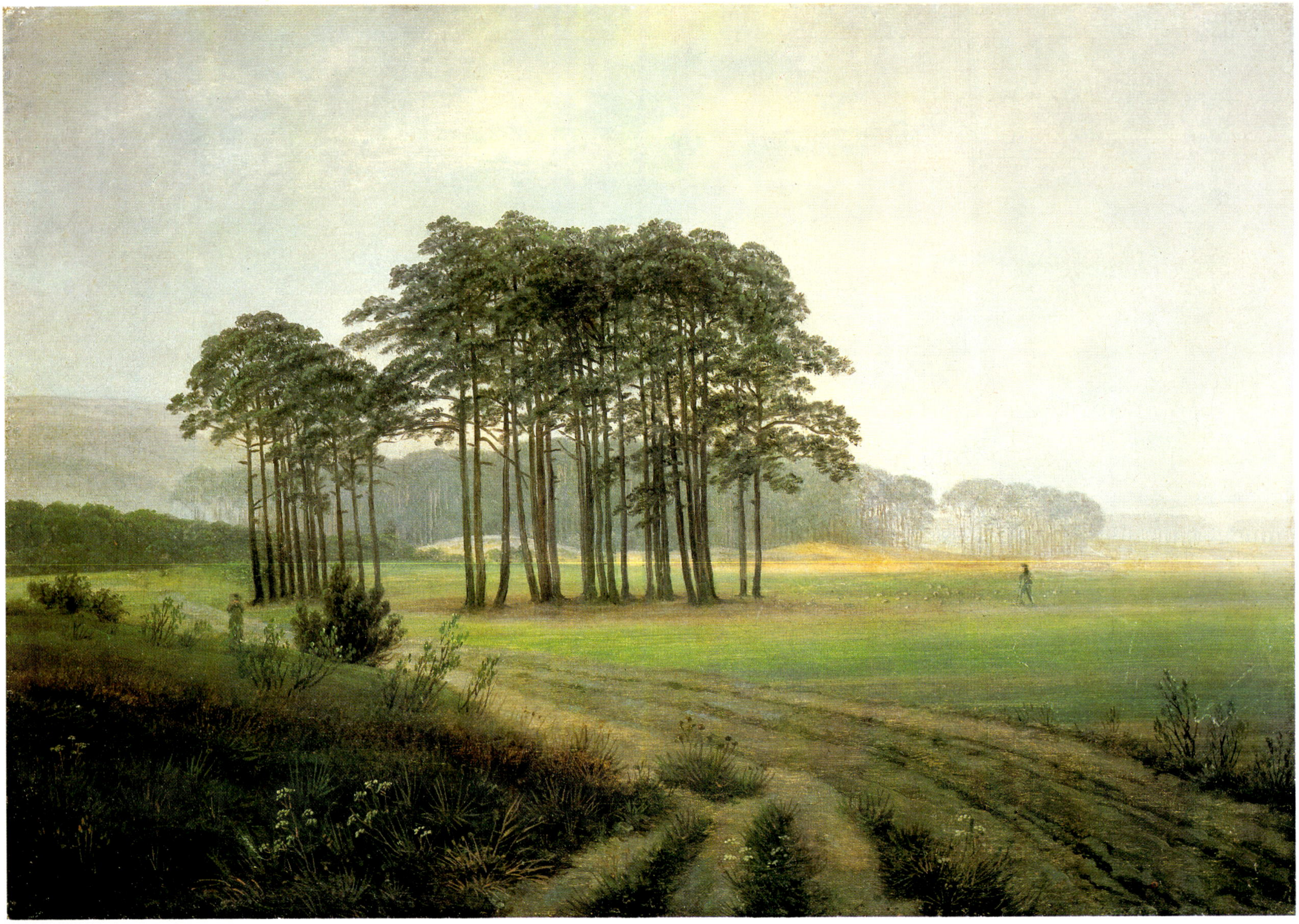

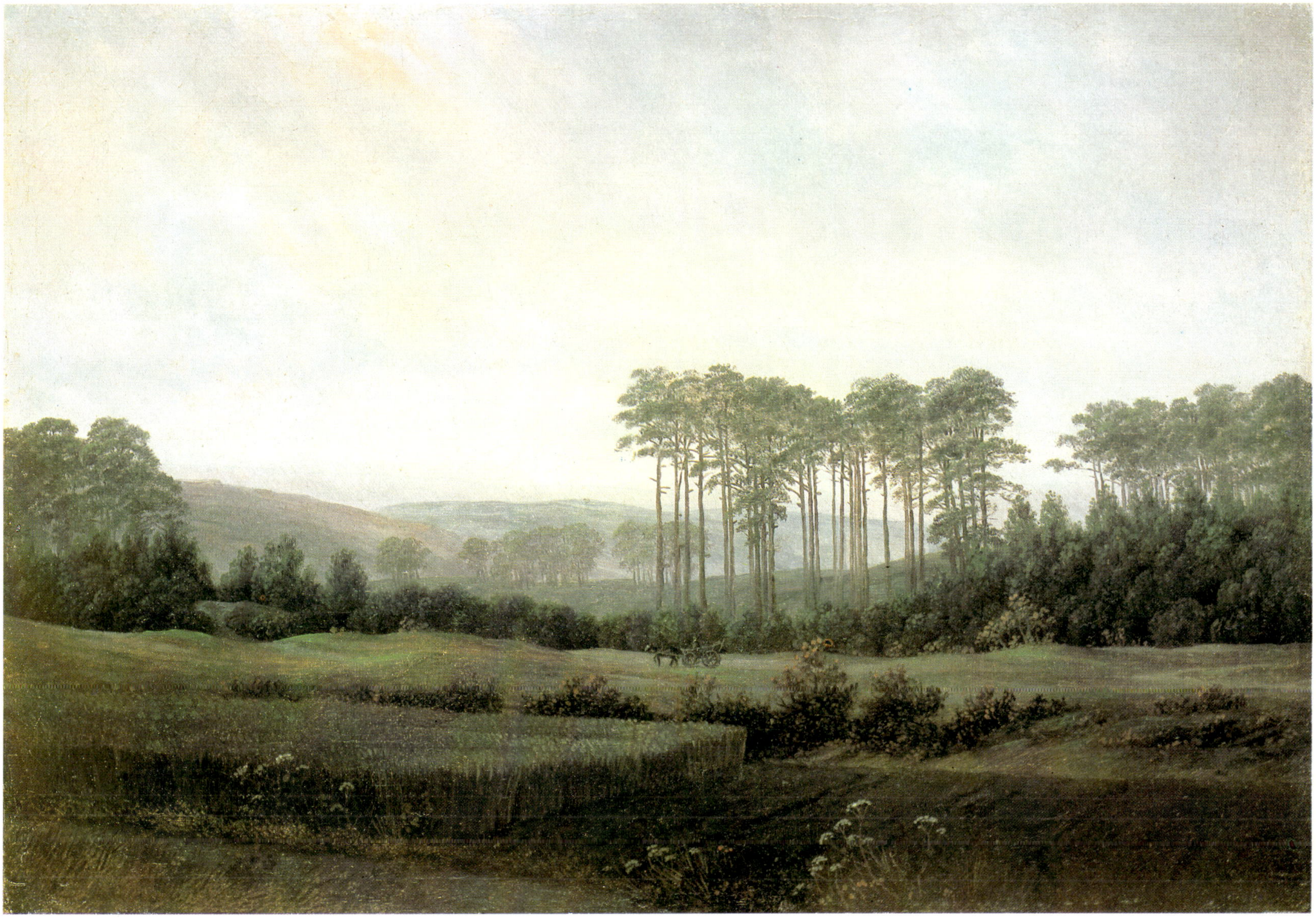

31 Der Abend

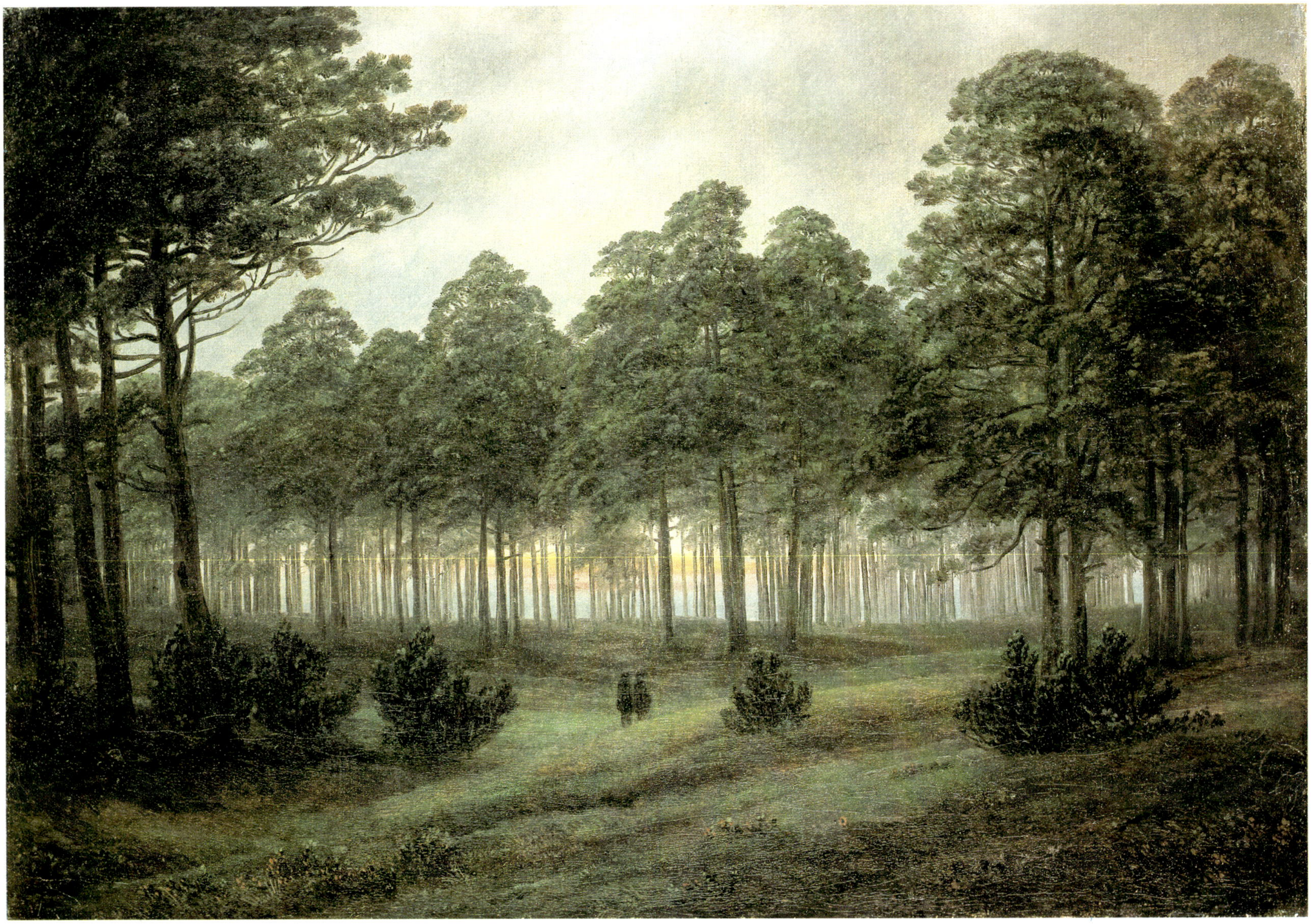

32 Frühling

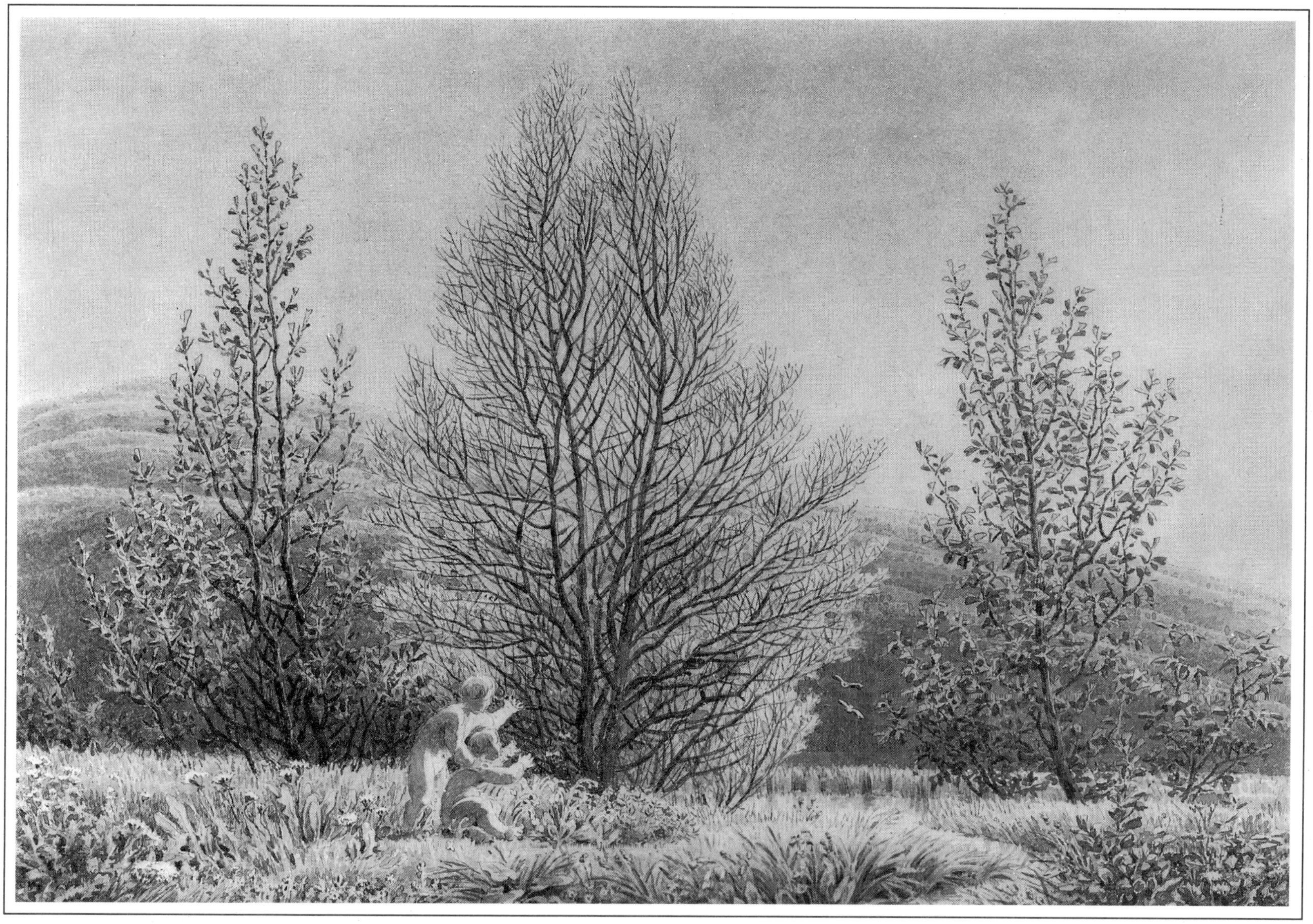

33 Sommer

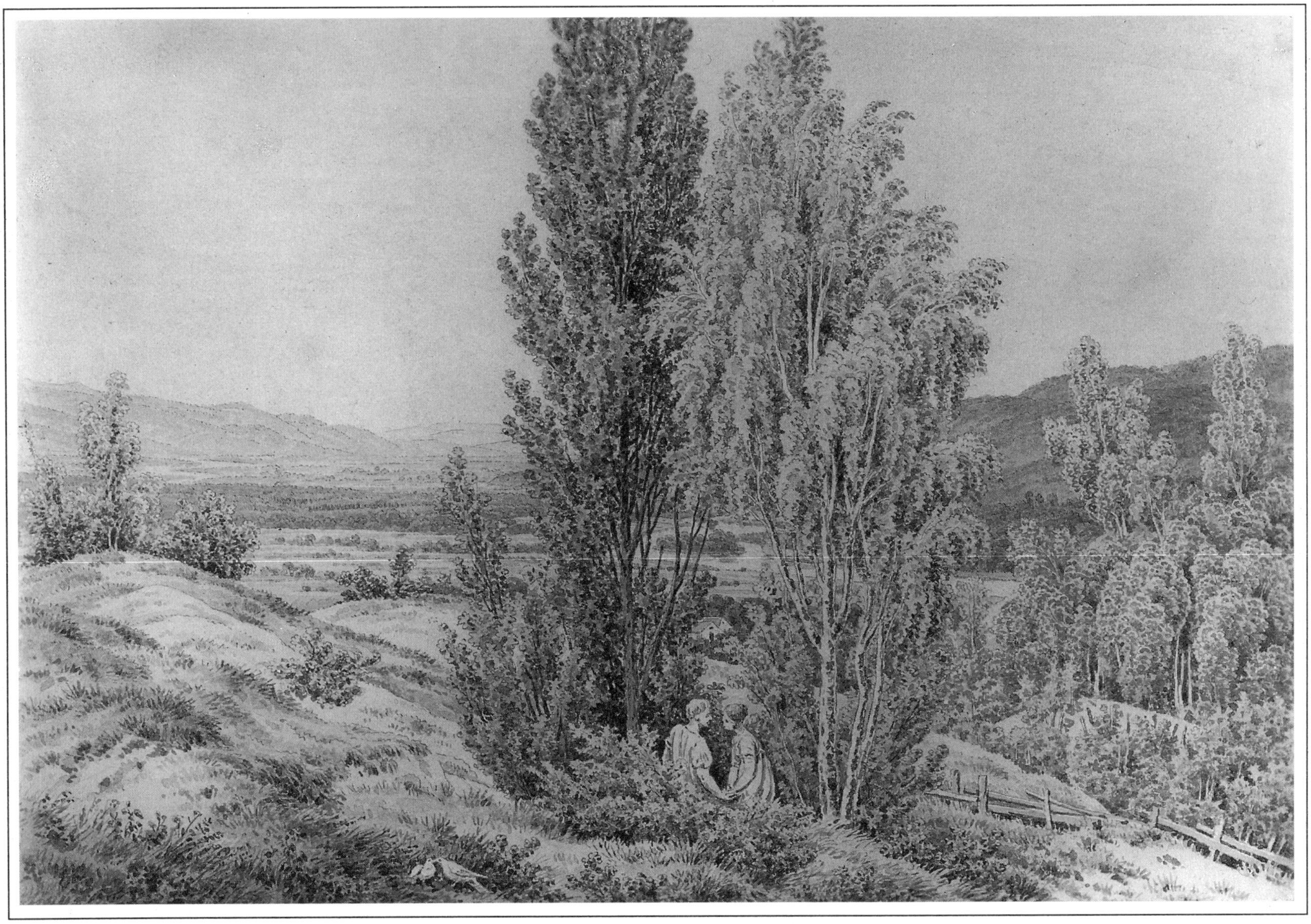

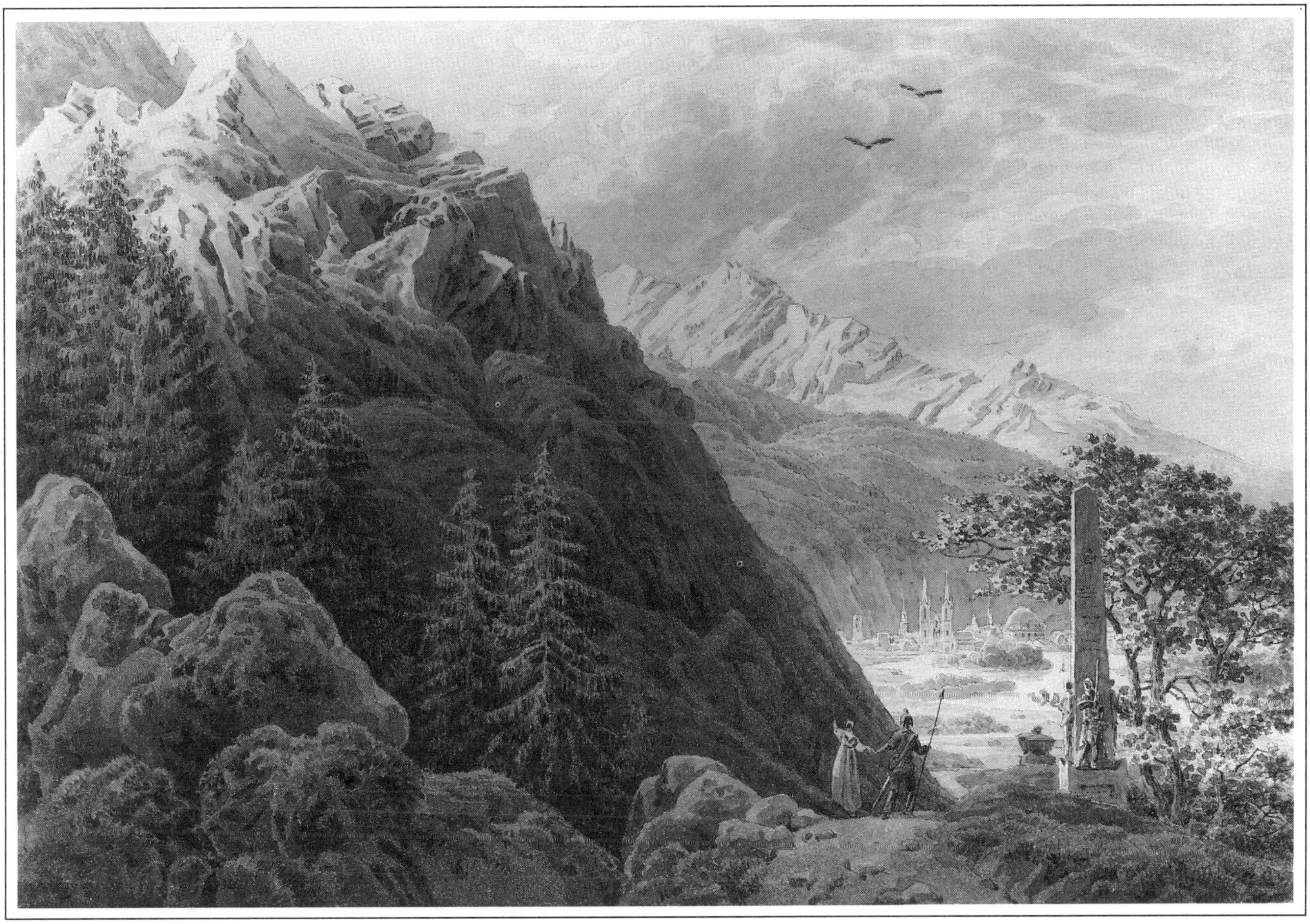

35 Winter

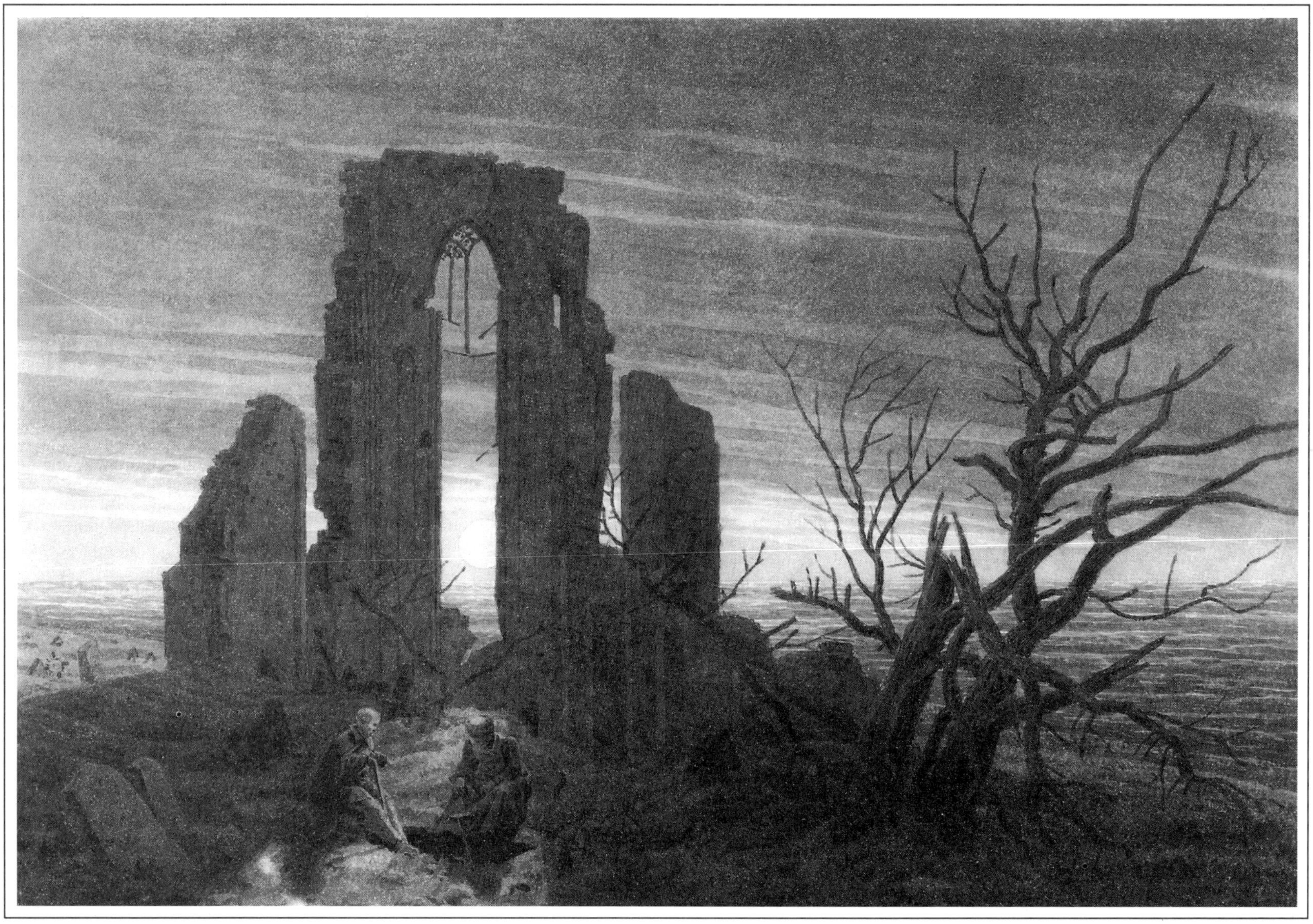

gegensetzung einer von winzigen Details belebten Ebene in Vorder- und Mittelgrund mit den gewaltig aufsteigenden Bergzügen. In der »Riesengebirgslandschaft« *(Tafel 87)*, deren Bildform an den frühen »Morgennebel im Gebirge« *(Tafel 3)* erinnert, wo die Szene jedoch zum Panorama ausgeweitet wird, erscheint der Nebel wie ein Sendbote des Himmels. Er verschleiert die plastischen Formen der Berge und gibt ihren Silhouetten etwas Feierlich-Geheimnisvolles, denn, so äußert der Künstler gelegentlich: »Wenn eine Gegend sich in Nebel hüllt, erscheint sie größer, erhabener ...«

Den Zeitgenossen galt der Meister vor allem als der Maler melancholischer düsterer Winter- und Nebellandschaften, und so wie diese Motive seinen Ruhm begründeten, so wurden sie schließlich auch zum Gegenstand der Kritik und Ablehnung. Man sah in ihnen bald nur noch langweilige und trübe Schwermut und empfand ihre sinnbildliche Sprache als gesucht und unnatürlich. Diesen Kritikern galten Friedrichs Worte, mit denen er sich selbst gemeint haben könnte: »XX ist bekannt wegen seiner Neigung düstere Gegenstände zu malen; ohne daß man jedoch in seinem Umgang Heiterkeit des Herzens vermißte. Seine Freunde aber sind bemüht, ihn von dieser Neigung abzulenken und beauftragen ihn deshalb, heitere Gegenstände zu malen. Seiner Natur nach kann er doch nie mit Wohlgefallen und Lust solche Aufträge ausführen, während er mit heiterem Sinne trübe Lüfte und ernste düstere Landschaften darstellen würde.« Und an anderer Stelle schreibt der Maler: »Ein Wunder, dass sich hier zwei Bilder von XX noch erhalten haben und nicht längst ihren Platz neueren Leistungen haben einräumen müssen; ein Winter- und ein Nebelbild, beide jetzt verschriene Gegenstände und der bildenden Kunst unwürdig und überdies von geringem Gehalt wie man meint. Erfreuen soll die Kunst, so will es die Mode, vor einigen Jahren konnte der ernste Winter im Bild auch erfreuen, jetzt aber nicht mehr. Wessen Auge und Sinn zu stumpf ist, das grosse weisse Tuch, der Inbegriff der höchsten Reinheit, worunter die Natur sich zu einem neuen Leben vorbereitet, mit seinem zarten Farbenspiel zu erkennen, oder wessen Phantasie arm ist und im Nebel nichts als grau sieht, läßt sich die Abneigung wohl erklären«.

Friedrichs Deutung des Winters als Vorbereitung neuen Lebens in der Natur entsprach dem romantischen Organismusgedanken und der christlichen Auferstehungsidee. Der Winter erscheint deshalb häufig in Verbindung mit dem Friedhofs- und Ruinenmotiv, die seine Sinnbedeutung für Menschenleben und Geschichte konkretisieren. Das früheste überlieferte Beispiel ist der »Winter« des verschollenen Lebensalterzyklus von 1803, der mit unwesentlichen Veränderungen in dem späten Hamburger Blatt wiederkehrt *(Abb. 35)*. Greis und Greisin am offenen Grabe, der gebrochene Baum, Kirchenruine und abendlicher Sonnenuntergang sind verschiedene Auslegungen des gleichen Grundgedankens. Auch der »Winter«, die »Abtei im Eichwald« *(Tafel 8)*, die »Winterlandschaft« *(Tafel 20)* oder der »Klosterfriedhof im Schnee« *(Tafel 45)* sind – im Sinne eines memento mori – melancholische Vergänglichkeitsallegorien, in denen Greisenalter oder Totenbestattung den schicksalhaften Zusammenhang des Menschenlebens mit dem Naturleben veranschaulichen. Im »Frühschnee« *(Tafel 81)* erscheint dieser Sinngehalt dagegen weniger vordergründig. In der Tendenz noch der stimmungshaft-naturidealistischen Periode zugehörig, vergegenständlicht sich die Überzeugung vom ewigen Werden und Vergehen im Bilde des immergrünen Tannenwaldes. Zur politischen Allegorie wird die Winterlandschaft beim »Chasseur im Walde« *(Tafel 27)*, wo ein französischer Reitersoldat einsam seinem Schicksal entgegengeht. Wird hier auf den Untergang der napoleonischen Armee in den winterlichen Weiten Rußlands hingewiesen, so ist das »Hünengrab im Schnee« *(Tafel 1)* ein Bild der Hoffnung auf das Wiedererwachen des patriotischen Geistes, als dessen Zeugen die Heldengräber nationaler Vorzeit gelten.

Die Ruine erscheint im Frühwerk Friedrichs als Zeichen der Vergänglichkeit. Sie wird mit dem Todesgedanken in Verbindung gebracht, und Friedhof, Grab wie auch geborstener Baum haben den gleichen Bedeutungscharakter. Darin folgt der Künstler zunächst der Konvention der Empfindsamkeit, erweitert diesen Sinngehalt jedoch bald durch konkrete historische Aspekte. Als Ausdruck seiner Überzeugung, in einer neuen Zeit und einem neuen Glauben zu stehen, wird die Ruine auch zum historischen Motiv, das einen aktuellen Aussagewert besitzt. Entgegen den restaurativen Idealen der katholisierenden Romantik versinnbildlicht sie die Gewißheit des Künstlers vom unaufhaltsamen Fortschreiten der geschichtlichen Entwicklung. Sie vermag deshalb auch sein Bekenntnis zu den religiös-patriotischen Reformidealen der Befreiungsbewegung auszudrücken. Die patriotischen Motive bei Friedrich gehören ihrem Charakter und ihrer Herkunft nach zur Tradition der »nordischen Renaissance«. Wie in der Bardenpoesie wird das abstrakt urtümliche Nationalideal in pathetisch gefühlvollen Naturbildern ausgesprochen. In einer ossianisch kargen, nordisch-nebligen Landschaft erscheinen Hünengrab und Eichen als Zeugen einer heroischen nationalen Vergangenheit. Der allgemein stimmungshafte Charakter jener Werke, zu denen Motivstudien seit der ersten Rügenreise von 1801/02 entstehen, wird durch die Bedrohung Deutschlands und den Kampf gegen die französische Fremdherrschaft aktualisiert und künstlerisch konkretisiert. In den »Grabmalen alter Helden« *(Tafel 25)* oder in »Grab des Arminius« *(Tafel 31)* stellen die Gestalten französischer Soldaten und Sarkophaginschriften wie »Arminius«, »Edler Jüngling, Vaterlands-Erretter«, »Des Edel Gefallenen für Freiheit und Recht. F. A. K.« oder »Friede Deiner Gruft – Retter in Noth« den unmittelbaren Zeitbezug her. Es liegt nahe, die sinnbildliche Sprache jener Jahre, ihre versteckten Anspielungen auch mit dem Wirken der Zensur zu erklären. »Wir dürfen vieles nur andeuten oder müssen es, damit der schreckliche Staatszensor nicht über uns komme, in dunklen und allgemeinen Sätzen einer metaphysischen Hyperpolitik so hoch hin aufspielen, daß es zuletzt weder der Erde noch dem Himmel angehört«, schreibt Ernst Moritz Arndt. Jedoch ist diese sinnbildliche Aussagemethode ein Grundzug im Schaffen Friedrichs. Die aktuellen Anliegen und Bedingungen akzentuieren ihn nur, ohne daß sich die Bildidee grundsätzlich ändert.

Eines der ausdrucksvollsten Werke jener historisch politischen Gattung ist das »Hünengrab im Herbst« *(Tafel 53)*. Mit der sturmgepeitschten Landschaft, in der groß und gewaltig das

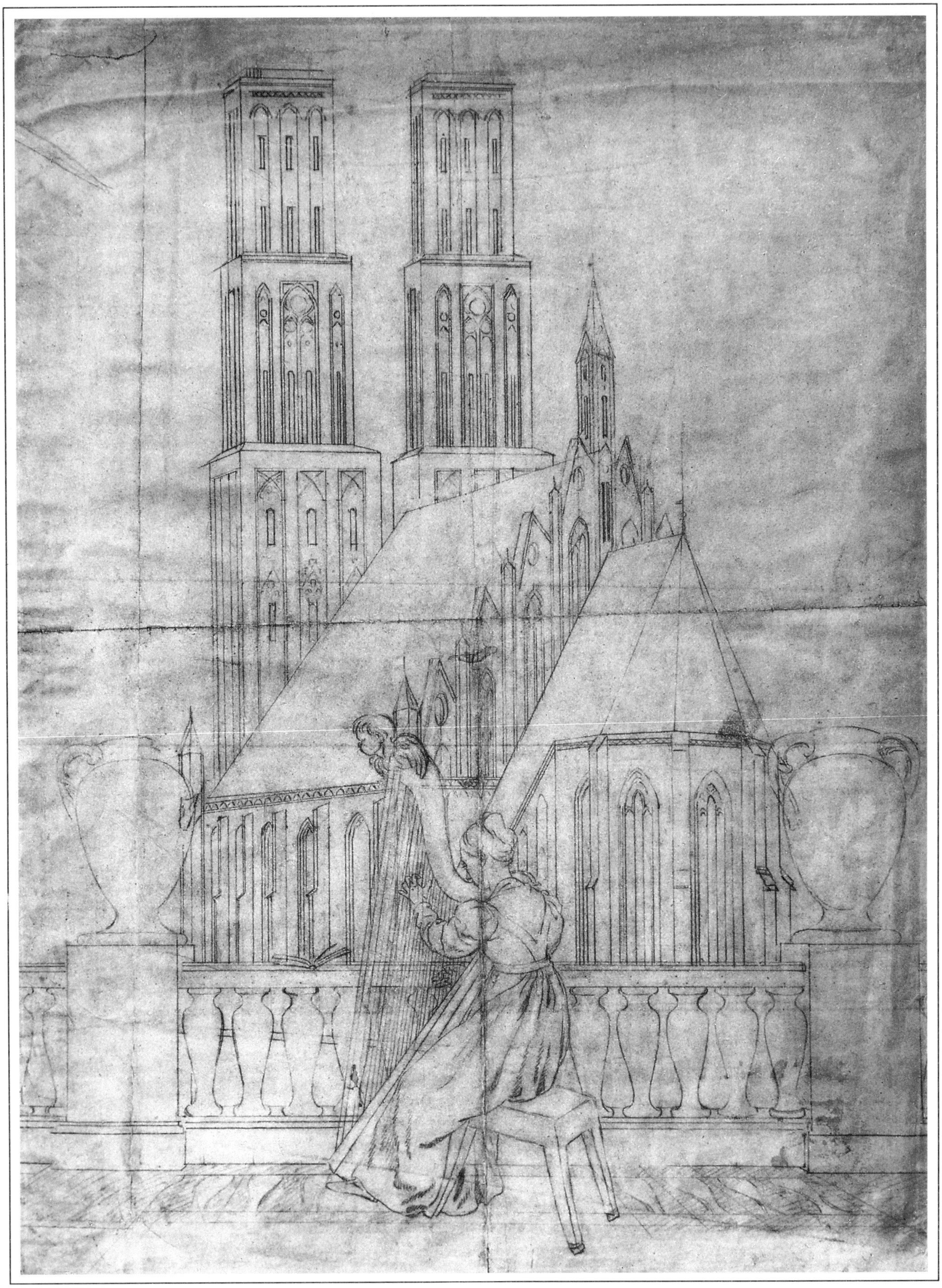

36 Die Harfenspielerin

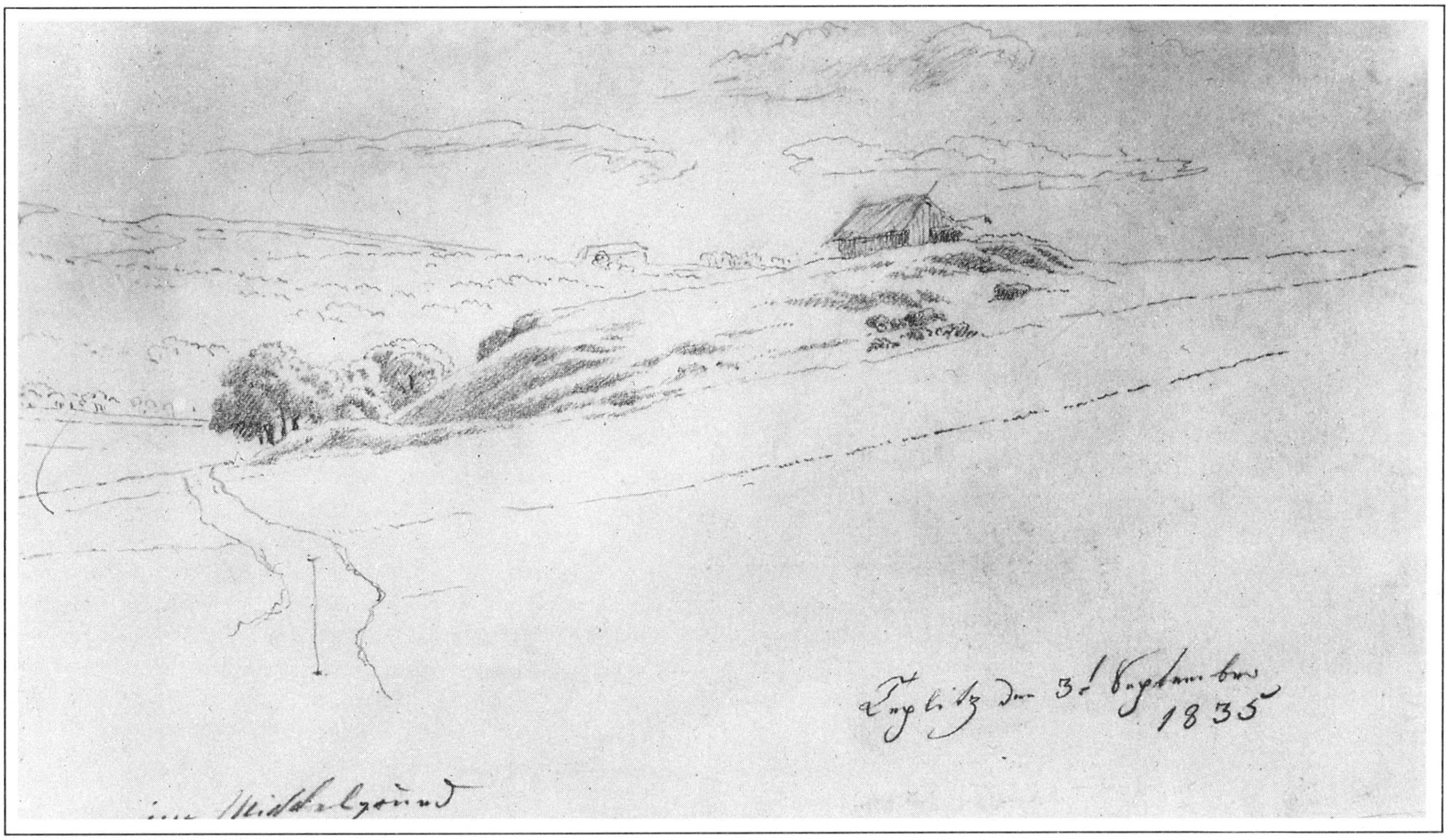

37 Hügellandschaft mit Haus

Hünengrab als ein unverrückbares Zeichen liegt, mahnt der Künstler zur Besinnung auf die nationalen Ideale. So beschwört er auf dem Höhepunkt der reaktionären Verfolgung und Repressalien – 1819 erfolgen die Karlsbader Beschlüsse – noch einmal den Geist der großen patriotischen Erhebung. Wenige Jahre später setzt er Ulrich von Hutten, dem Vorkämpfer der deutschen Einheit und Freiheit ein Denkmal *(Tafel 69)*. Am Monument des Ritters, im verfallenen Chor einer Kirchenruine, steht sinnend ein Jüngling in der altdeutschen Tracht der Burschenschafter. Auf den Feldern der Sarkophagwand befinden sich die Namen der verfolgten Fortsetzer dieses Einigungswerkes: »Jahn 1813«, »Arndt 1813«, »Stein 1813«, »Görres 1821« und »F. (?) Scharnhorst«. Nach diesem Werk kennen wir keine weiteren Arbeiten jener Motivgattung. Auch Friedrich resigniert, und ein Landschaftsbild wie das »Eismeer« *(Tafel 70)* ist deshalb nicht nur ein Gleichnis vergeblichen menschlichen Bemühens, in die fernen Bereiche der Welt und die Geheimnisse des Göttlichen einzudringen, sondern Ausdruck auch der gescheiterten patriotischen Hoffnungen des Künstlers. Den Höhepunkt der großen nationalen Erhebung reflektierte dagegen das stolze »Segelschiff« *(Tafel 32)*.

Nationale und religiöse Erneuerung sind in den Anschauungen der Befreiungsbewegung eine Einheit. In den christlichen Glaubensmotiven versinnbildlicht Friedrich deshalb nicht nur seine religiöse Weltsicht, sondern gibt zugleich auch prophetische Ausblicke in eine erhoffte Zukunft nationaler und christlicher Größe. Ein frühes Beispiel ist der Tetschener Altar von 1808, dessen Bildidee im »Morgen im Riesengebirge« von 1811 wieder aufgegriffen und durch handelnde Figuren verdeutlicht wird. In den beiden zusammengehörenden Winterlandschaften von 1811 in Schwerin und Dortmund *(Tafeln 20, 19)* sitzt ein Greis, der hier auf Krücken gestützt durch die winterliche Einöde geht, dort unter einem Kruzifixus zwischen Tannen vor einer schemenhaften vieltürmigen Kirchensilhouette. Dieses Motiv einer visionären Kirchenerscheinung findet sich auf einer Arbeit des folgenden Jahres wieder *(Tafel 24)* und wird schließlich in der »Vision der Kirche« *(Tafel 30)* zum Zentrum einer historisierenden szenischen Handlung. Sie verbindet Motive der nordischen Bardenromantik mit der christlichen Symbolik: Zwei heidnische Priester der Vorzeit werden bei ihrem Opfer durch das Luftgebilde eines gotischen Domes überrascht. Jene Kirchenfassaden, als zeichenhaft visionäre Erscheinungen charakterisiert, stehen weder zu ihrer landschaftlichen Umgebung noch zum Betrachter in einer real motivierten und faßbaren Raumbeziehung. Sie sind Sinnbilder der ersehnten religiös-patriotischen Wiedergeburt, jedoch nicht auf dem restaurativen Wege der Rekatholisierung. Denn wenn Friedrich das Grab Huttens in den Chor einer gotischen Kirchenruine stellt, so charakterisiert er das Mittelalter und seinen Glauben als Vergangenheit; der Konsolfigur mit Kreuz ist der Kopf abgeschlagen. Diese Überzeugung drückt er auch in einem Bilde aus, das nur durch seine Beschreibung, um 1830 verfaßt, überliefert ist: »Jetzt arbeite ich wieder an einem großen Gemälde, das grösste, so ich je gemacht; drei Ellen zwölf Zoll hoch, und zwei Ellen zwölf Zoll breit. Es stellt ebenfalls, wie das in meinem letzten Brief erwähnte Bild, das Innere einer zerfallenen Kirche dar. Und zwar hab ich den schönen noch bestehenden und gut erhaltenen Dom zu Meissen zu Grunde gelegt. Aus dem hohen Schutt, der den inneren Raum anfüllt, ragen die mächtigen Pfeiler mit schlanken zierlichen Säulen hervor, und tragen zum Teil noch die hochgespannte Wölbung. Die Zeit der Herrlichkeit des Tempels und seiner Diener ist dahin, und aus dem zertrümmerten Ganzen eine andere Zeit und anderes Verlangen nach Klarheit und Wahrheit hervorgegangen. Hohe schlanke, immergrüne Fichten sind dem Schutte entwachsen und auf morschen Heiligenbildern, zerstörten Altären und zerbrochenen Weihkesseln steht, mit der Bibel in der linken Hand, und die rechte aufs Herz gelegt, an den Überresten eines bischöflichen Denkmals gelehnt, ein evangelischer Geistlicher, die Augen zum blauen Himmel gerichtet, sinnend die lichten leichten Wölkchen betrachtend.«

Die Kunsttheorie des Klassizismus, darin der Aufklärung folgend, betrachtet die Landschaft als ein zweitrangiges Genre der Malerei. Obenan stellt sie die dramatische Figuralkunst, die Geschichtsmalerei, weil diese durch eine Verbildlichung bedeutender Ereignisse und nachahmenswerter Charaktere und Verhaltensweisen zur Bildung und sittlichen Veredelung des Betrachters beizutragen vermag. Die Landschaftsmalerei kann zwar durch die Darstellung idealschöner Gegenden von bedeutendem Charakter mit entsprechender Staffage, gleichsam als Heimstatt jener vorbildlichen Verkörperungen der Geschichte und Moral, an dieser höheren Bedeutsamkeit teilhaben, muß sich jedoch darauf beschränken, durch die wohlgestaltete Mannigfaltigkeit idealischer Naturszenen ästhetische Stimmungen zu erwecken und Genuß zu bereiten. Diese Auffassungen entsprechen annähernd der Position, die Ramdohr 1808 gegen Friedrichs »Kreuz im Gebirge« einnimmt. Das Bild muß ihm als Verstoß gegen die Tradition und gültige anerkannte Regeln erscheinen, denn da sieht er keine in die Tiefe gestaffelte Szenerie von klassischer Ausgewogenheit, keinen wohnlich umschlossenen Raum als freundliche Heimstatt des Menschen, sondern die einsame große Silhouette einer spärlich bewachsenen Felsenklippe vor einem Himmelsraum, dessen unendliche Weite sich ahnungsvoll andeutet. Der Anspruch jenes Gemäldes, als religiös-symbolische Darstellung, gar als Kultbild zu gelten, reizt den Kritiker so sehr, daß er ausruft: »In der That, es ist eine wahre Anmaßung, wenn die Landschaftsmalerei sich in die Kirchen schleichen und auf Altäre kriechen will.« Er verurteilt das Hinarbeiten des Malers, »auf pathologische Rührung,

38 Steiniger Strand mit Anker und Mondsichel

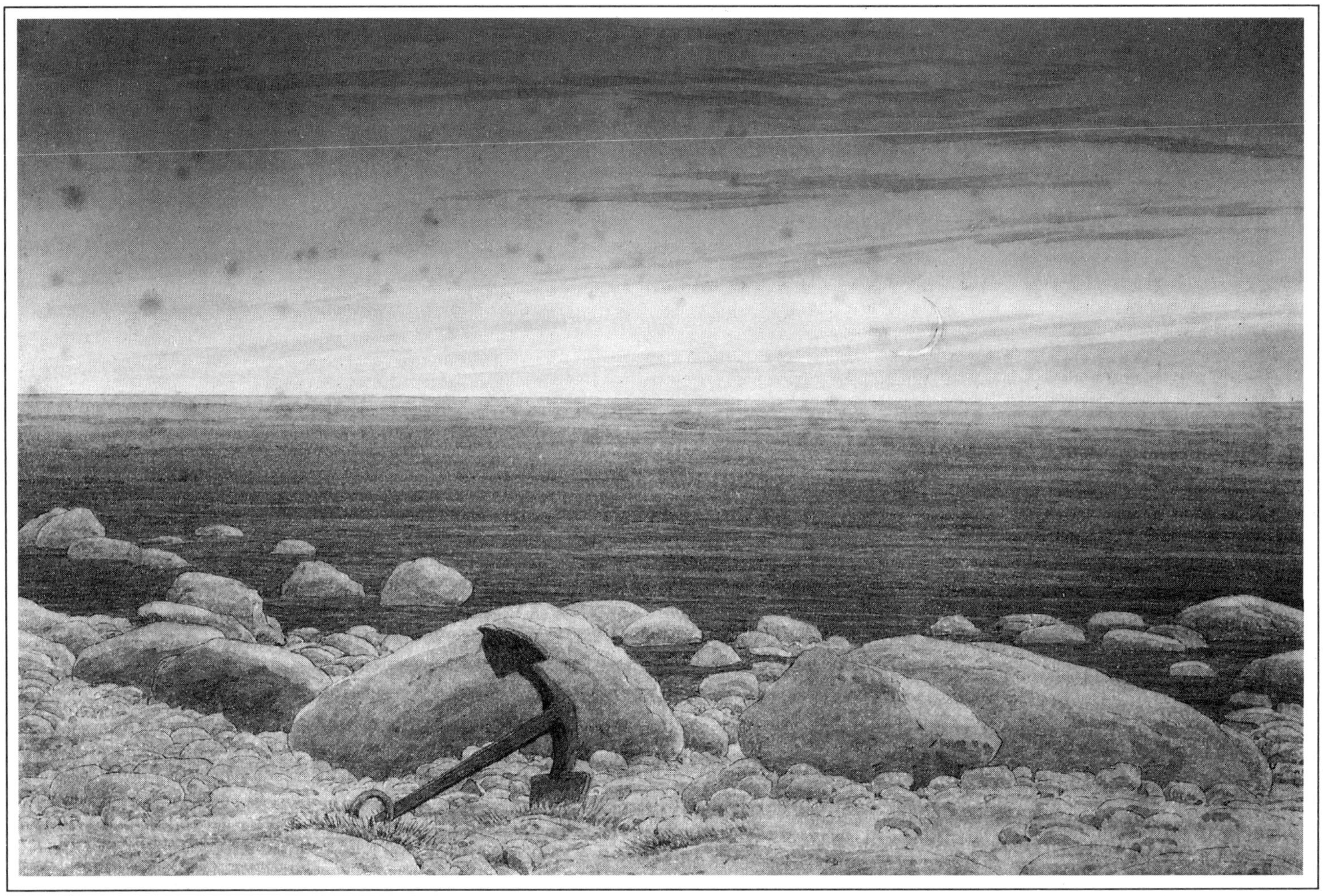

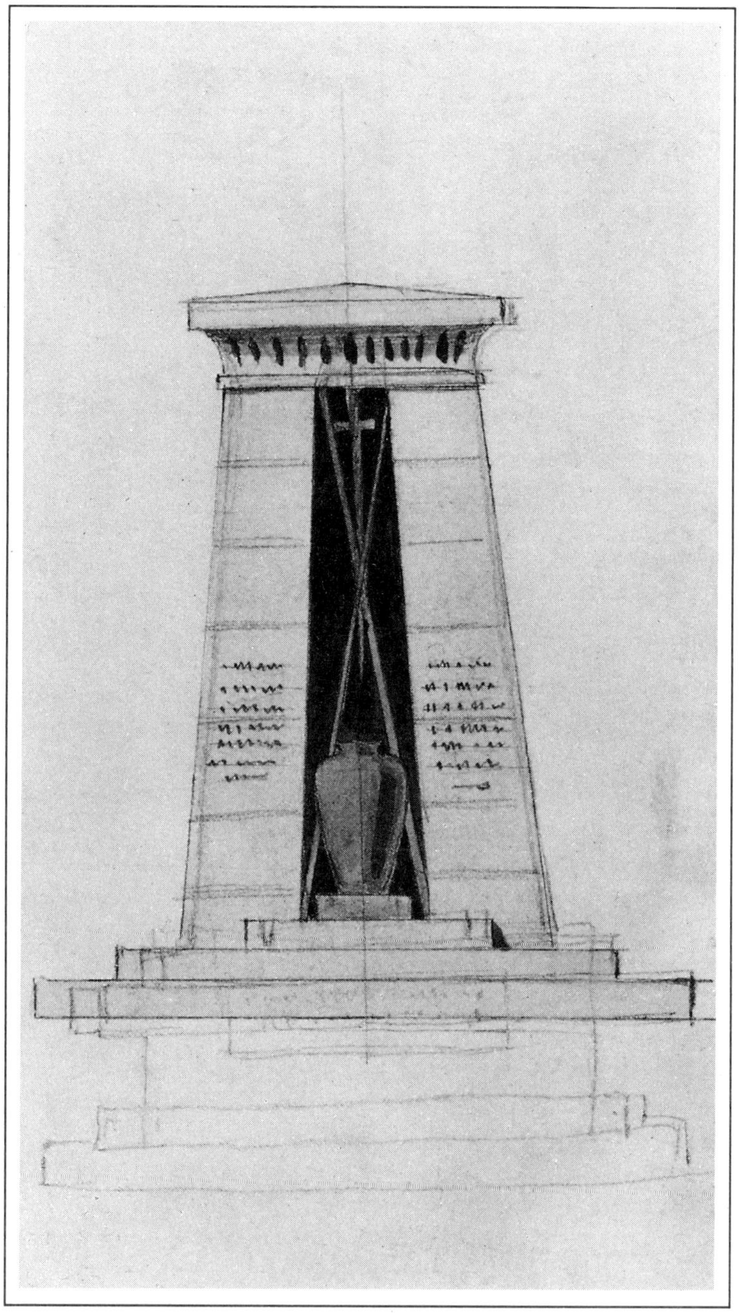

39 Denkmal mit Urnennische

das heißt, auf die Erregung eines affektvollen Zustandes in dem Beschauer«, denn obendrein stellt jener die Tafel im halbverdunkelten Zimmer auf einem schwarzverhängten Tisch aus. Diese Art der erlebnissteigernden Inszenierung eines Bildeindruckes erweitert Friedrich übrigens später noch. Für seine Transparentbilder sieht er vor, daß sie im dunklen Zimmer bei stimmungsvoller Musik betrachtet werden sollen. An Wassilij Andrejewitsch Shukowski schreibt er 1835 zu einer Gruppe von vier Darstellungen: «Diese Bilder müssen in Begleitung von Musik gesehen werden. Das erste mit Gesang und Gitarre, das zweite mit Gesang und Harfenklang, das dritte mit der Glasharmonika, das vierte in Begleitung von fernhörende rauschende Musik.« Auch technische Vorkehrungen und Regieanweisungen erläutert er dem Dichter ausführlich: »Diese Bilder können nur mit eigener Vorrichtung in einem Zimmer gesehen werden, wo das Licht durch eine kleine Öffnung fällt und übrigens das ganze Zimmer finster ist.« Jene mit Aquarellfarben auf transparentes Papier gemalten Darstellungen, die Kartonzeichnung für eines der Bilder ist die »Harfenspielerin« *(Abb. 36)*, sind nicht erhalten[14]. Eine Vorstellung davon kann die »Gebirgige Flußlandschaft« (Staatliche Kunstsammlung Kassel) vermitteln. Sie ist so angelegt, daß sie je nach vorder- oder rückseitiger Beleuchtung als Tag- oder Nachtlandschaft erscheint.

Friedrich wie auch Runge stellen die Landschaft an den ersten Platz innerhalb der Rangordnung der Künste. Die subjektiven Wurzeln dieser neuen, der romantischen Landschaftskunst, in der sich die Zwiesprache des emanzipierten bürgerlichen Menschen mit der Natur vollzieht, sind ihnen wohl bewußt. Zugleich aber verbinden sie mit ihr die Hoffnung, daß dieses subjektive Erleben nicht nur für den Einzelnen Erfüllung und Bestätigung bringt, sondern auch eine neue gemeinschaftsbildende Wirkung ausübt. Der Landschaft werden so Funktion und Aufgabe der historischen Figuralkunst zugewiesen. Dem entspricht das Zeichenhafte und Bedeutungsvolle ihrer Darstellung. Im Gegensatz zu Runge überschreitet Friedrich die Grenze des Anschaulich-Konkreten zwar nicht, faßt es aber in gleicher Weise sinnbildlich auf. Einzelne Landschaftsmotive, Jahres- und Tageszeiten, Friedhof, Ruine, Baum oder Hünengrab dienen der Verdeutlichung des Sinngehaltes. Das Erlebnis der Heimat, das Bekenntnis zu ihrer Natur und Geschichte sind zugleich die Quelle für eine Verstärkung des realistischen Gehaltes der Landschaftsdarstellung. In einer kleinen Gedächtnisschrift würdigt Carus dieses Verdienst des toten Freundes. »Wer in der Geschichte der Landschaftsmalerei, und insbesondere in Deutschland, um fünf bis sechs Jahrzehnte zurückgehen will, der wird auf einen ziemlich trostlosen Zustand eines Kunstzweiges treffen, welcher doch in so mancher Beziehung gerade erst der neuern Zeit angehören sollte.« Die Werke jener Jahrzehnte, so urteilt Carus, erscheinen »nun geistlos, ohne Naturtreue«, und er hebt hervor, »daß in der Landschaftsmalerei namentlich Friedrich es war, welcher mit einem durchaus tiefsinnigen und energischen Geist und auf absolut originale Weise in den Wust des Alltäglichen, Prosaischen, Abgestandenen hineingriff, und, indem er ihn mit einer herben Melancholie niederschlug, aus dessen Mitte eine eigentümlich neue, leuchtende poetische Richtung hervorhob«.[15]

Nachwort

In der »Deutschen Jahrhundertausstellung«, die 1906 von der Berliner National-Galerie veranstaltet wurde, erregten vor allem diejenigen Kunstrichtungen und Künstler Aufsehen, die seit dem späten 18. Jahrhundert abseits oder gar in Opposition zum offiziellen Akademismus gewachsen waren. Zu ihnen, den lange Vergessenen und Verkannten, gehörte auch Caspar David Friedrich, dessen Werke als bedeutsame Wiederentdeckungen gefeiert wurden. Zwar war sein Schaffen auch in den Jahrzehnten nach seinem Tode keineswegs vollständig in Vergessenheit geraten, jedoch galt es in den meisten Kunstpublikationen seit der Jahrhundertmitte als mit dem Stigma des Unzeitgemäßen, längst Überholten und Überwundenen behaftet. Nun erschien der Maler als eine der markantesten und bedeutendsten deutschen Künstlerpersönlichkeit des vergangenen Jahrhunderts, als der Schöpfer einer nationalen Landschaftskunst.

Christian Claussen Dahl, der Freund und langjährige Hausgenosse Friedrichs, charakterisierte die Mißverständnisse unter den zeitgenössischen Bewunderern des Meisters mit der Feststellung, daß sie ihn deshalb als Mystiker angesehen hätten, weil sie selbst nur das Mystische suchten. Im Grunde hätten ihn nur wenige recht verstanden. »Die Meisten sahen bei ihm nur einen unnatürlich gesuchten Mysticismus, aber das trifft nicht zu. War seine Vortragsweise auch oft etwas steif, so lagen darin doch die Grundzüge einer großen Naturtreue und feinen Beobachtung, getragen von einer Einfachheit der Auffassung, die oft ans Peinliche oder Leere grenzte. Und nicht selten scheint Friedrich die Grenzen zwischen Malkunst und Dichtkunst überschritten zu haben.« Mit diesen Bemerkungen deutet Dahl auch die Grenzen der Friedrichschen Landschaftskunst an, deren innige Heimatverbundenheit und Naturtreue oft in Widerspruch zu einer formelhaft-symbolischen Bildsprache gerieten.

Friedrich hat die Tradition der Empfindsamkeit, die sich vor den Erscheinungen der Natur passiv reflektierend und sentimental genießend verhielt, in den tiefgreifenden Erschütterungen eines historischen Umbruchs umgeformt. Mit einem neuen künstlerischen Selbstverständnis konkretisierte er überlieferte Bedeutungsgehalte. In der Auseinandersetzung mit der historischen und geistigen Situation seiner Zeit versuchte er, neue Inhalte zu gestalten und ein neues Umweltverhältnis auszudrücken. Der Meister vollzog für die Landschaftsmalerei die gleiche Wendung zum Nationalen, wie sie in der Literatur durch Klopstock bereits zwei Generationen vor ihm erfolgt war. Sie bestand nicht nur in der bewußten Konzentrierung auf die heimatliche Natur und Landschaft, sondern vor allem in deren Einbeziehung in ein nationales Geschichtsbewußtsein, das sich im Gegensatz zum Antikenkult des Klassizismus und zur Idealität der klassischen Landschaftsmalerei wußte. Friedrichs Ruhm und Werk erlitten das Schicksal vieler Pioniertaten. Während die Ausstrahlung seiner künstlerischen Leistung als Ausdruck progressiver Bestrebungen in Kunst und Gesellschaft einerseits durch die Restauration erstickt wurde, waren ihre entwicklungsgeschichtlich wesentlichen Neuerungen andererseits schon in der folgenden Landschaftergeneration zum Allgemeingut geworden. Das Schaffen des Berliners Karl Blechen (1798–1840), der 1823 bei einem Studienaufenthalt in Dresden Anregungen durch Dahl und Friedrich empfangen hatte, verkörpert den Höhepunkt jener Entwicklung eines malerischen stimmungshaften Landschaftsrealismus in Deutschland, zu der Friedrich als Wegbereiter Wesentliches beitrug.

Das Verdienst, die neuere Friedrich-Forschung eröffnet zu haben, gebührt Andreas Aubert, einem norwegischen Kunsthistoriker. Er veröffentlichte seine Arbeitsergebnisse ab 1905 und leitete damit eine publizistische Tätigkeit ein, die in den folgenden Jahrzehnten zu beachtlicher Breite anwuchs. Gemälde, Zeichnungen und die bisher gar nicht beachtete Druckgraphik des Meisters wurden zusammengetragen und veröffentlicht, sein schriftlicher Nachlaß in Auszügen bekanntgemacht. Diese Aktivitäten erreichten vor allem in den dreißiger und frühen vierziger Jahren einen Höhepunkt. Neben Beiträgen bereichernder Sachforschung finden sich aber gerade aus diesen Jahren zahlreiche Veröffentlichungen, in denen man Persönlichkeit und Werk des Künstlers mißbrauchte, indem sie zu Vorfahren und Kronzeugen des faschistischen Blut- und Boden-Mythos und eines rassistischen Germanenkultes gemacht wurden. Nach dem Debakel der faschistischen Gewaltherrschaft erschien es deshalb nur allzu begründet, diese Tendenzen und die überwiegend konservativ völkische Haltung der älteren deutschen Romantikforschung in einen ideen-, beziehungsweise kulturgeschichtlichen Entwicklungszusammenhang mit der Romantik selbst zu bringen. Als Forschungsgegenstand erschien diese deshalb als suspekt und anrüchig. Erst seit dem Beginn der sechziger Jahre ist wieder eine starke Belebung der Forschungstätigkeit festzustellen. Was Caspar David Friedrich anbelangt, erreichte sie einen Höhepunkt in den Ausstellungen, Publikationen und wissenschaftlichen Tagungen aus Anlaß des 200. Geburtstages des Meisters im Jahre 1974. Die dadurch gewonnenen Erkenntnisse sind beträchtlich, zugleich haben sie aber auch deutlich gemacht, daß für eine möglichst weitgehende Klärung der Lebensumstände sowie der Schaffensentwicklung Caspar David Friedrichs noch viel zu tun bleibt.

Tafelteil

1 *Hünengrab im Schnee*

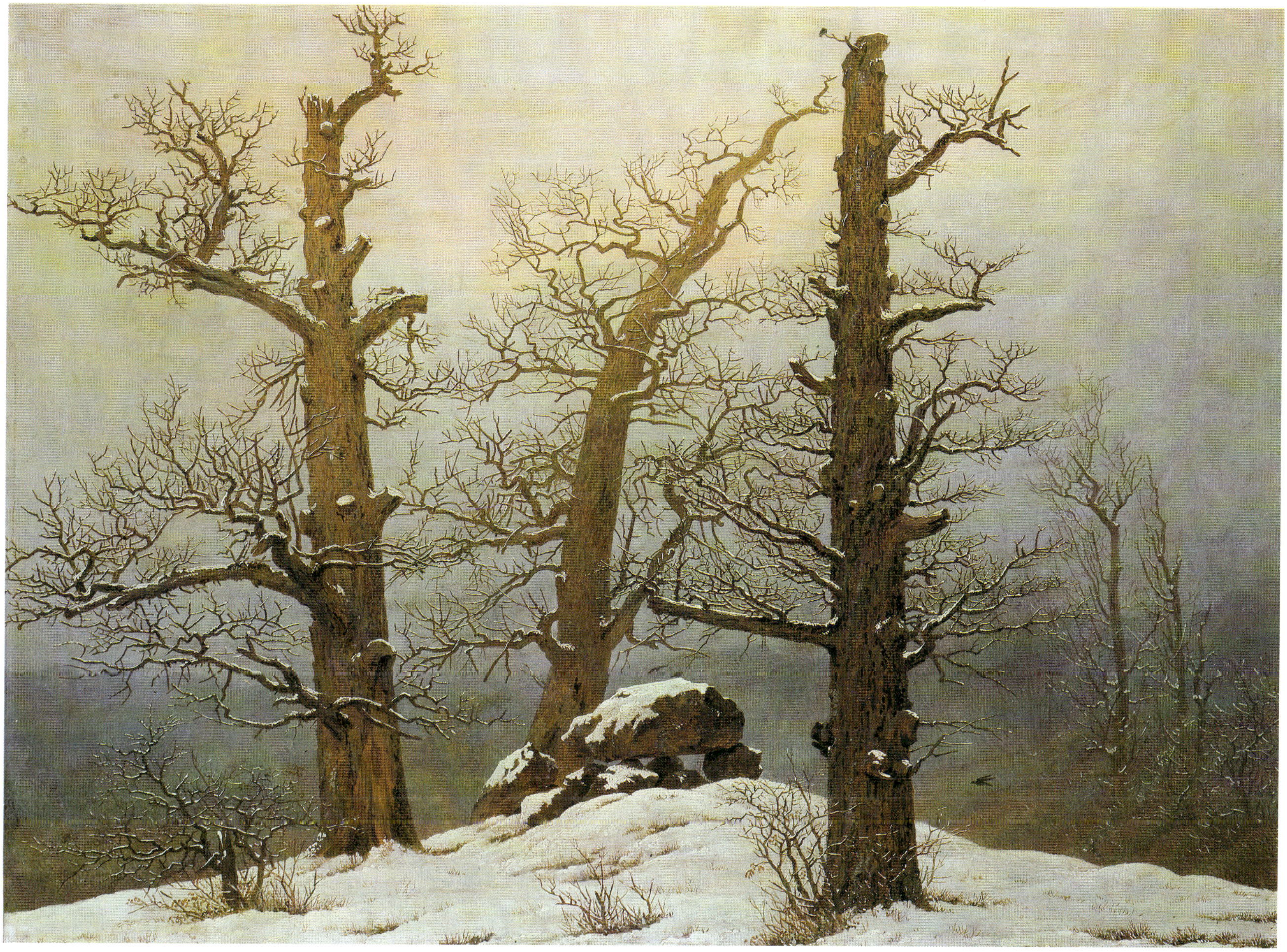

2 Hünengrab am Meer

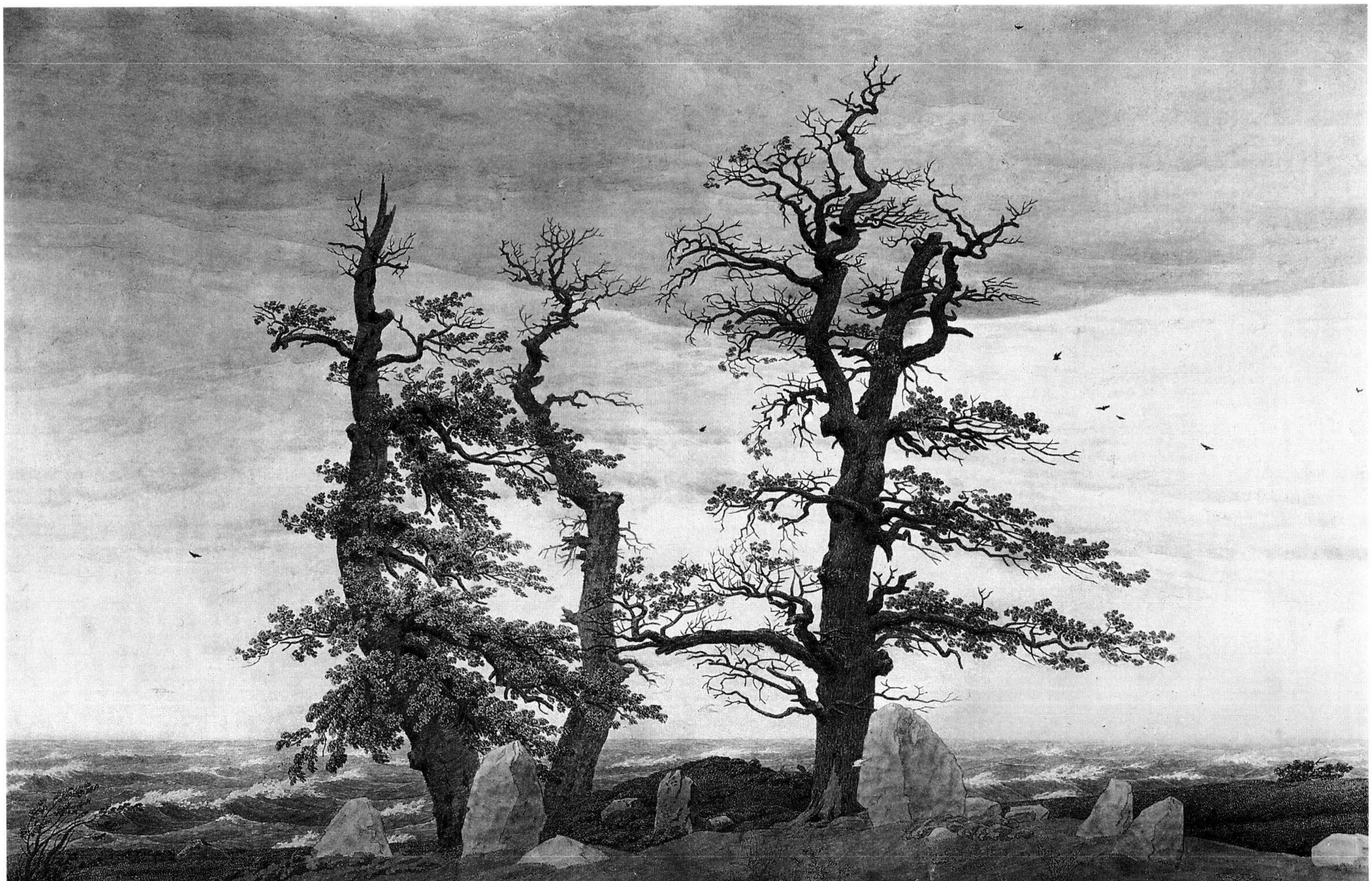

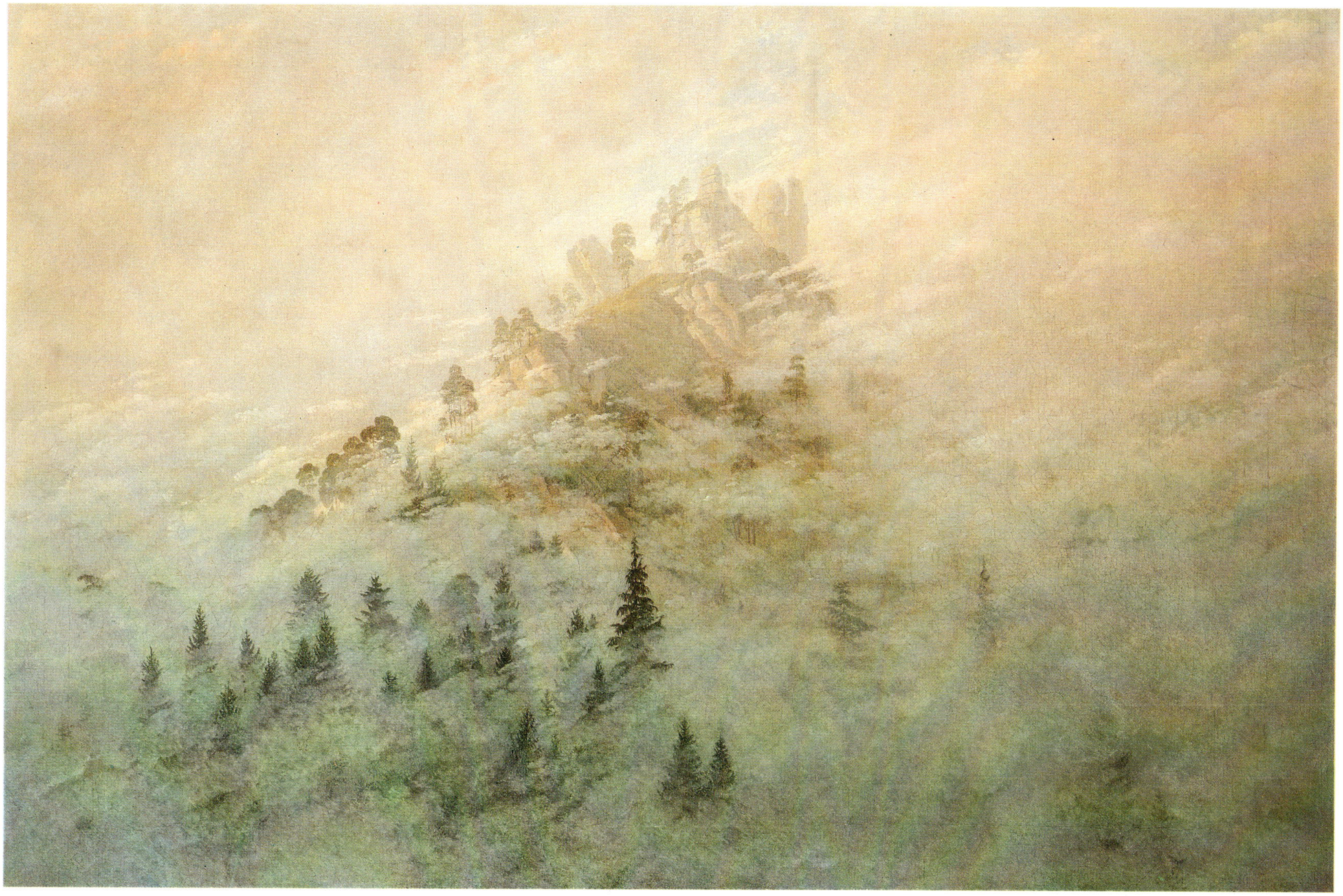

3 Morgennebel im Gebirge

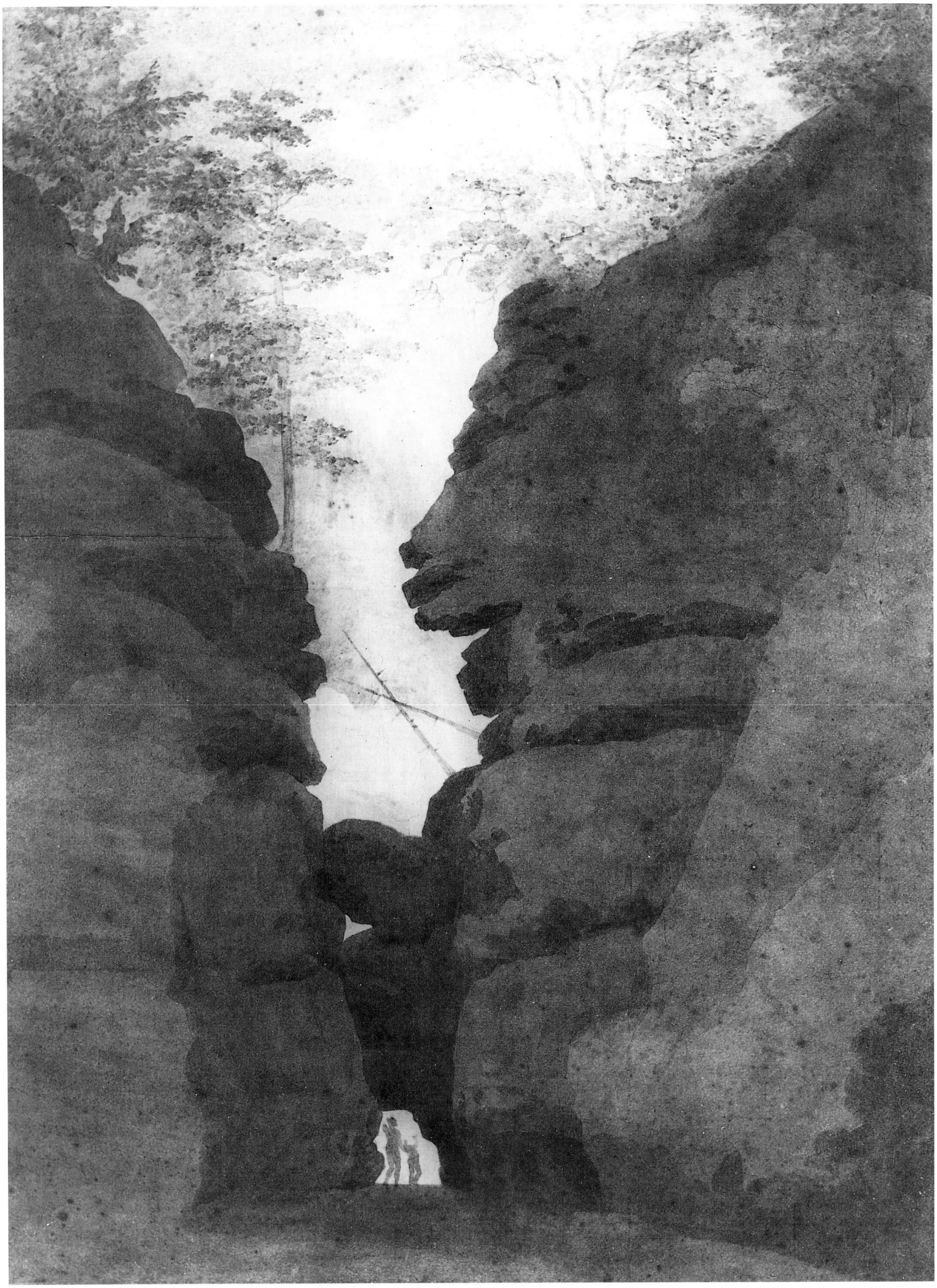

4 Felsentor im Uttewalder Grund

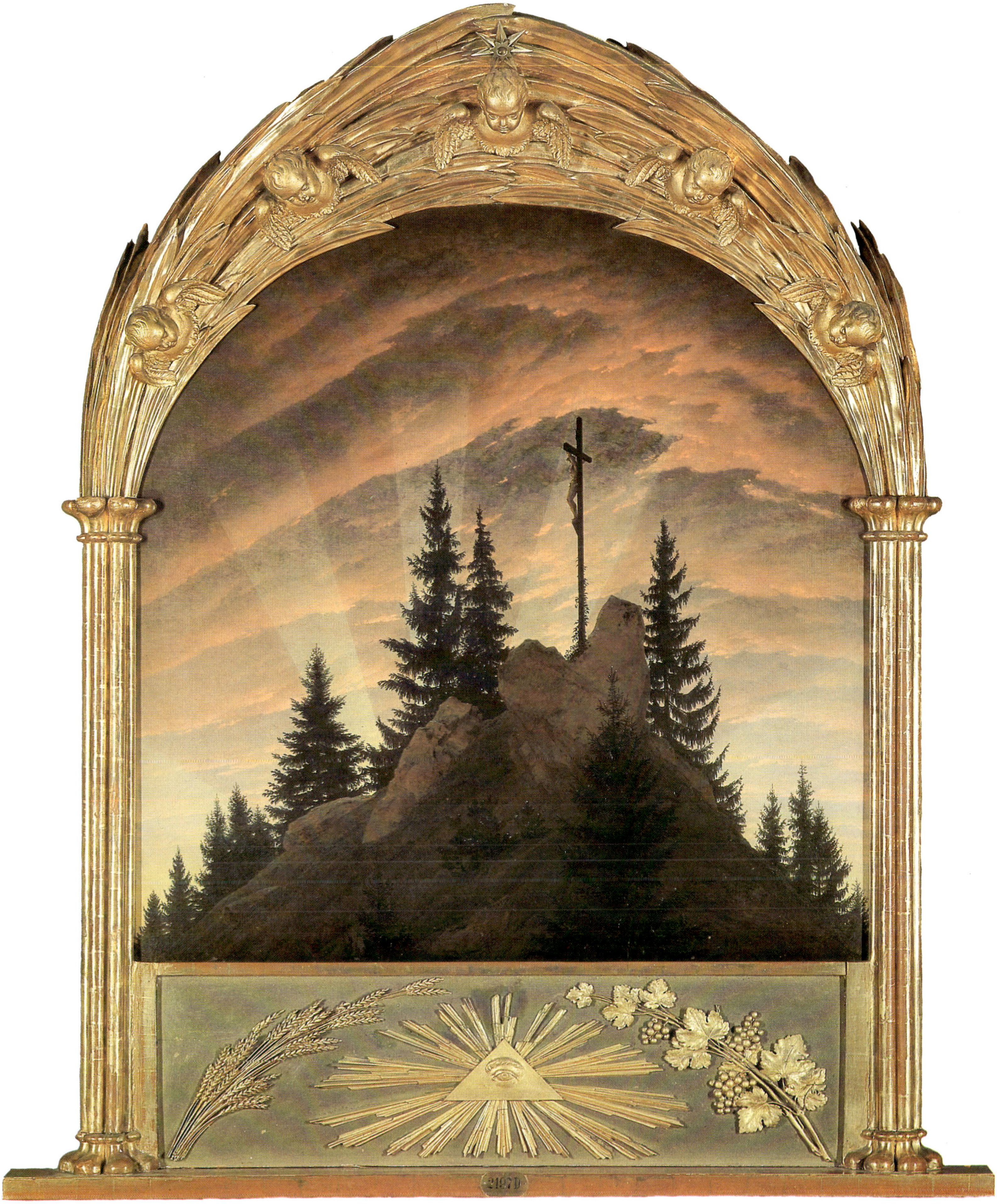

5 Das Kreuz im Gebirge (»Tetschener Altar«)

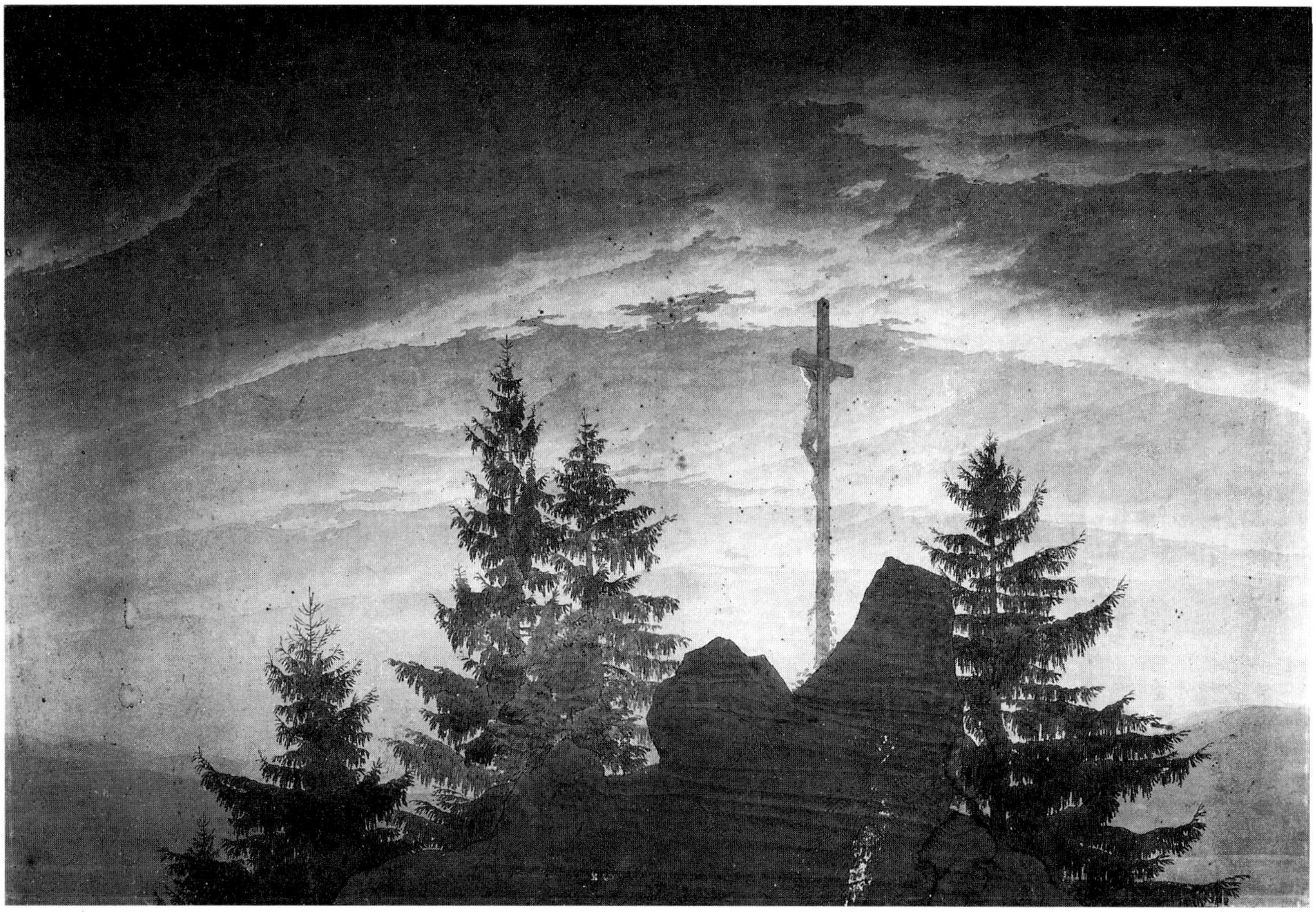

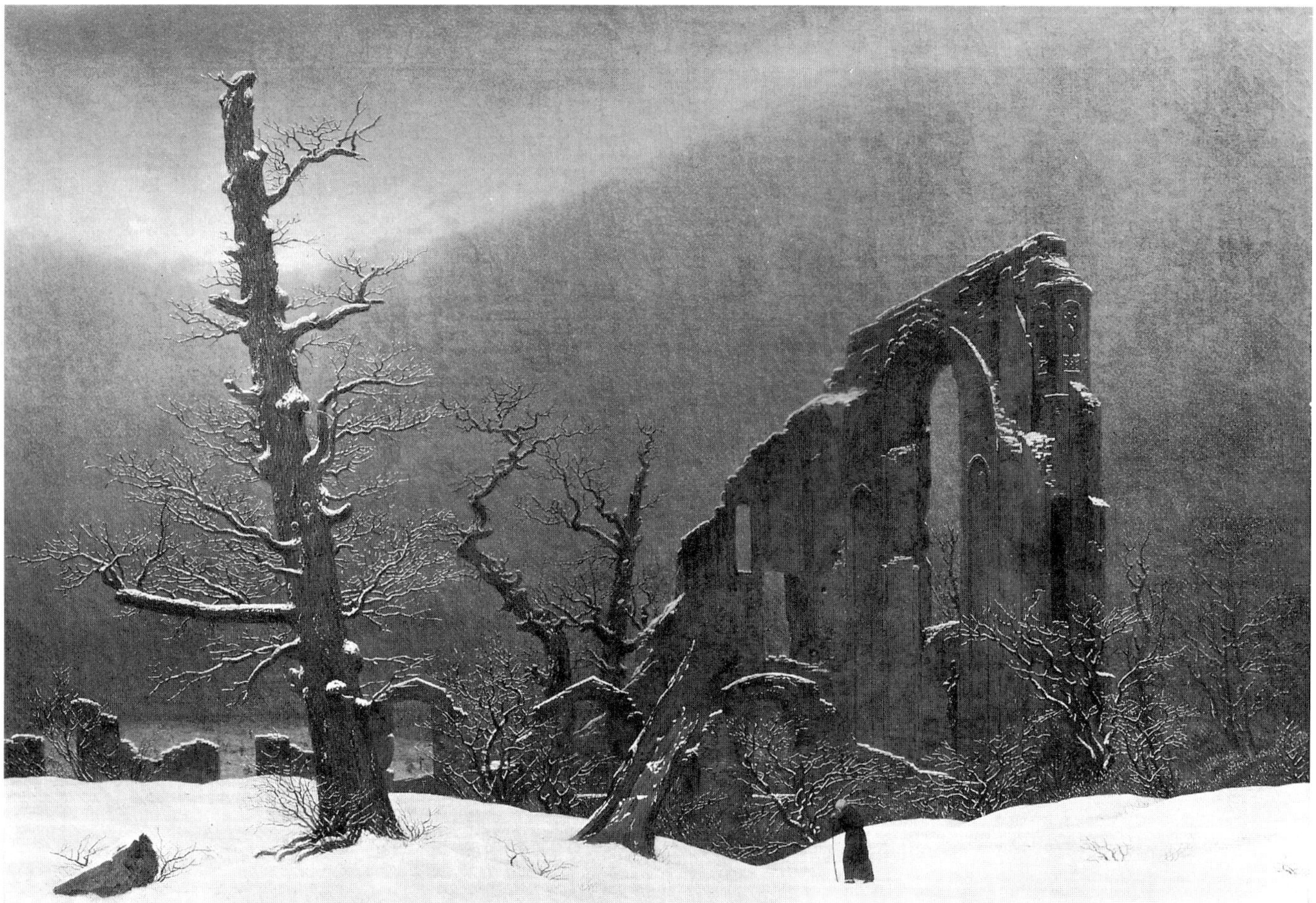

6 Kreuz im Gebirge
7 Winter

8 Abtei im Eichwald

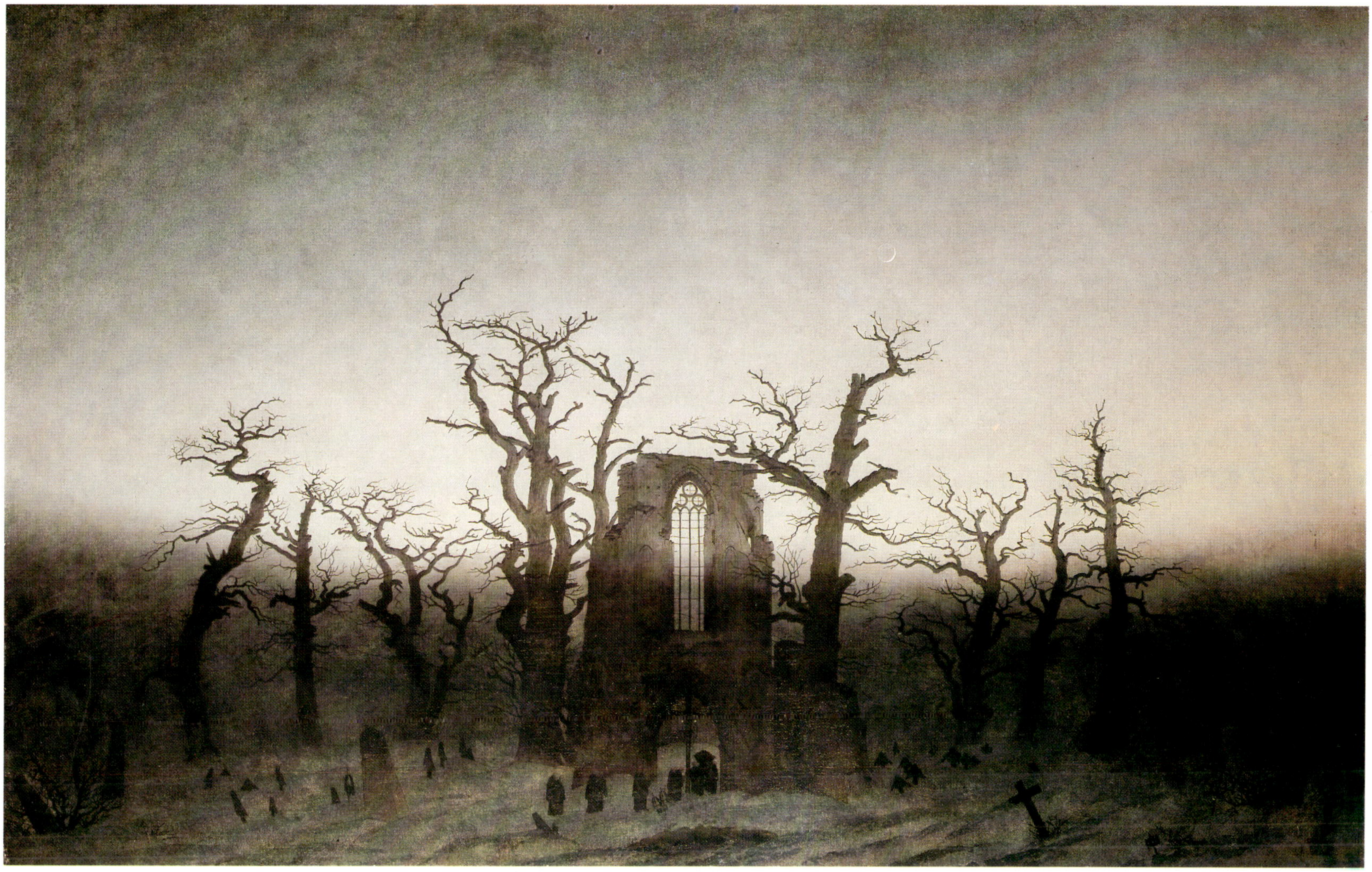

9 Landschaft mit Regenbogen

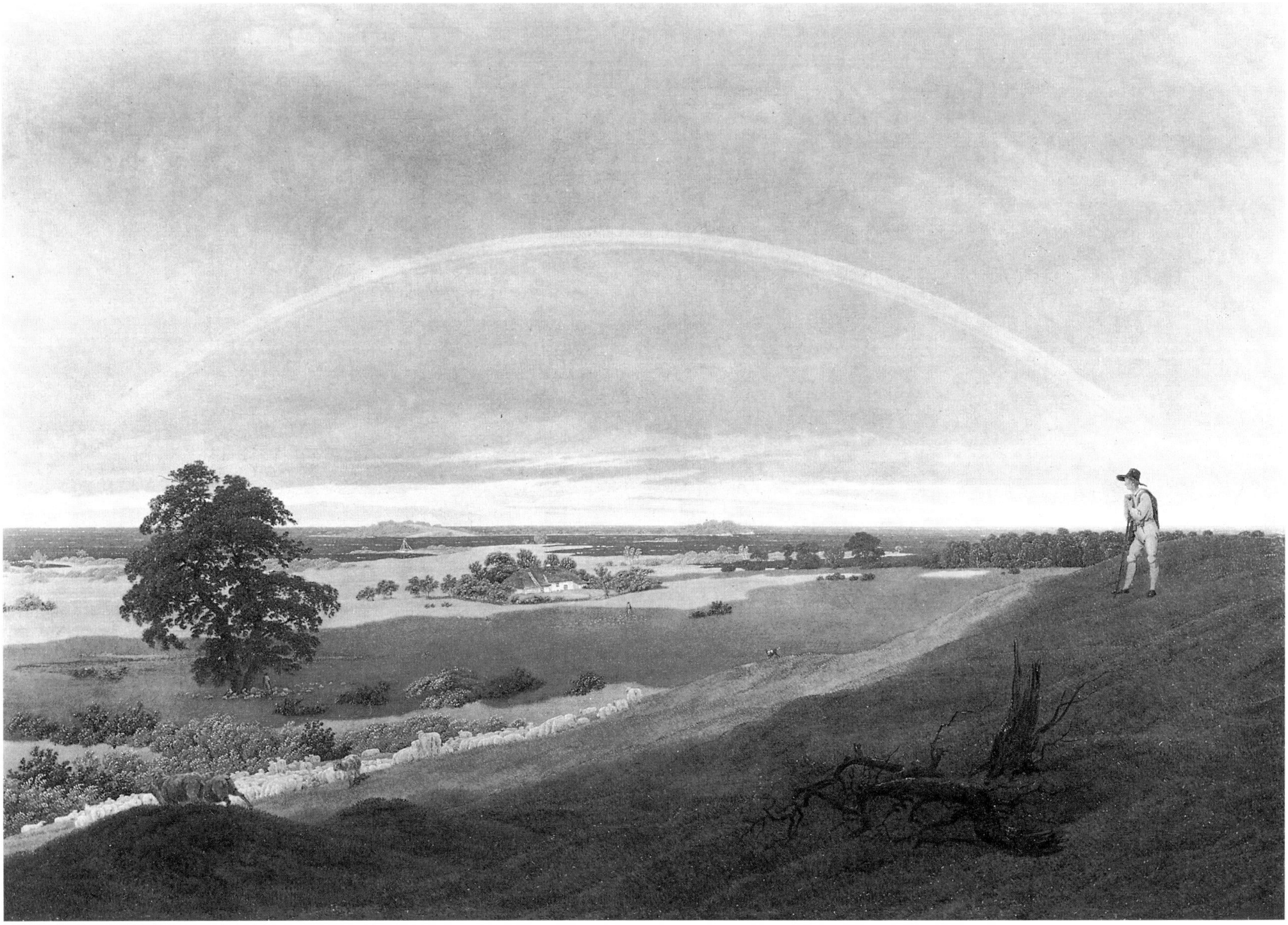

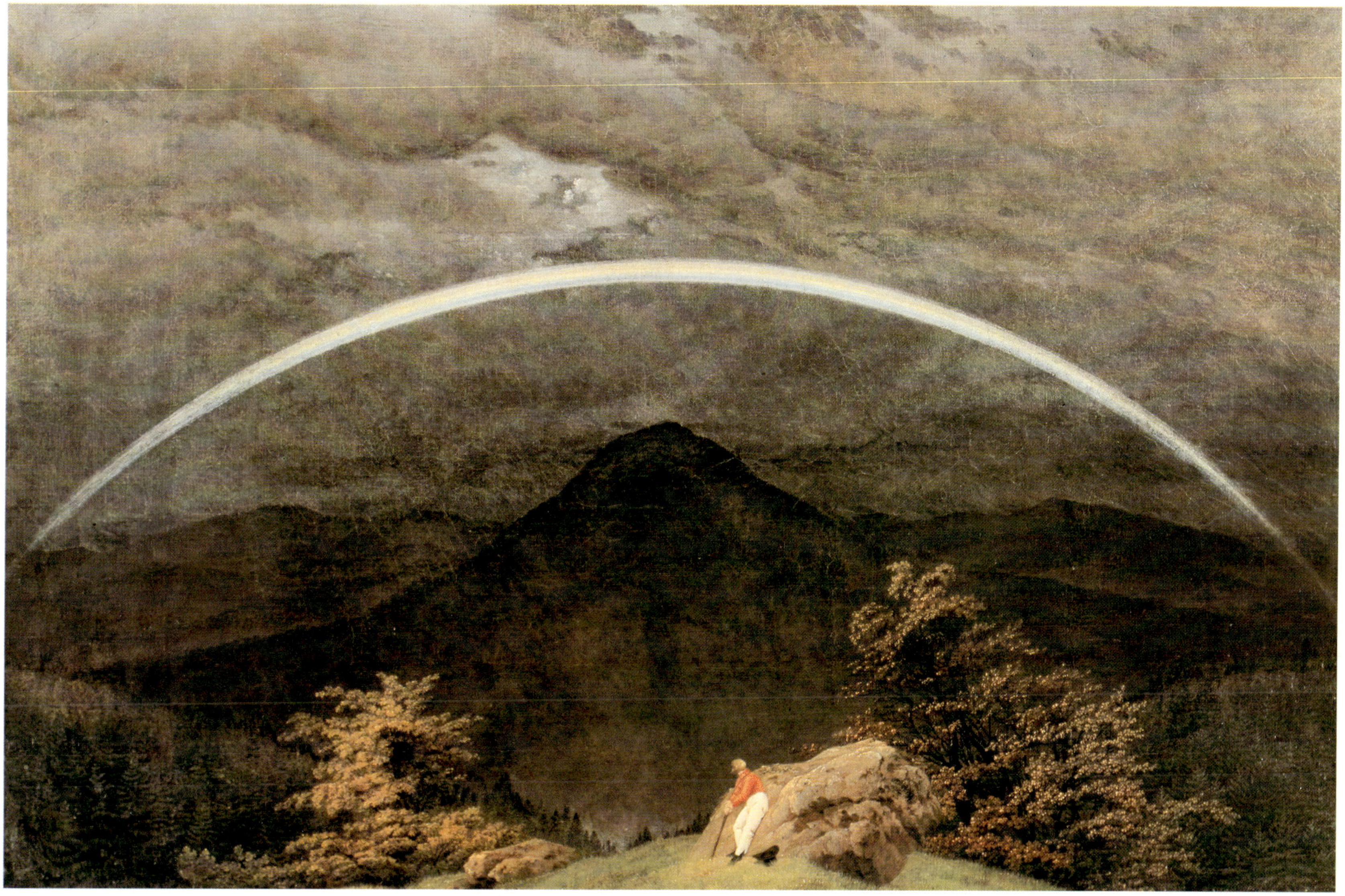

10 Gebirgslandschaft mit Regenbogen

11 Böhmische Landschaft

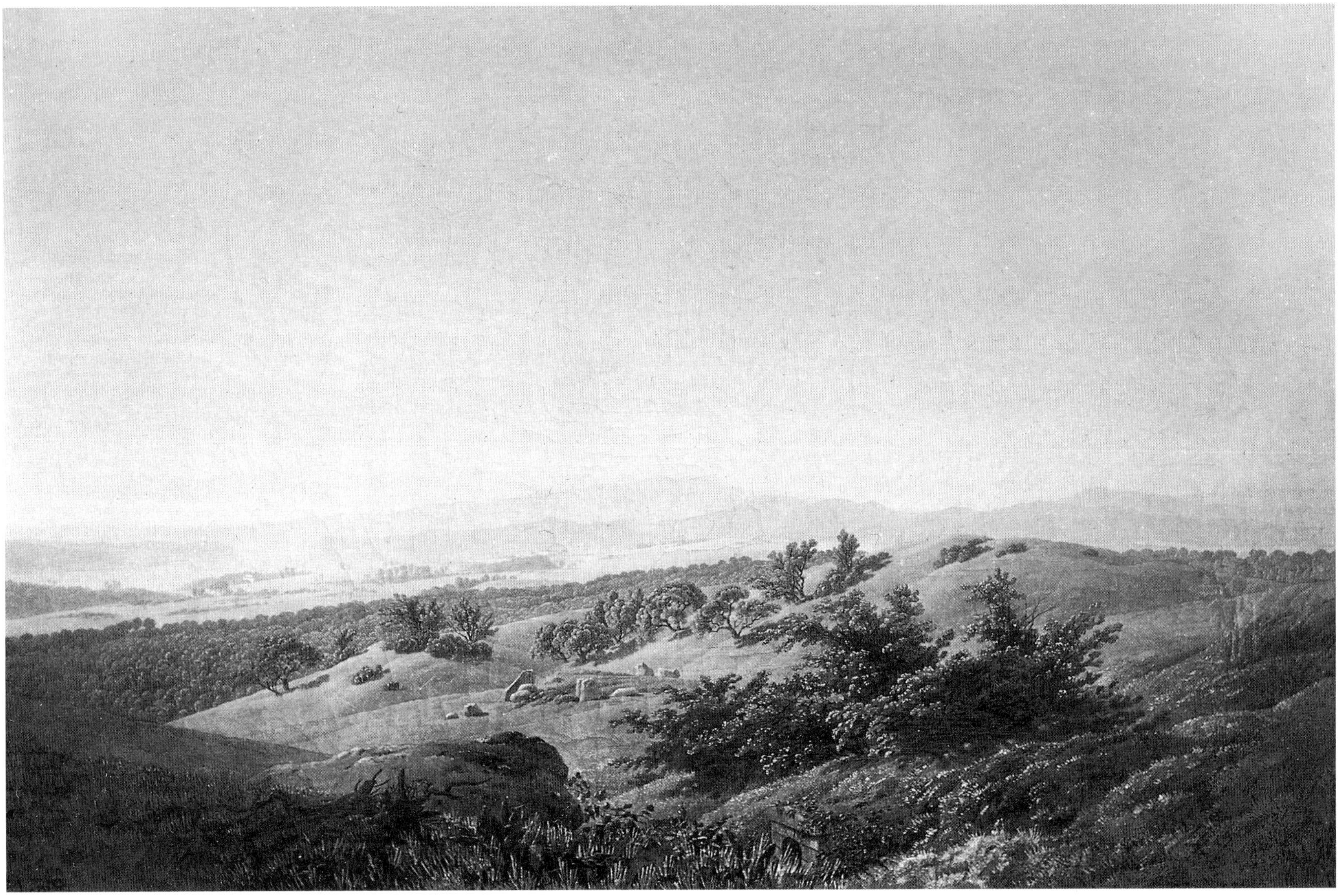

12 Der Sommer

folgende Seiten
13 Der Mönch am Meer

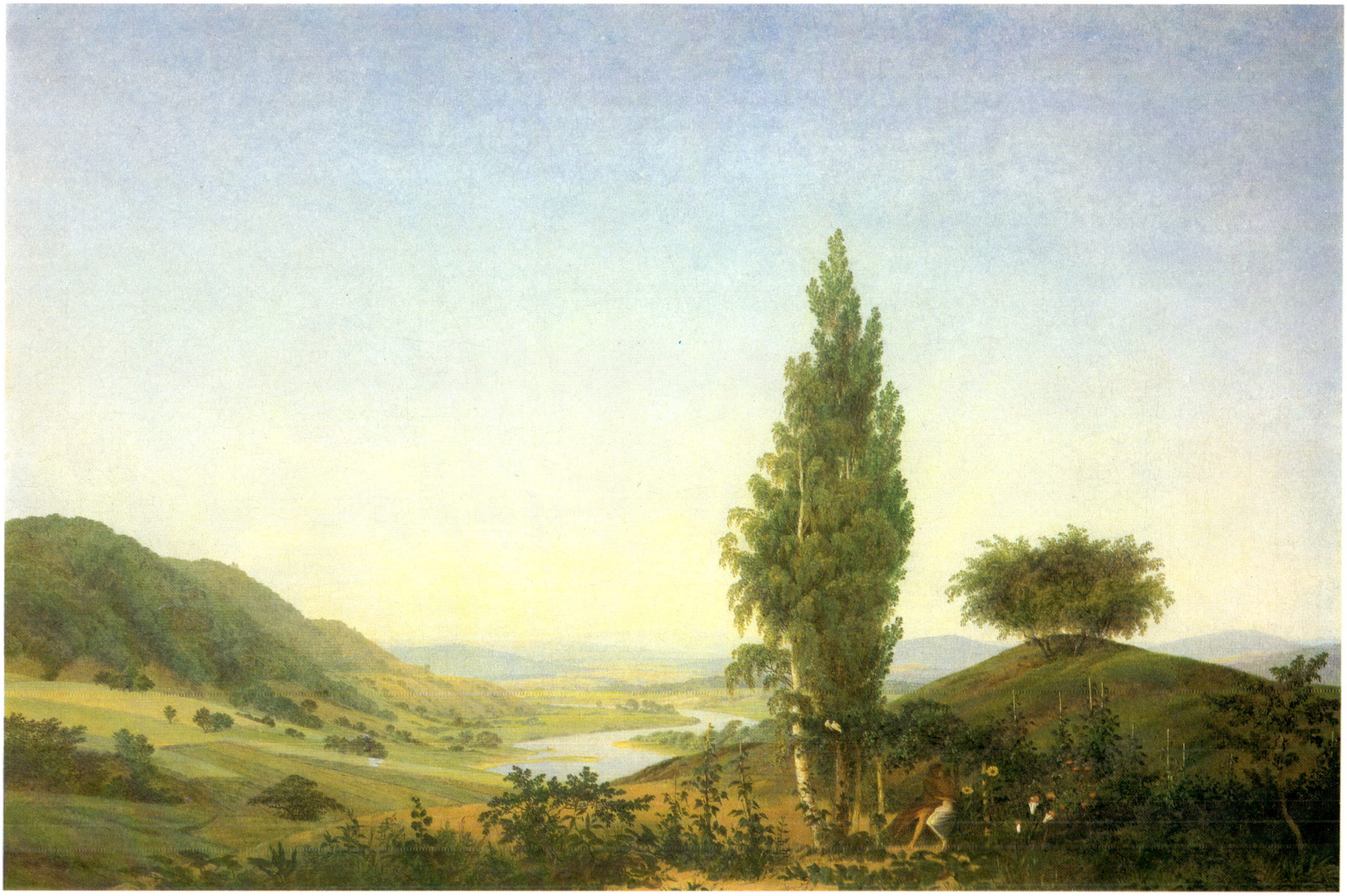

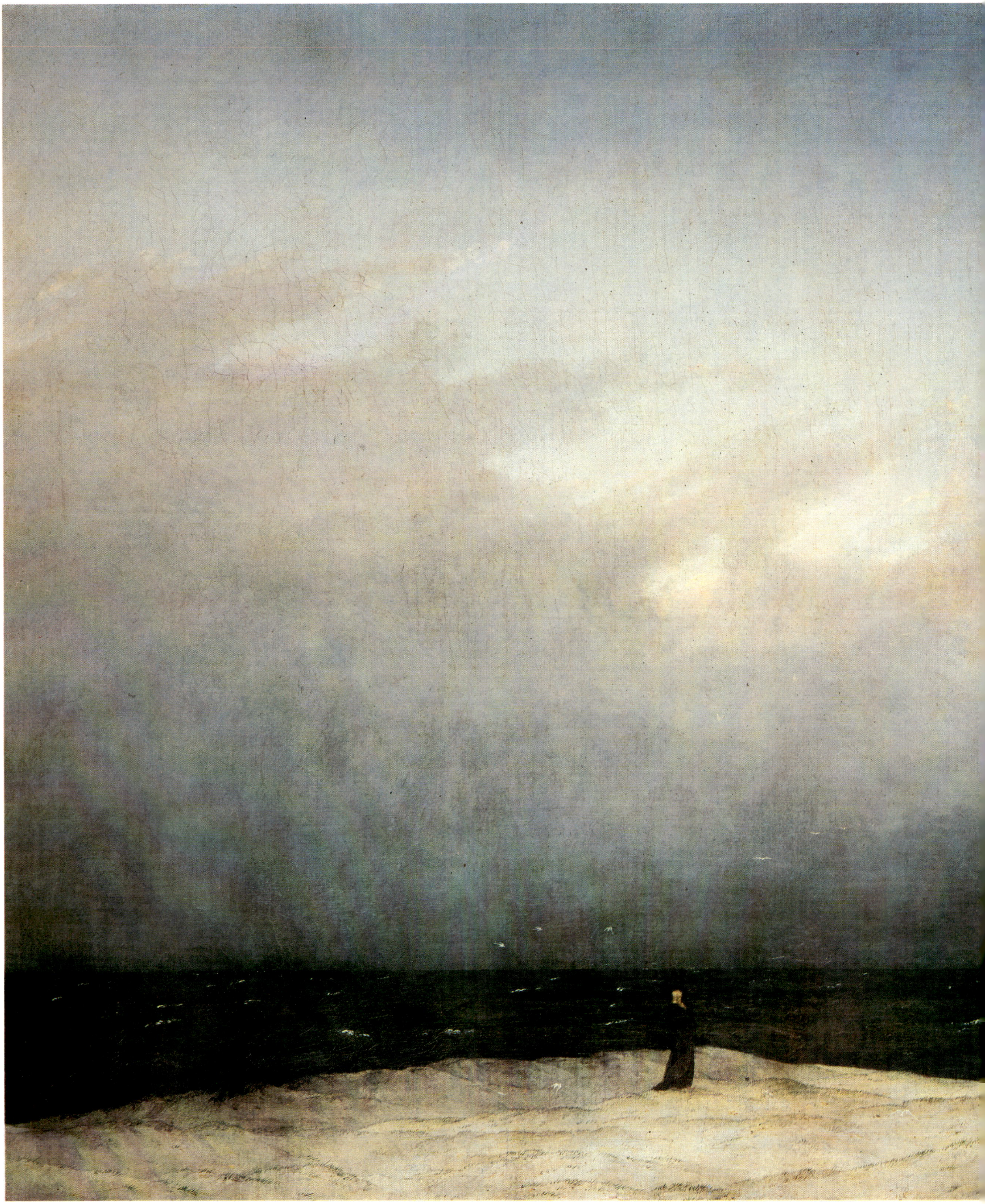

14 Ausblick ins Elbtal

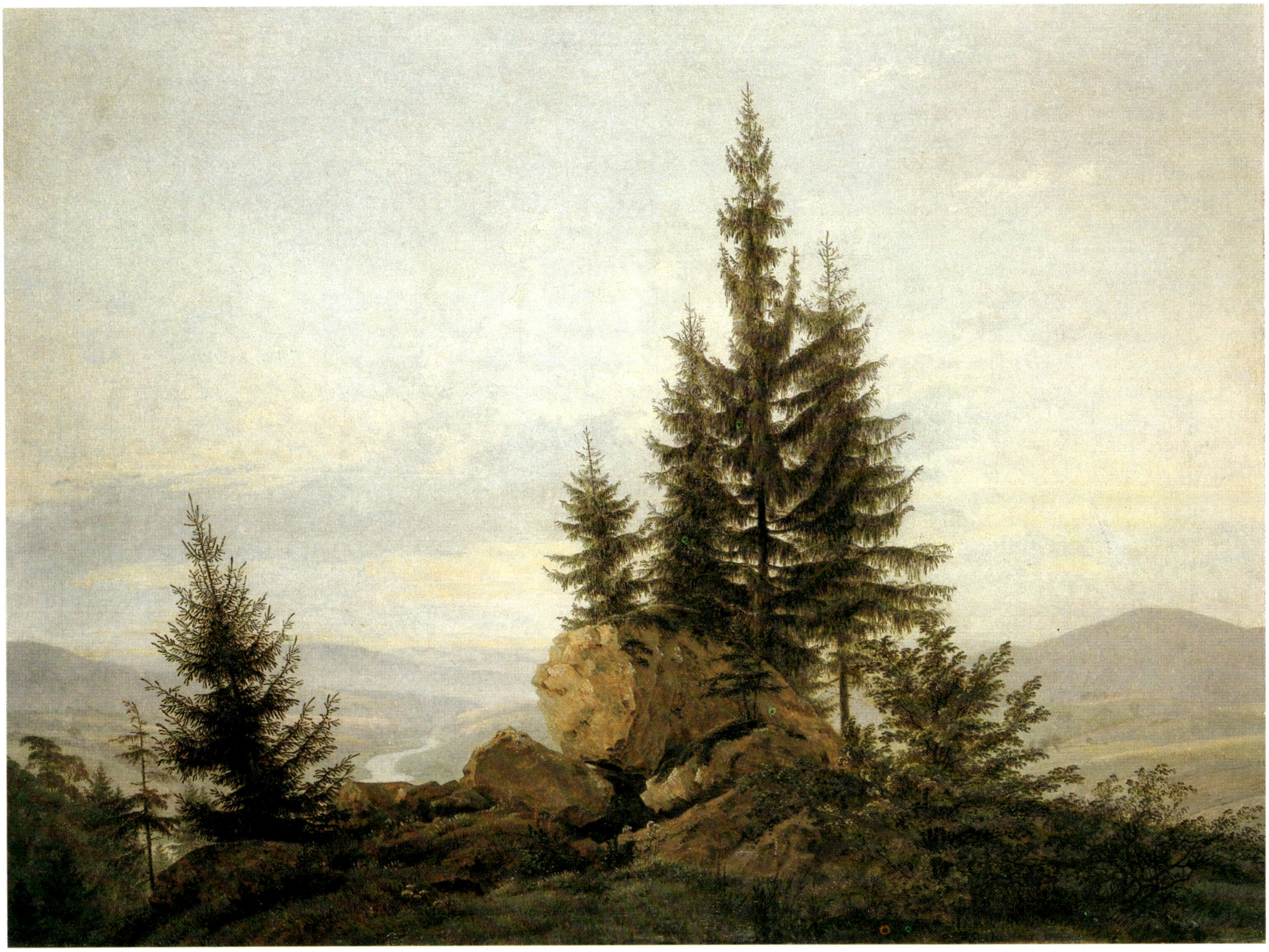

15 *Böhmische Landschaft mit dem Milleschauer*

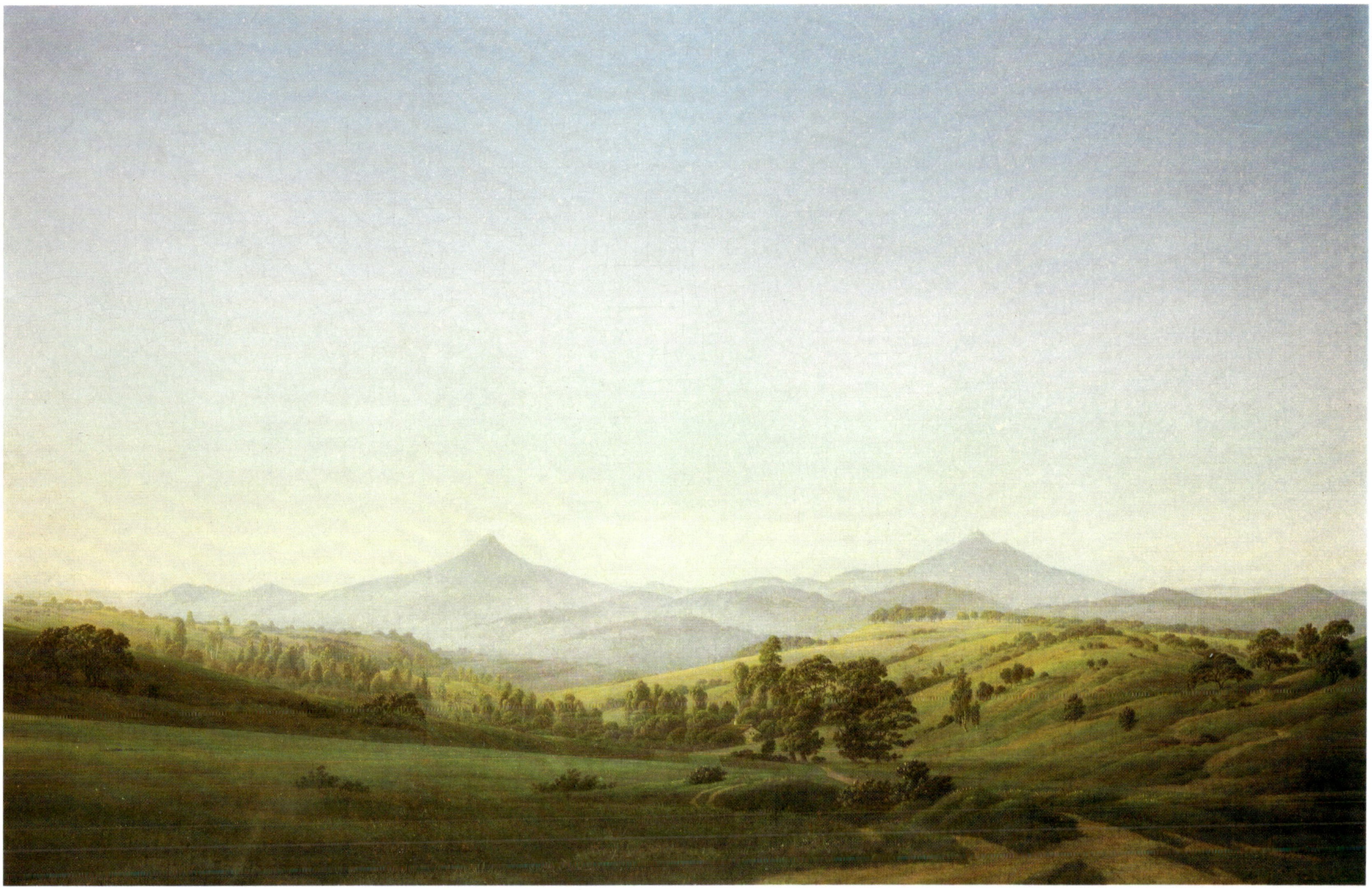

16 Mond über dem Riesengebirge
17 Gebirgshütte im Nebel

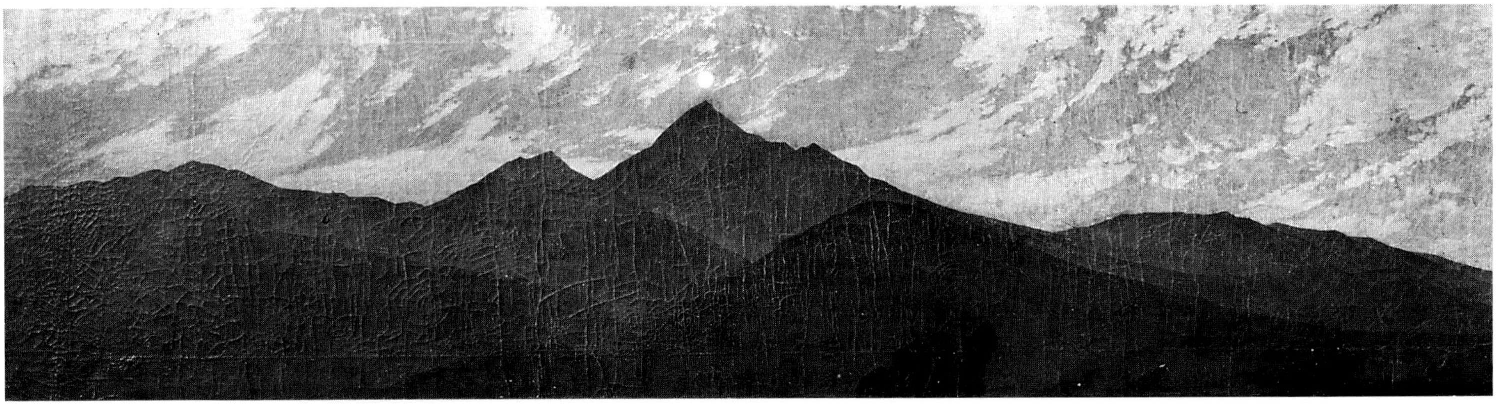

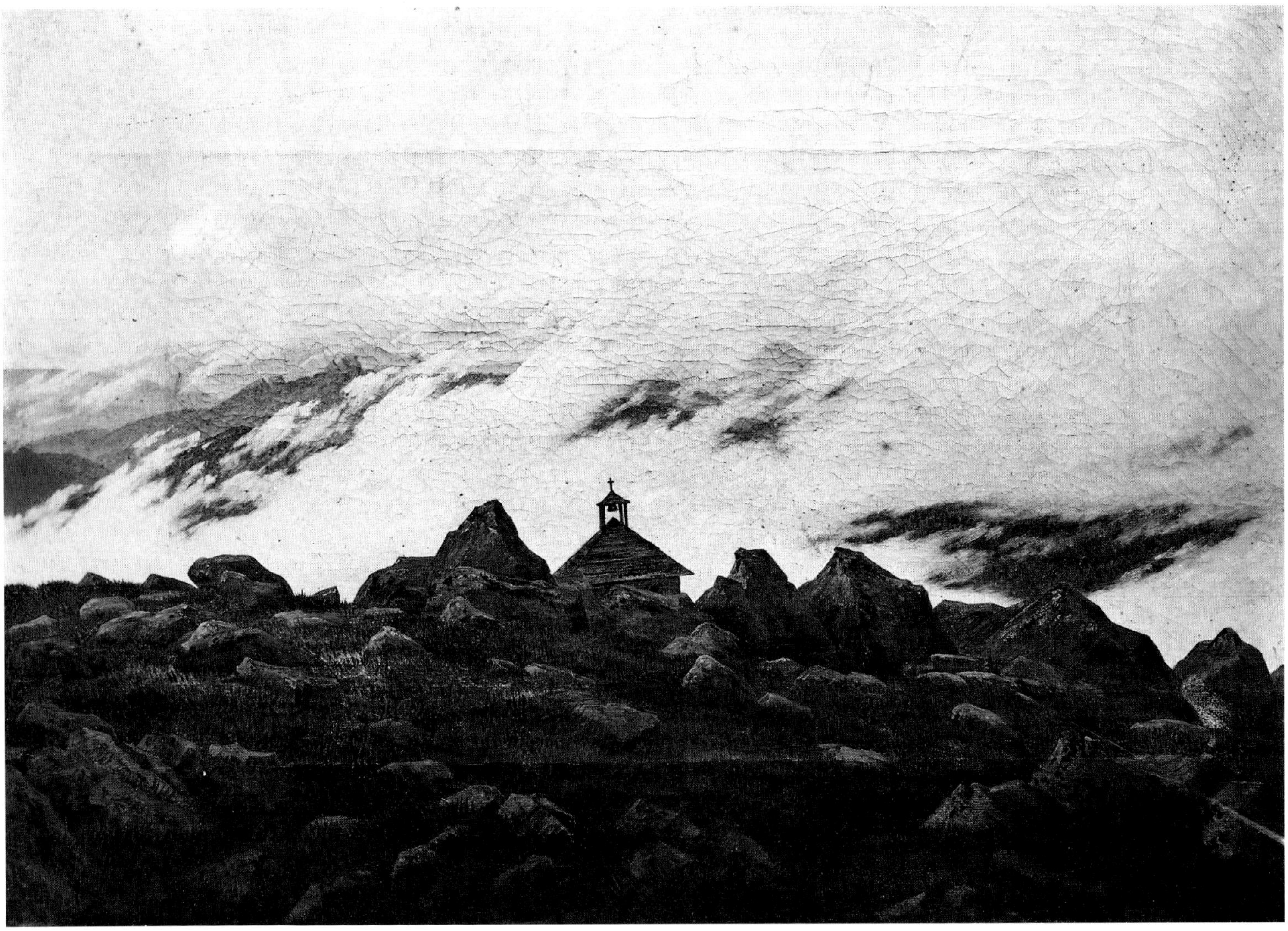

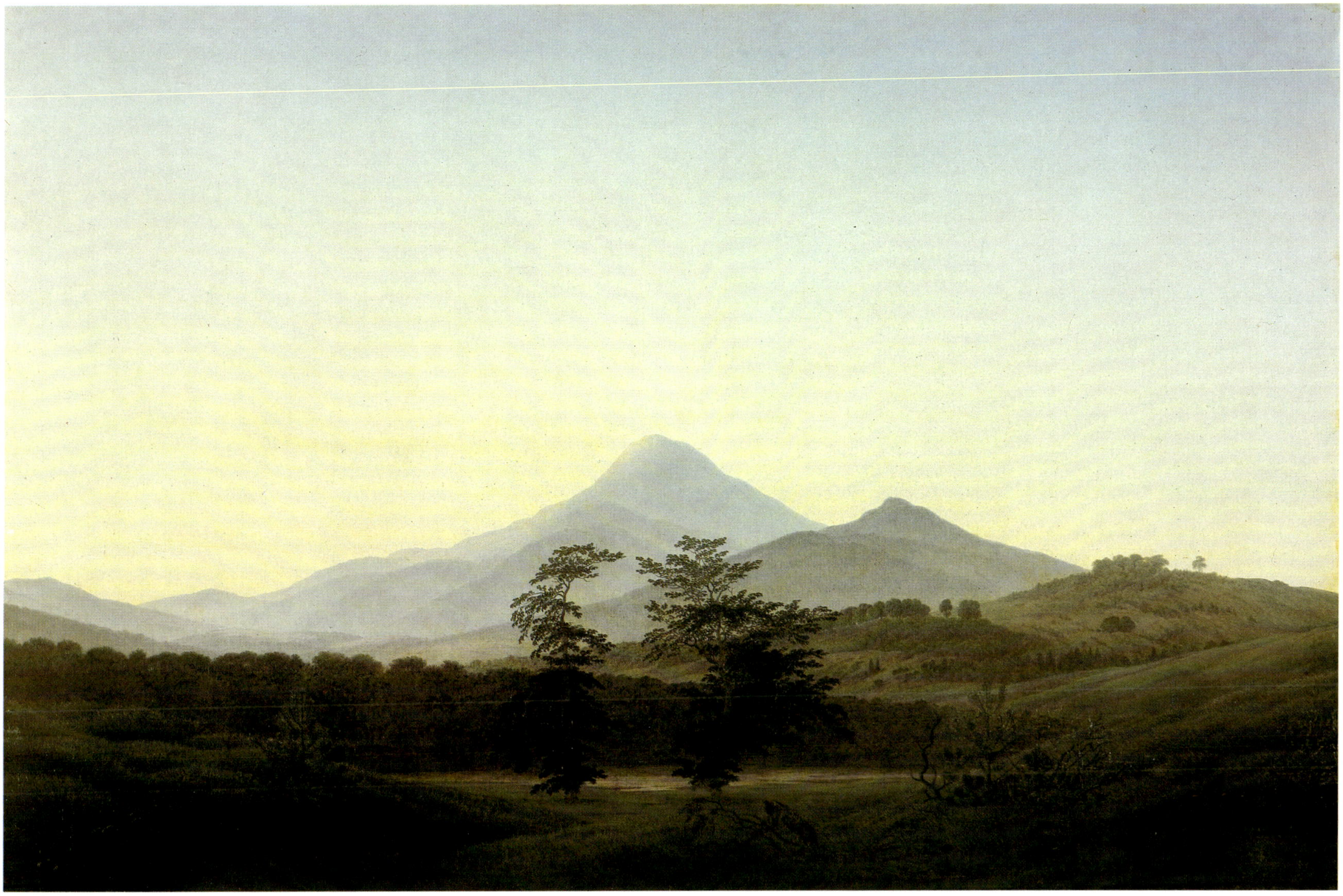

18 Böhmische Landschaft

19 Winterlandschaft mit Kirche

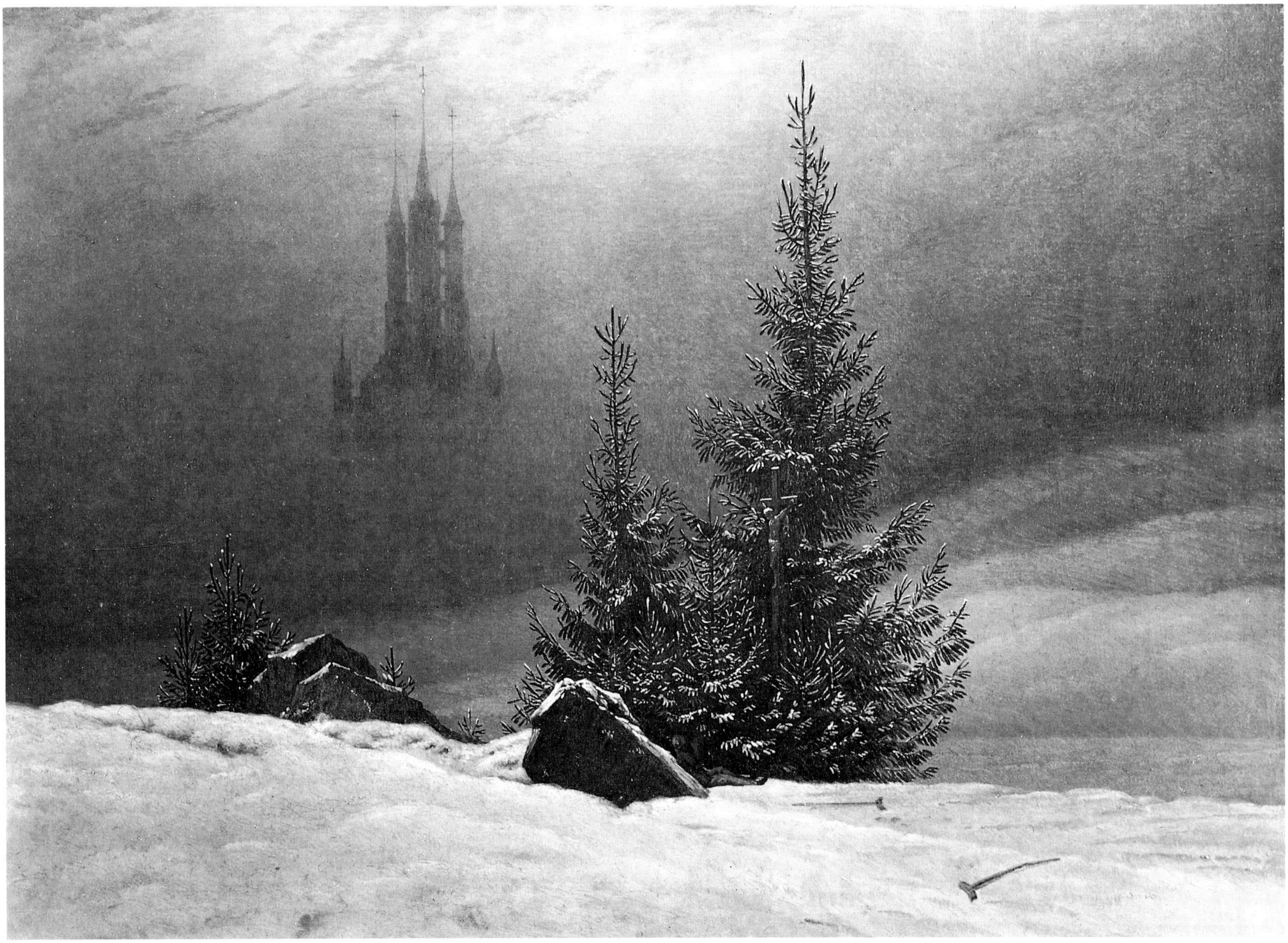

20 Winterlandschaft

folgende Seiten
21 Morgen im Riesengebirge

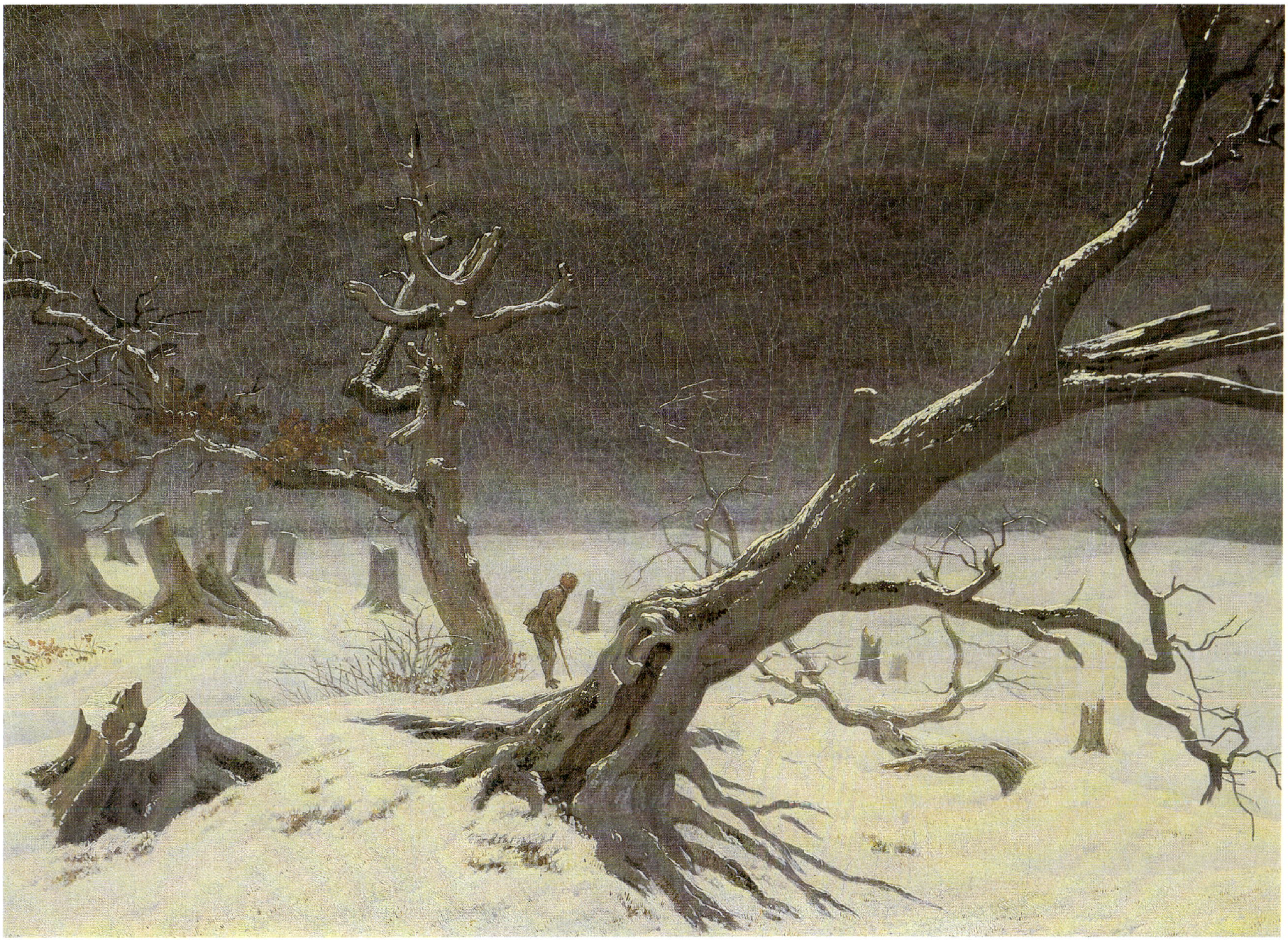

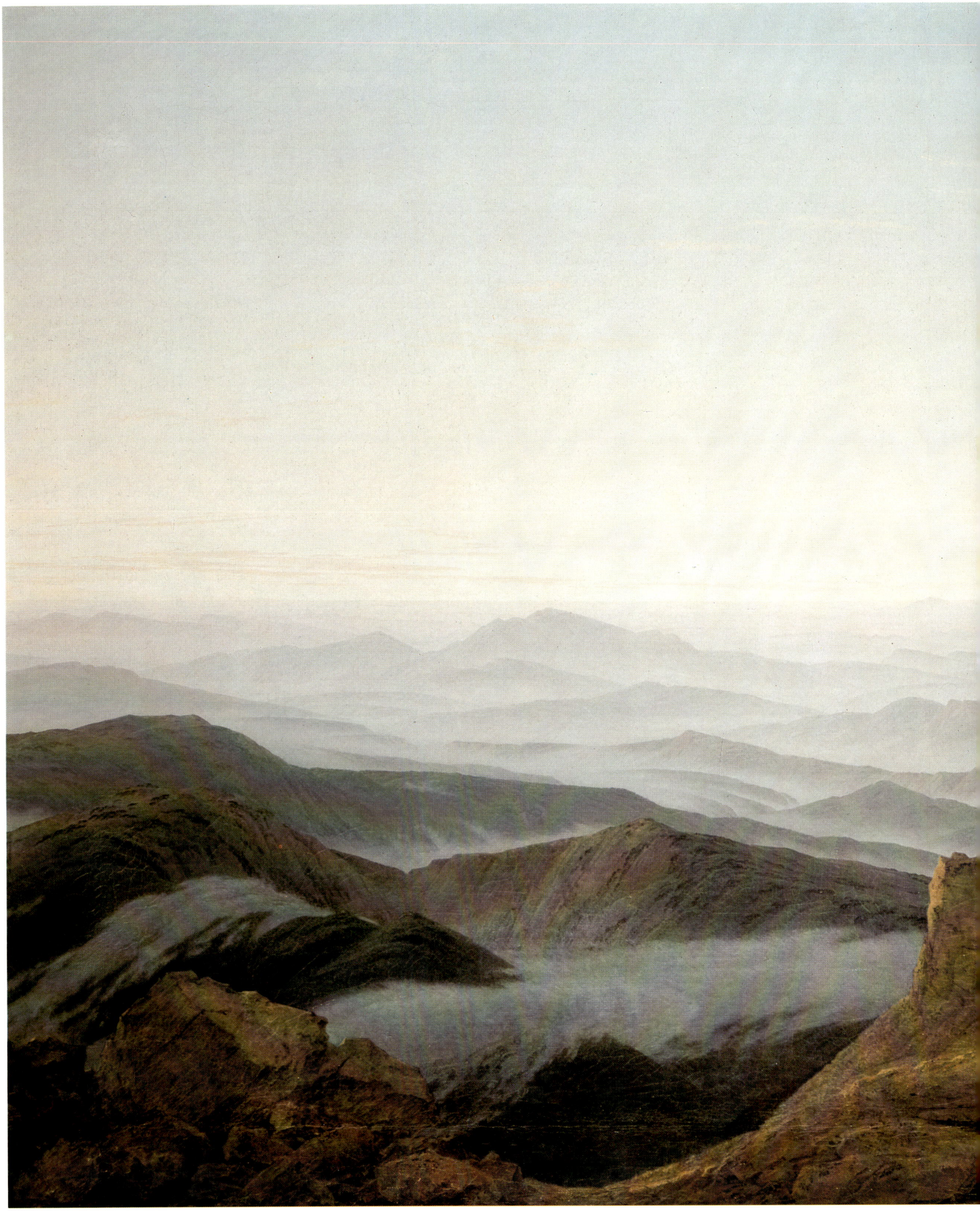

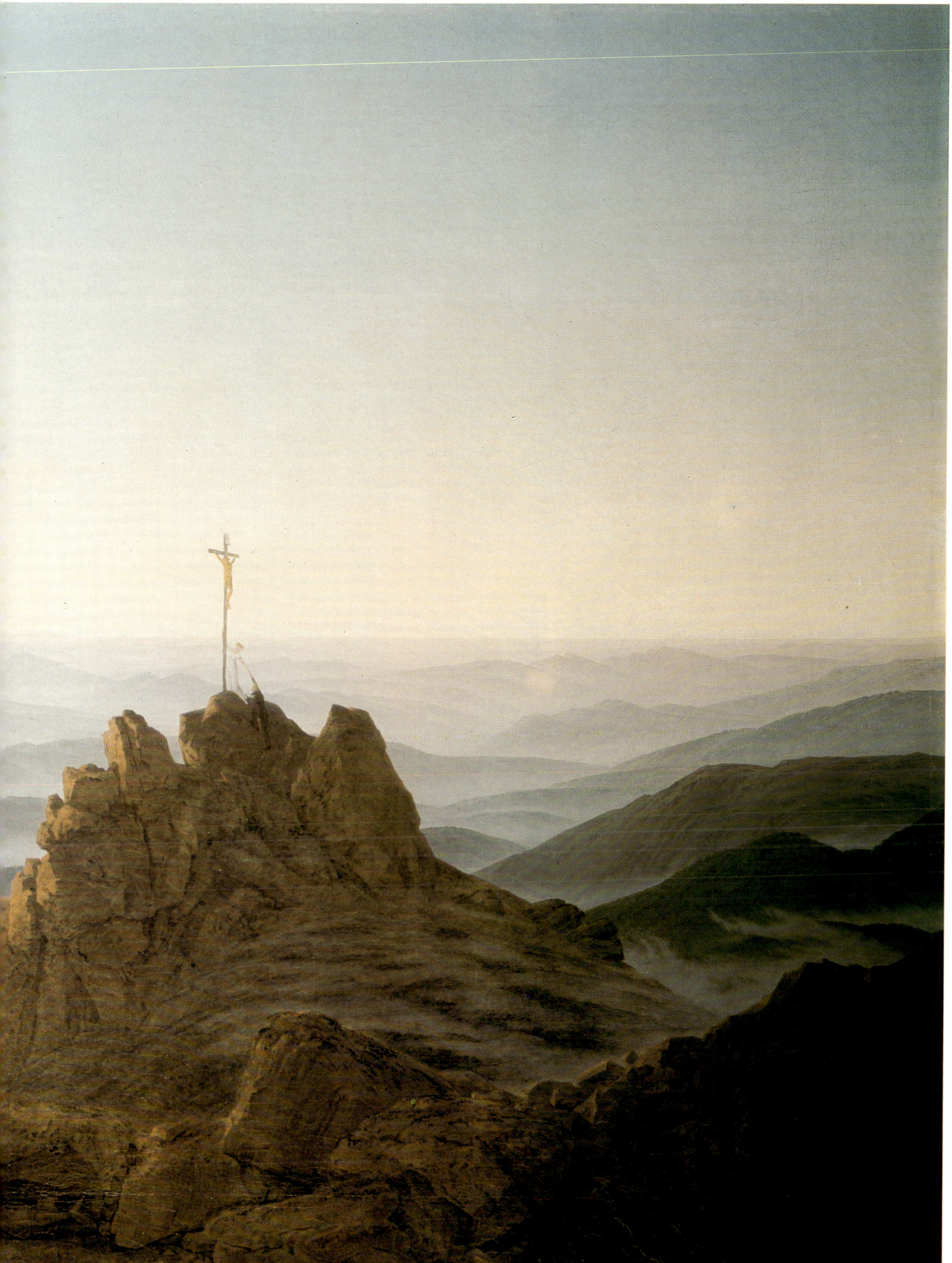

22 *Hafen bei Mondschein*

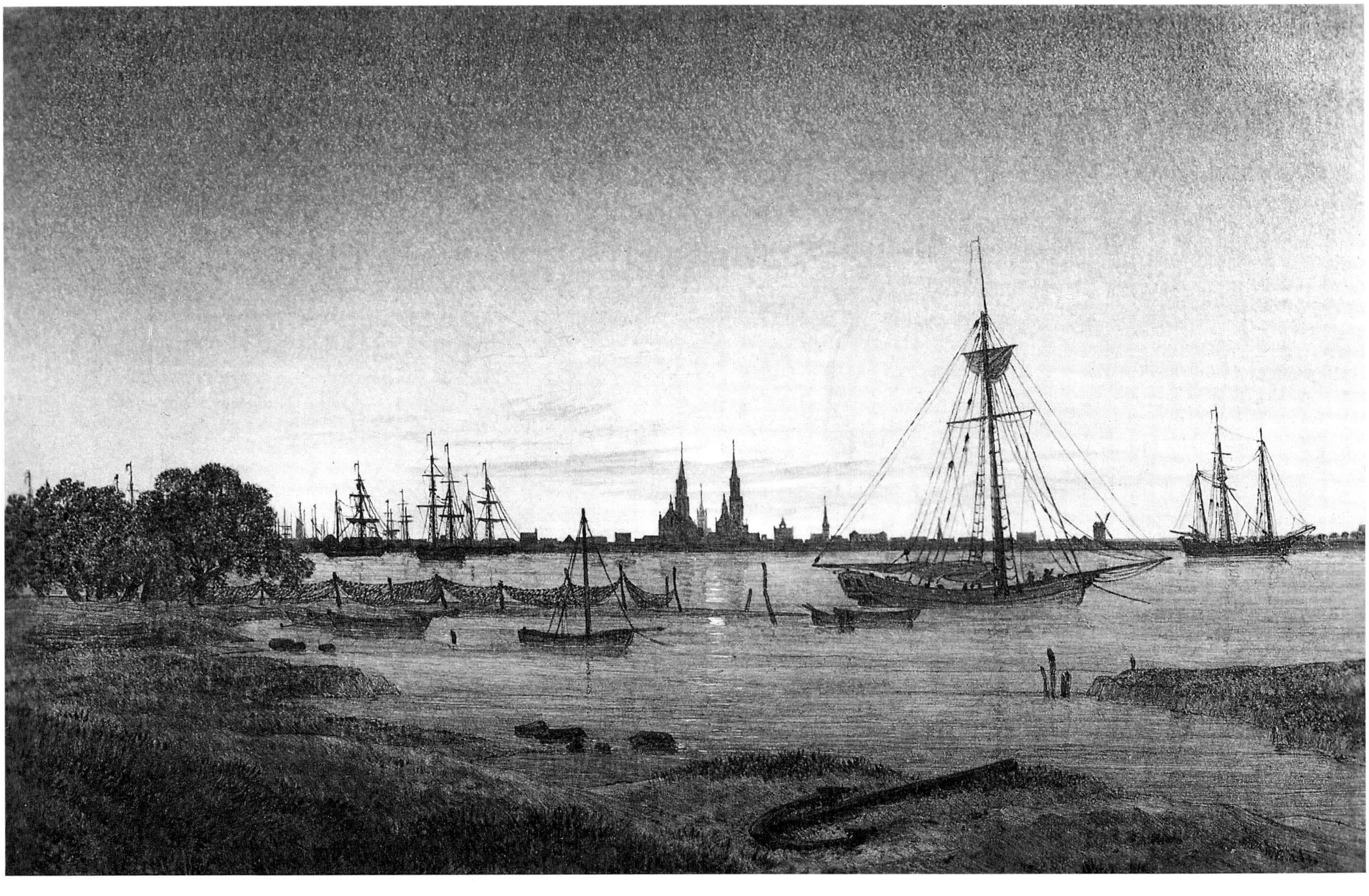

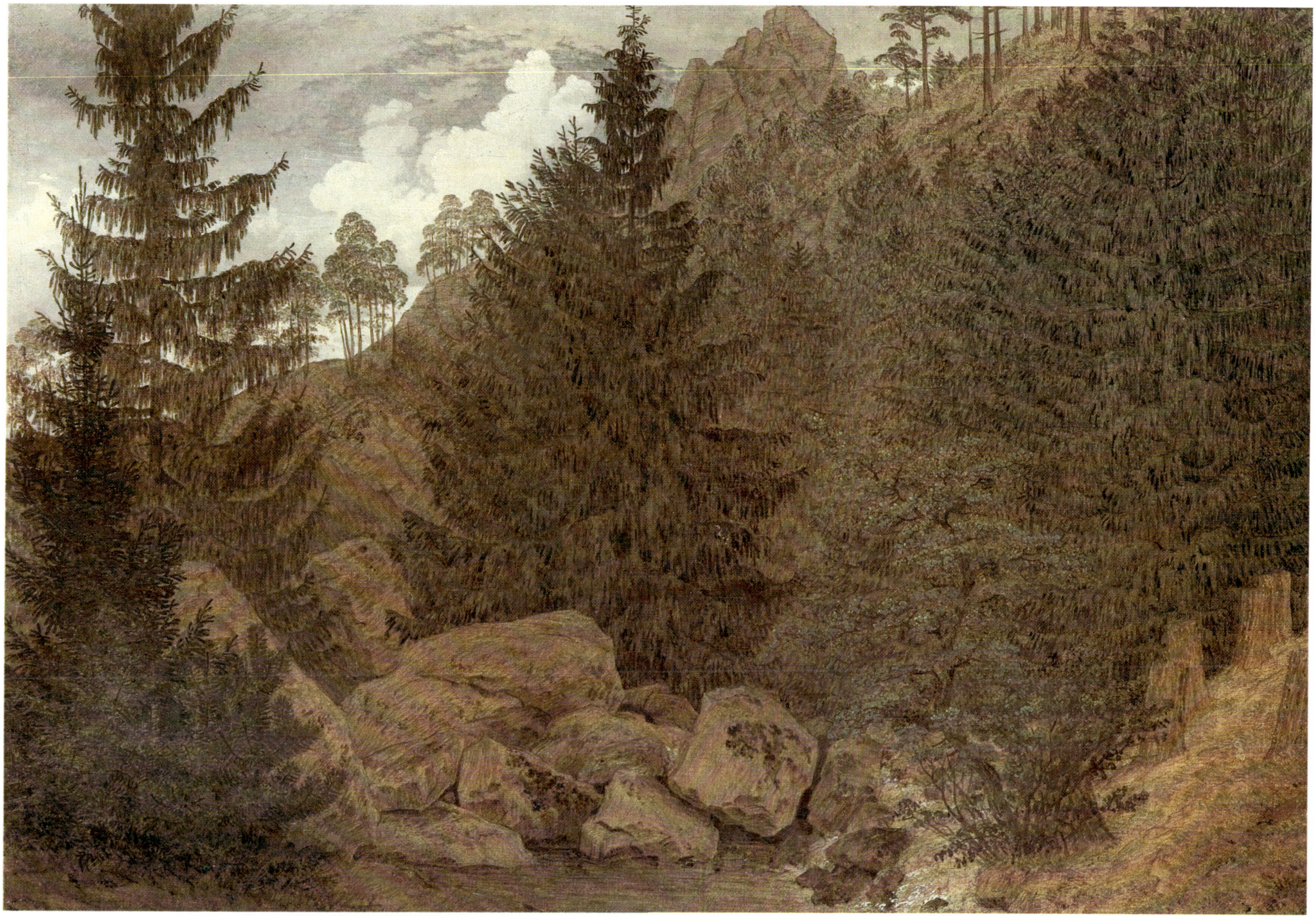

23 *Felspartie*

24 Kreuz im Gebirge

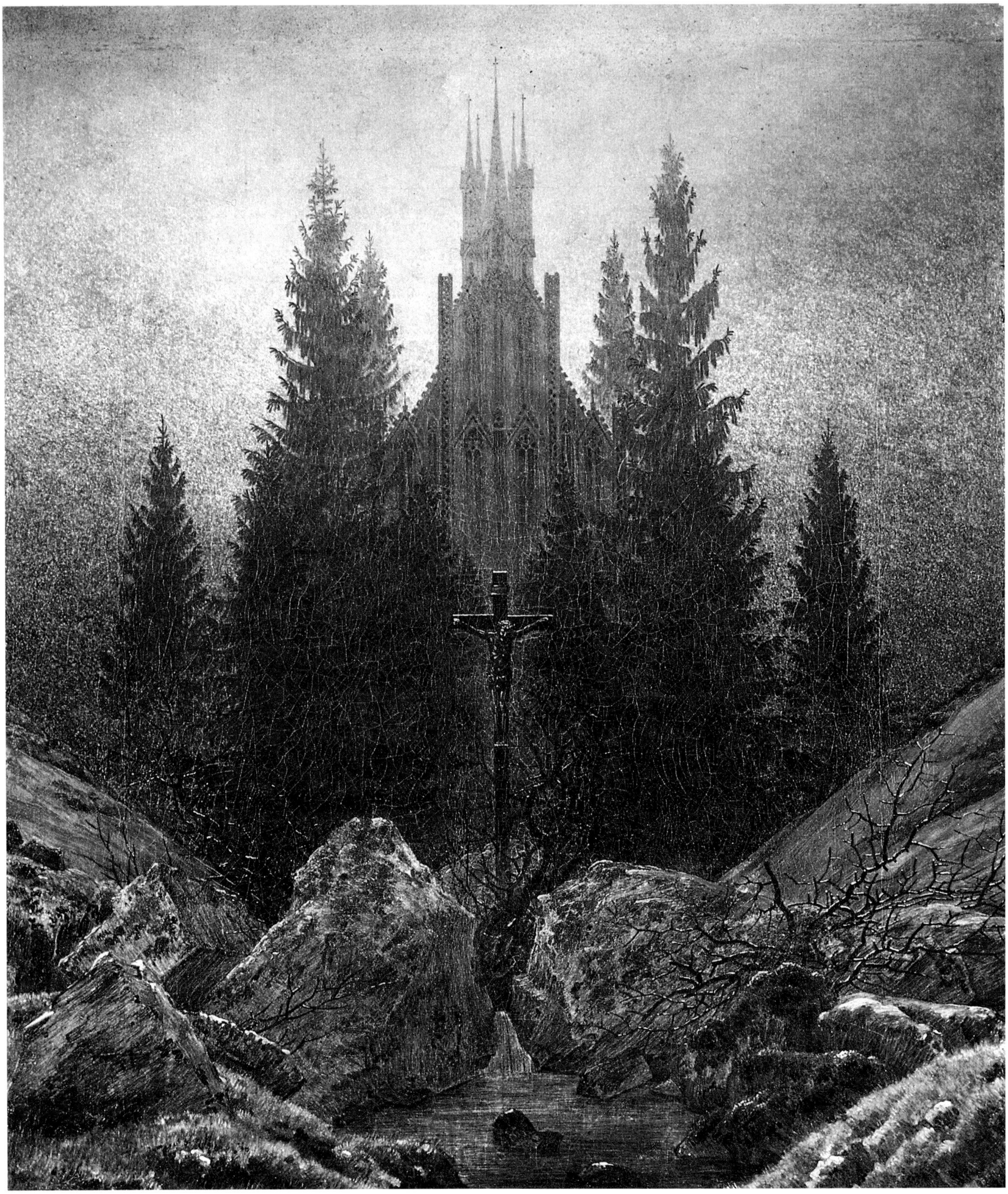

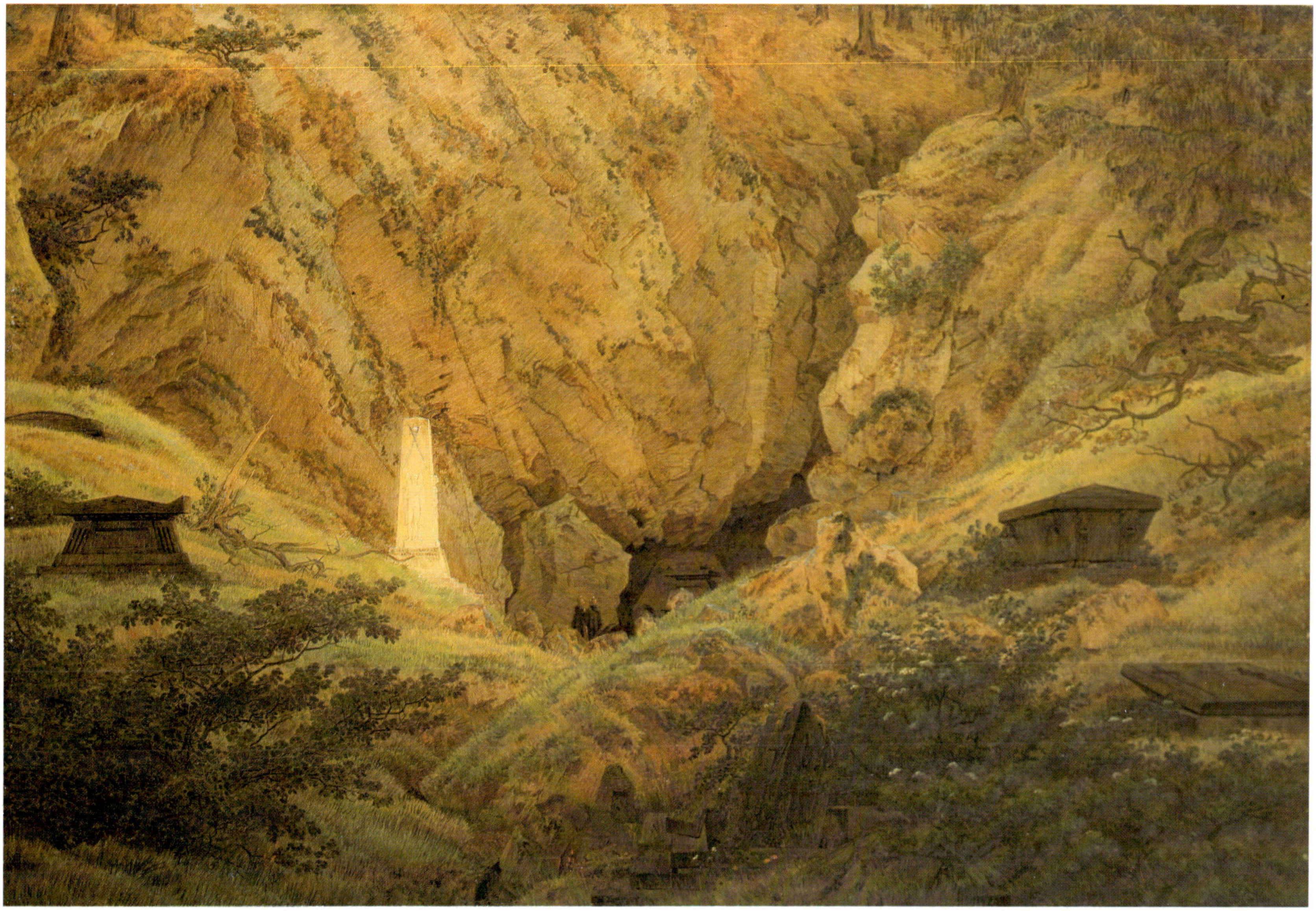

25 Grabmale alter Helden

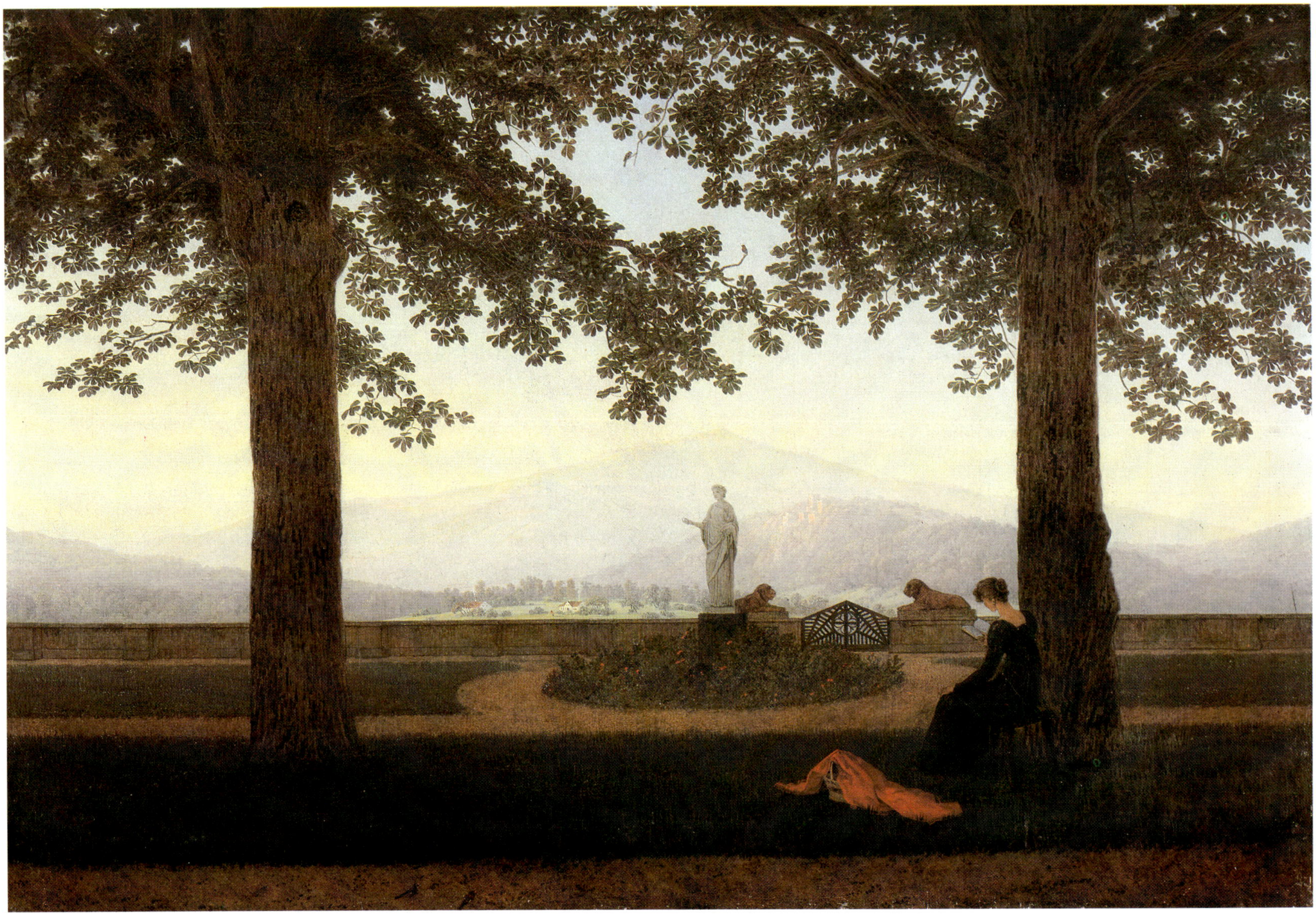

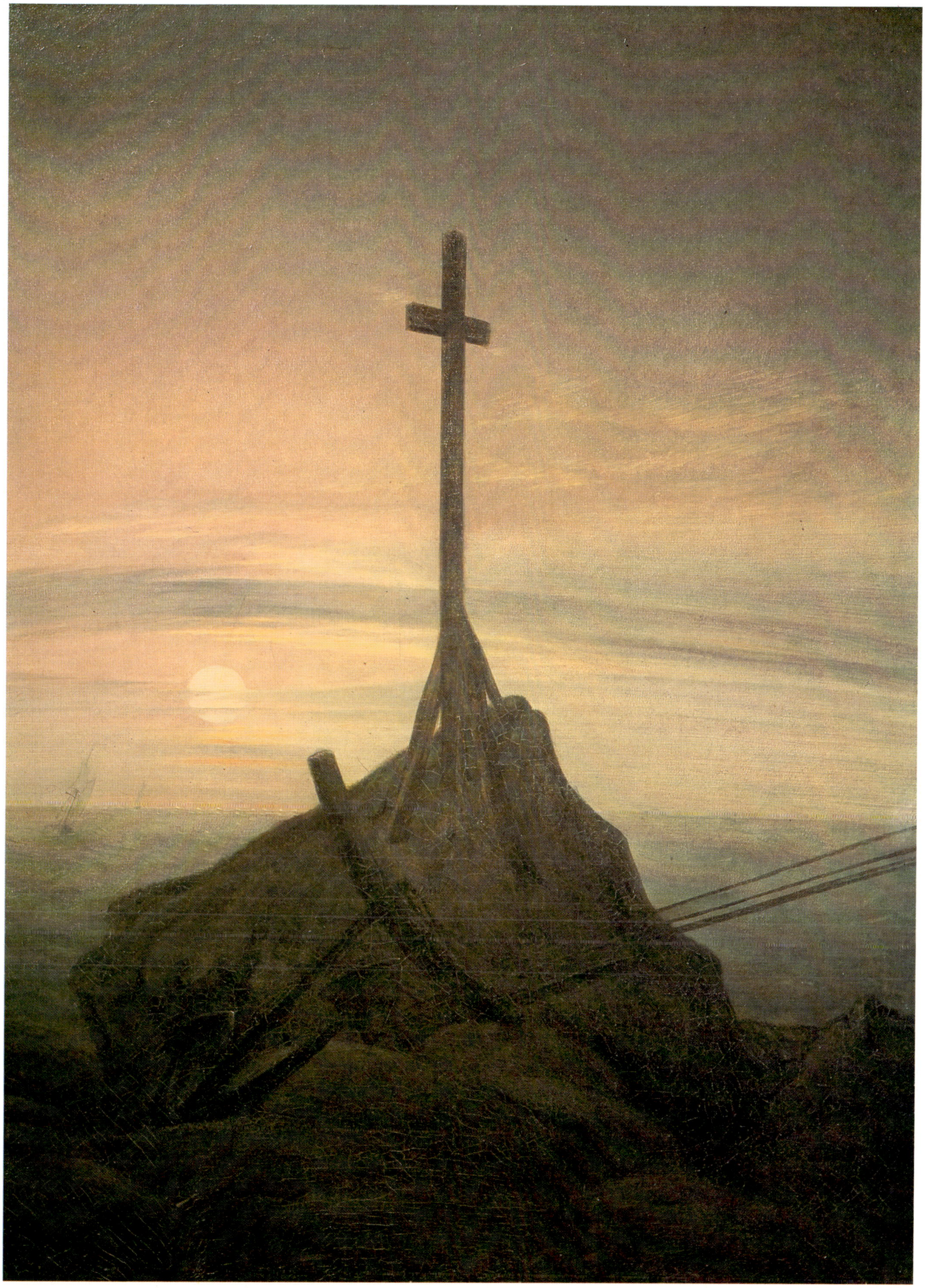

29 Das Kreuz an der Ostsee

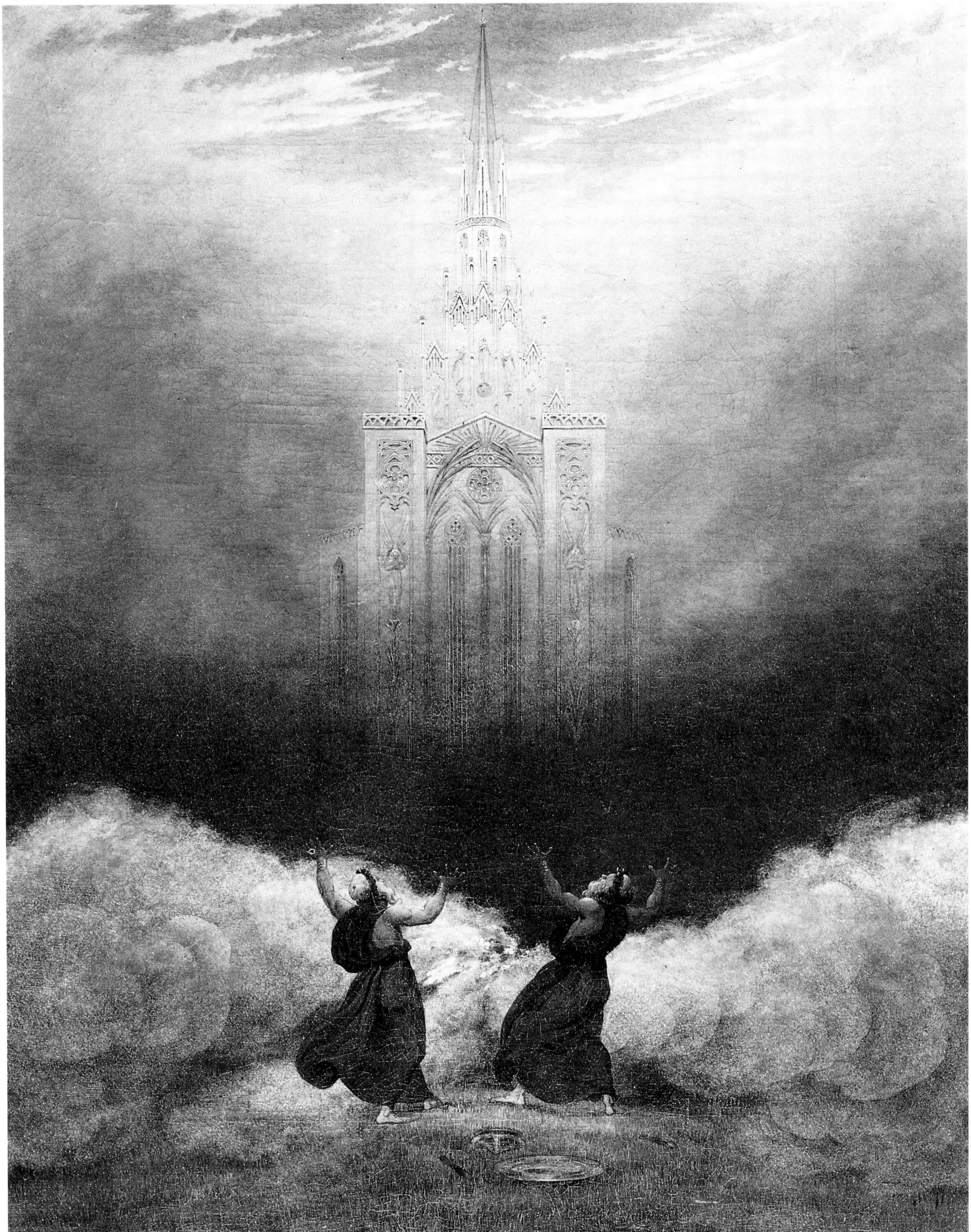

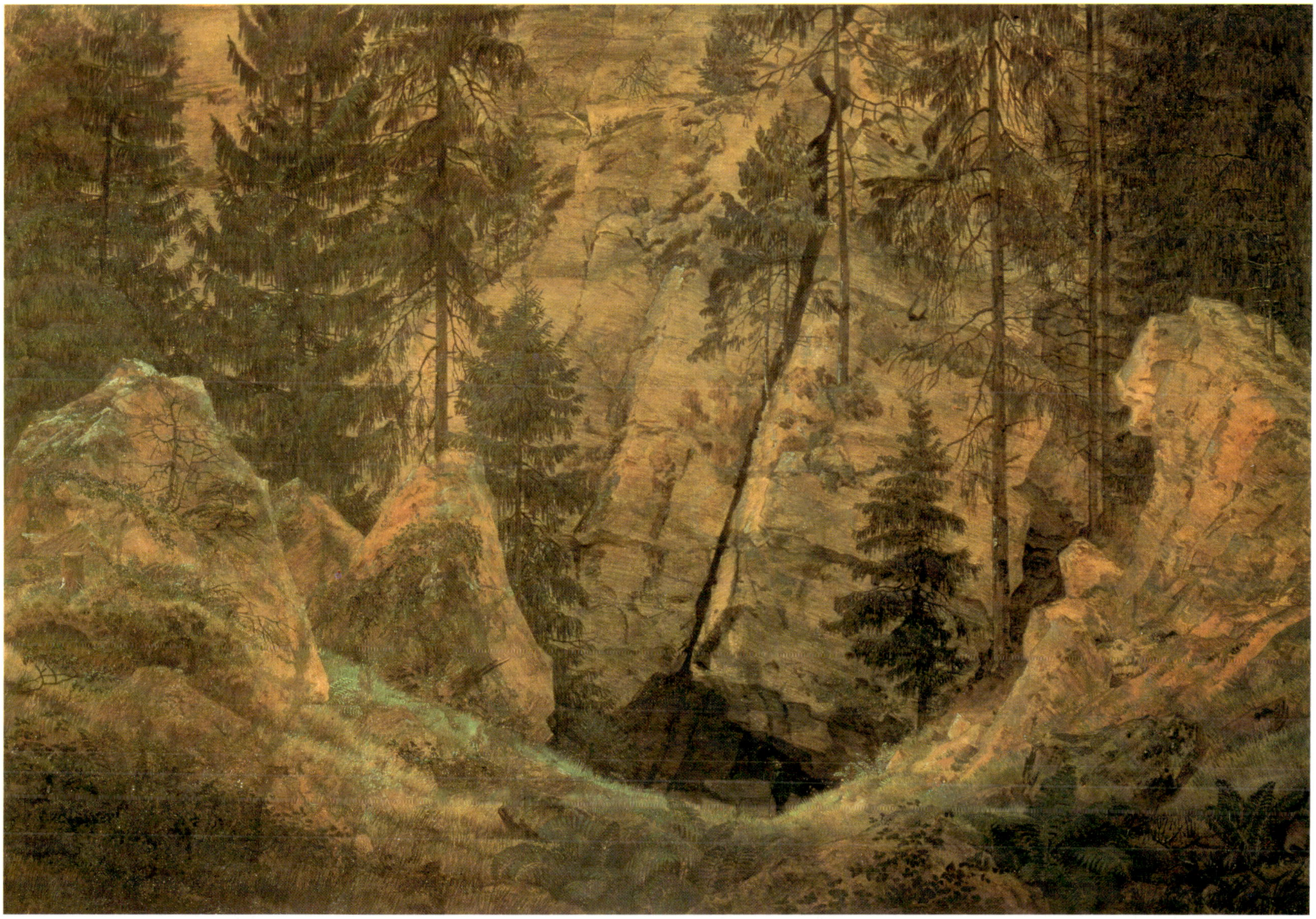

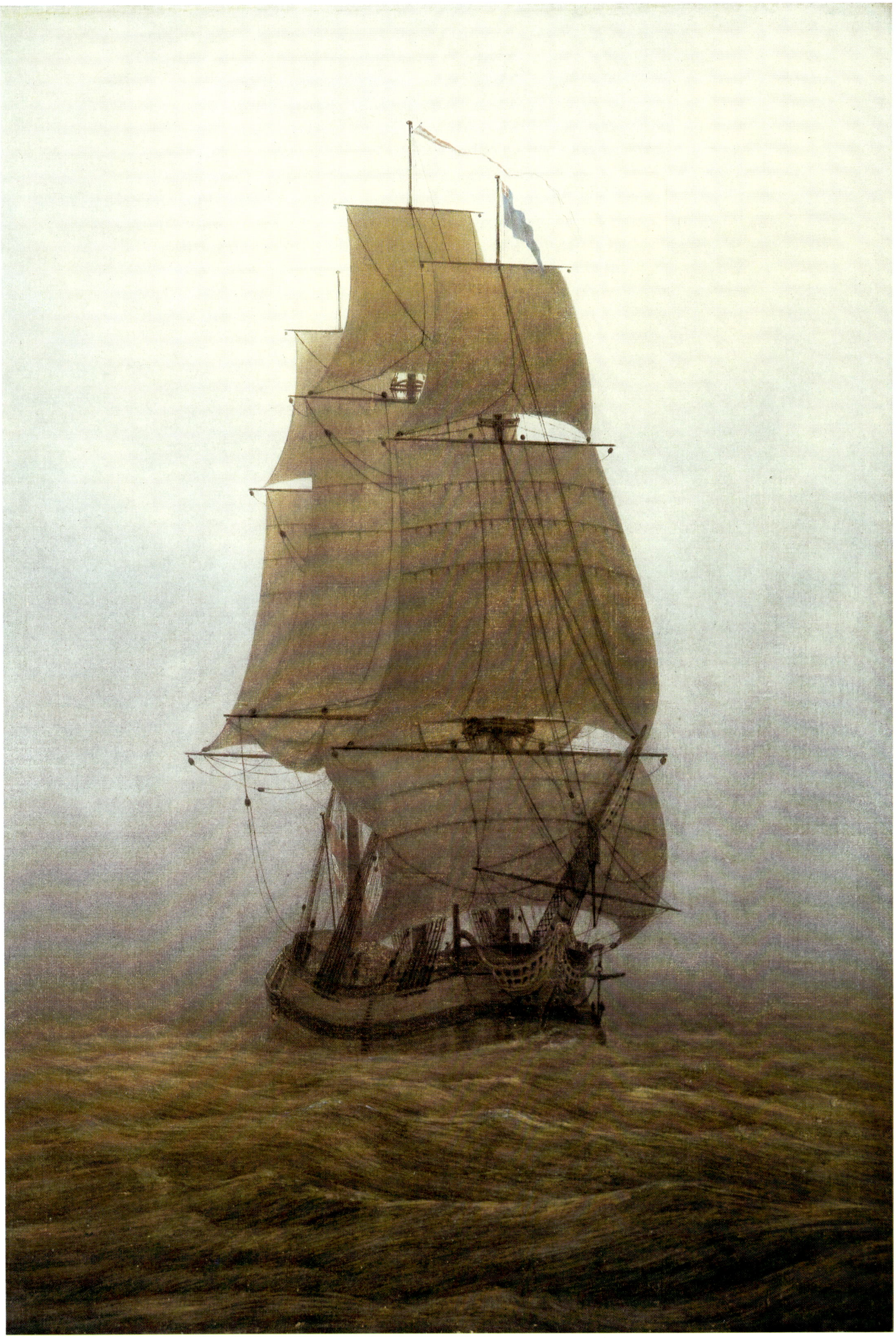

32 Segelschiff

33 Zwei Männer am Meer bei Mondaufgang

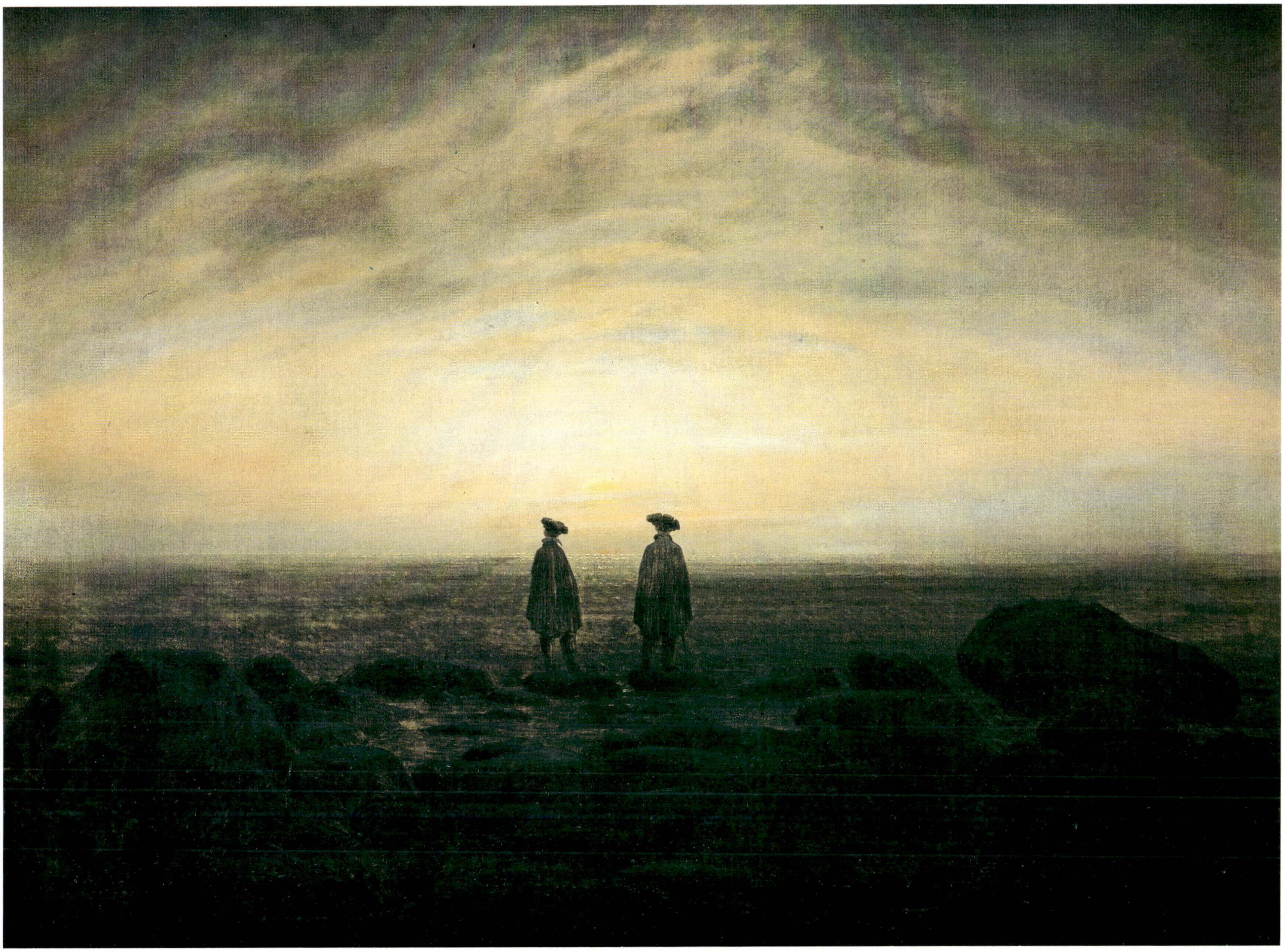

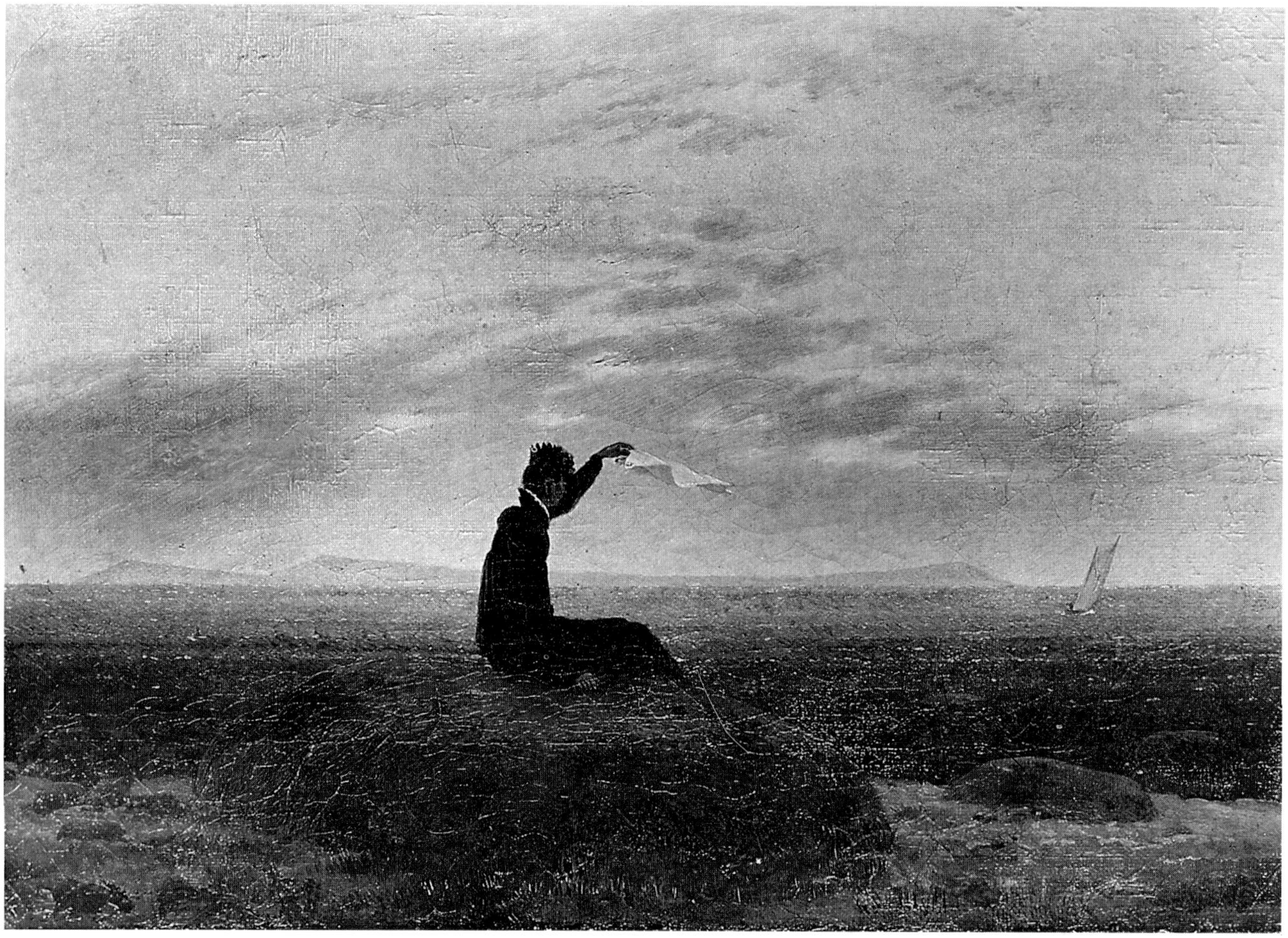

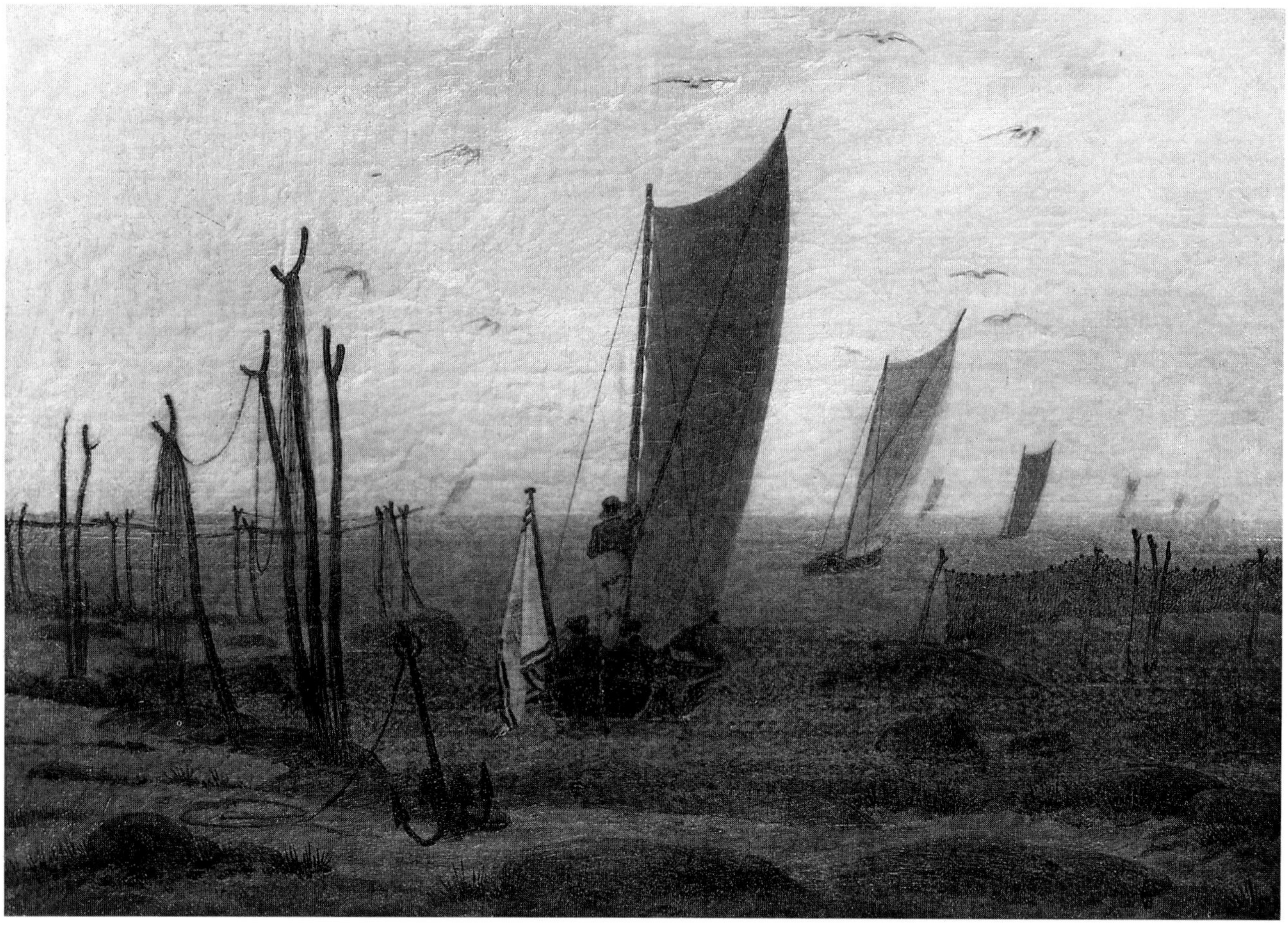

34 Abschied
35 Morgen

36 Stadt bei Mondaufgang

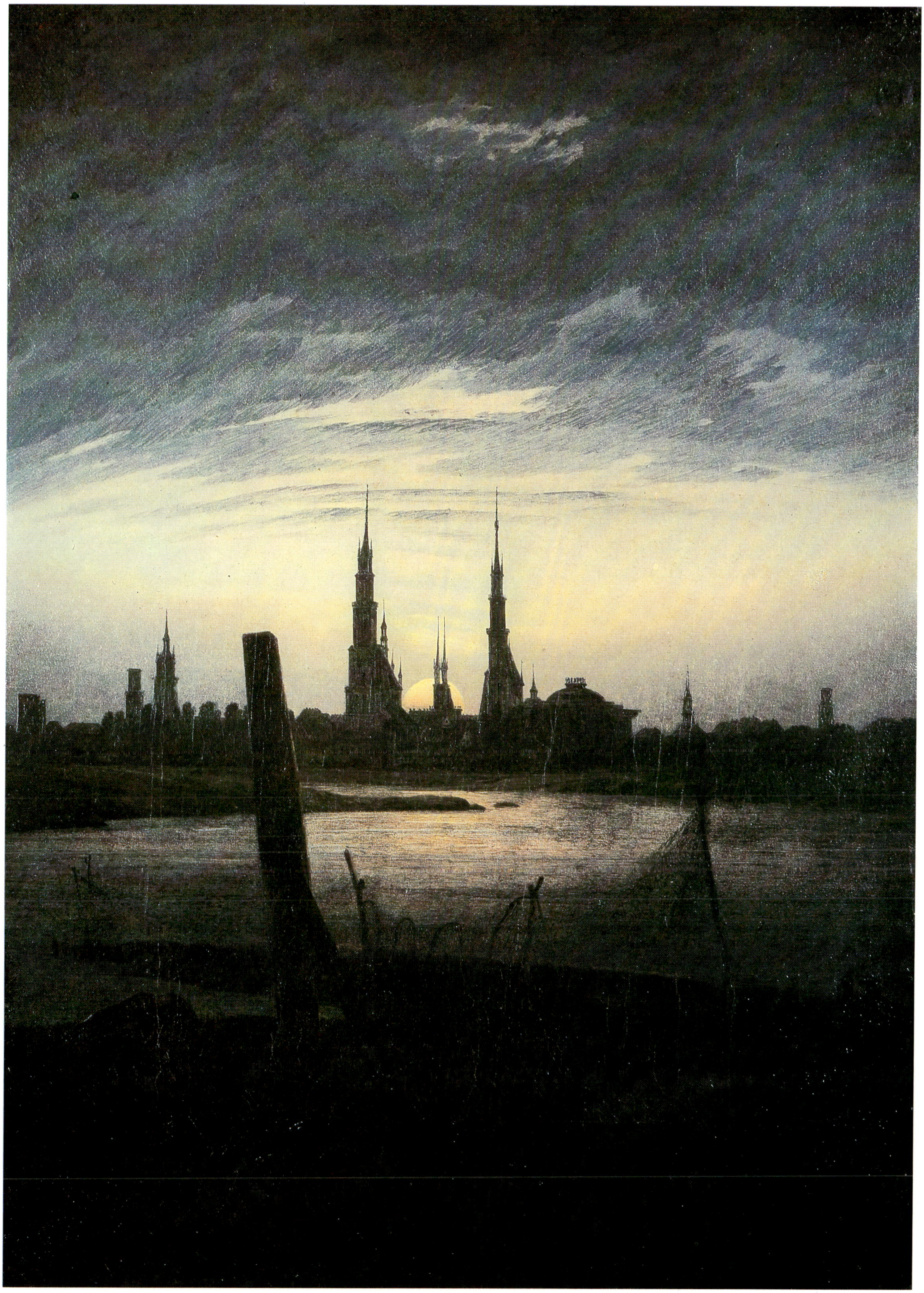

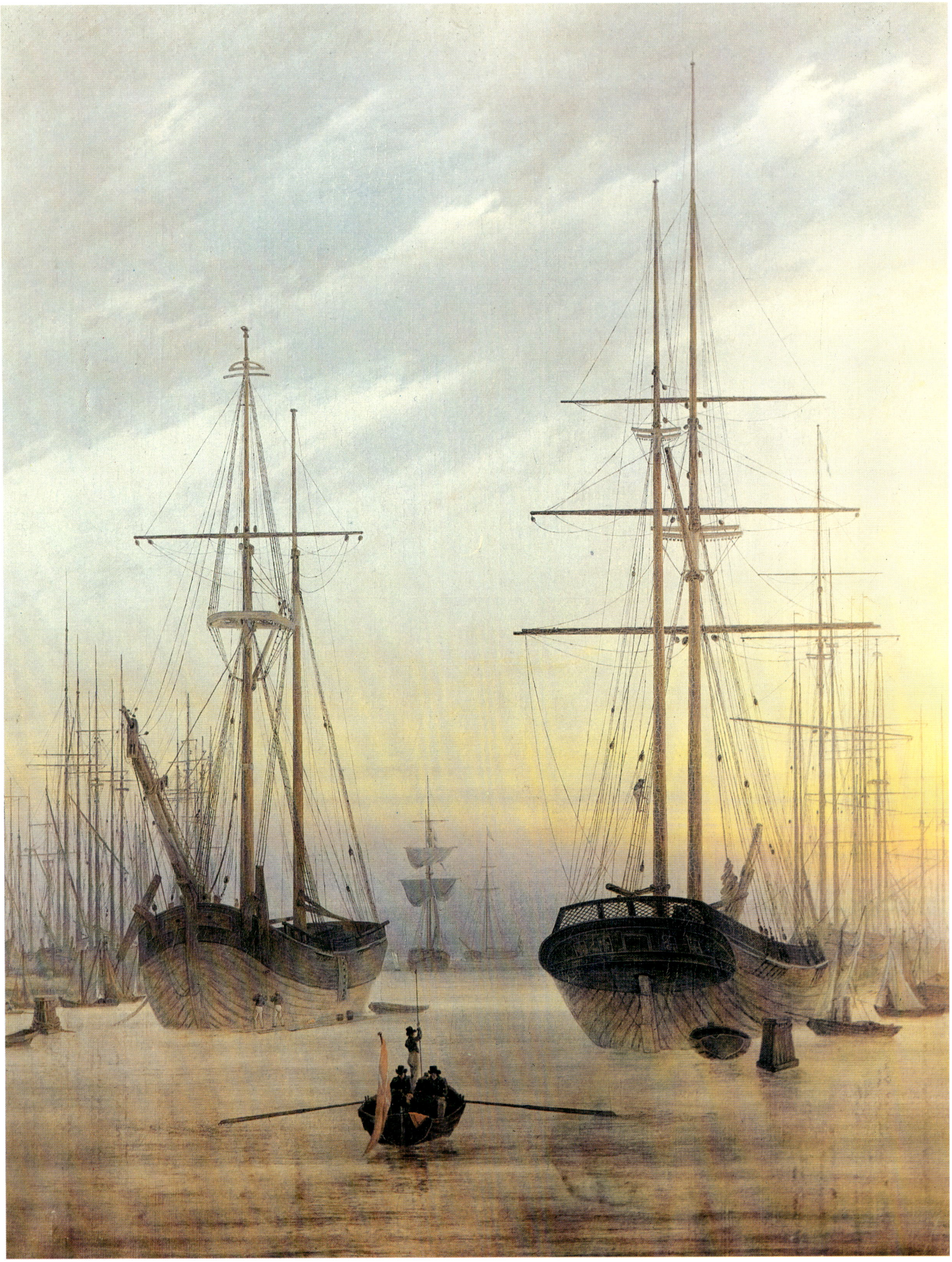

37 Ansicht eines Hafens

38 Greifswald im Mondschein

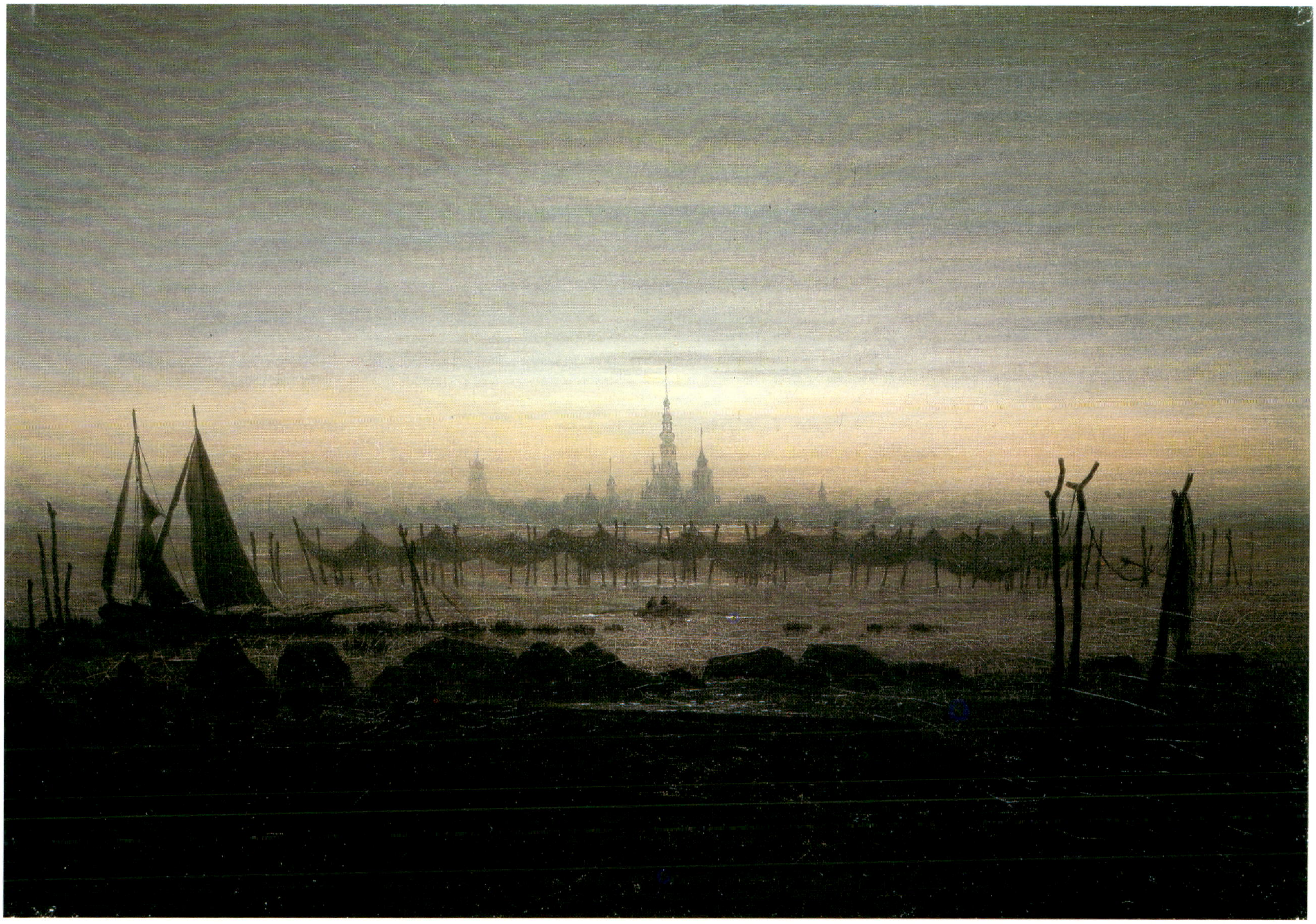

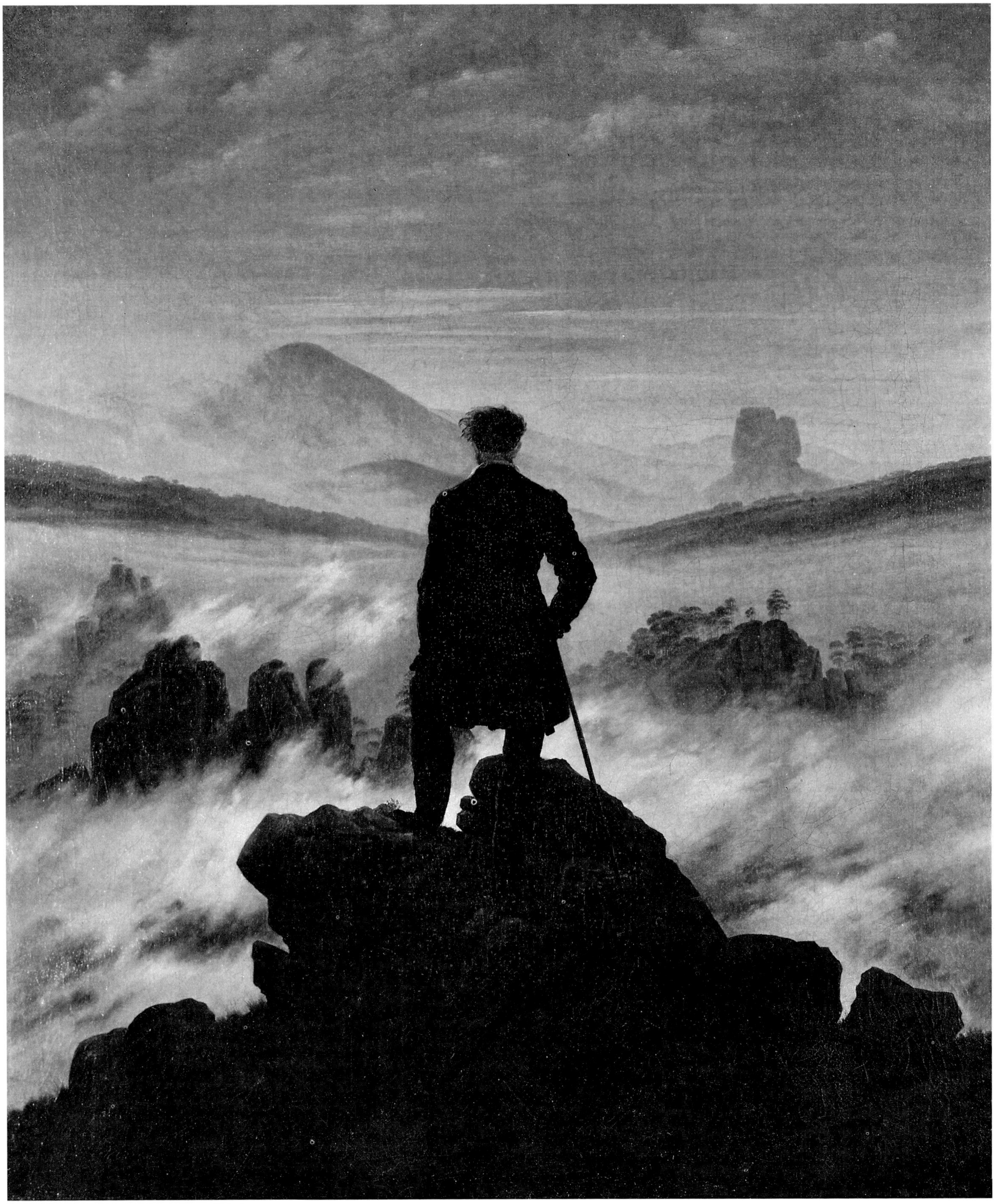

39 Der Wanderer über dem Nebelmeer

40 *Frau am Meer*

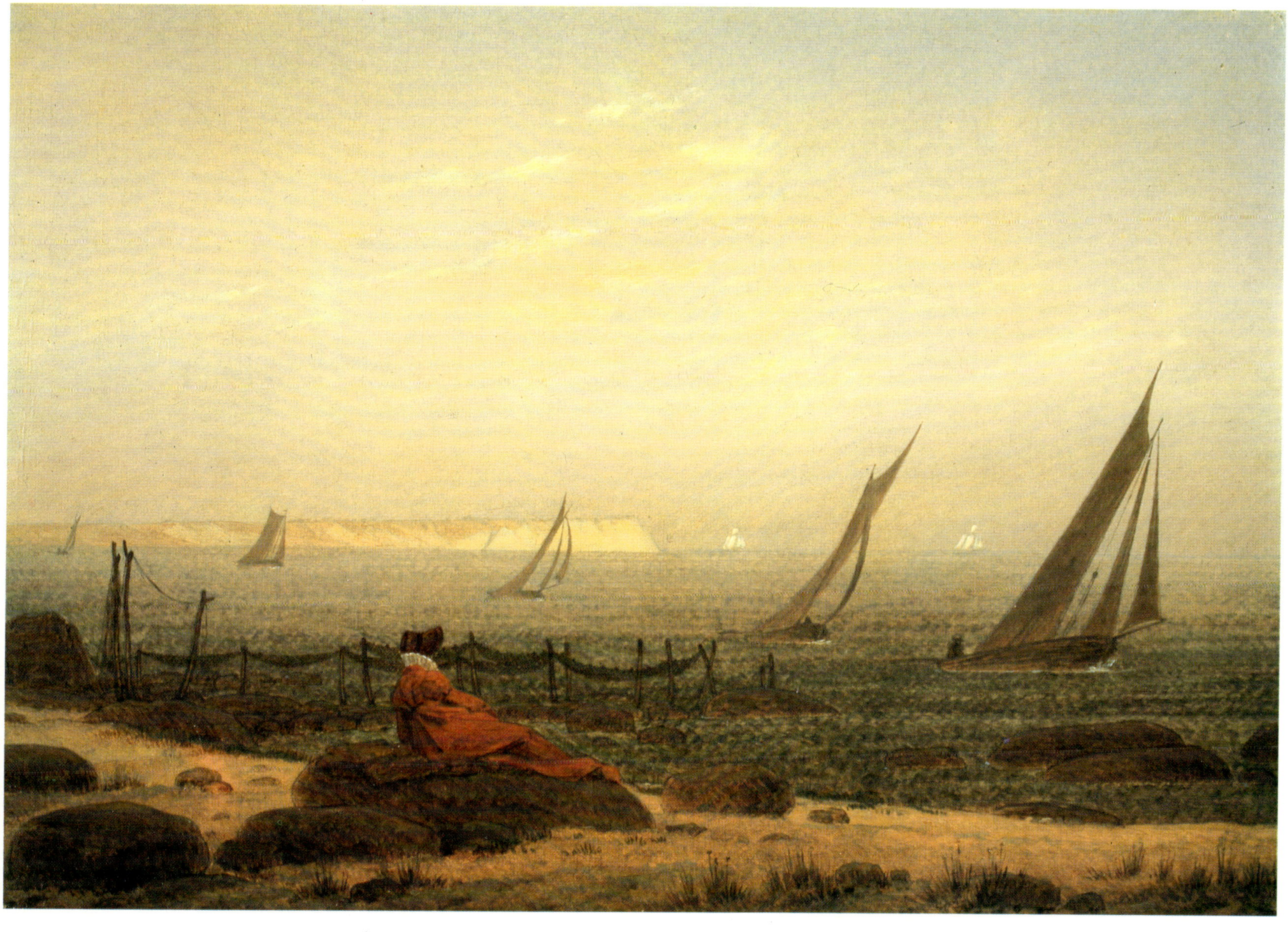

41 Gedächtnisbild für Johann Emanuel Bremer

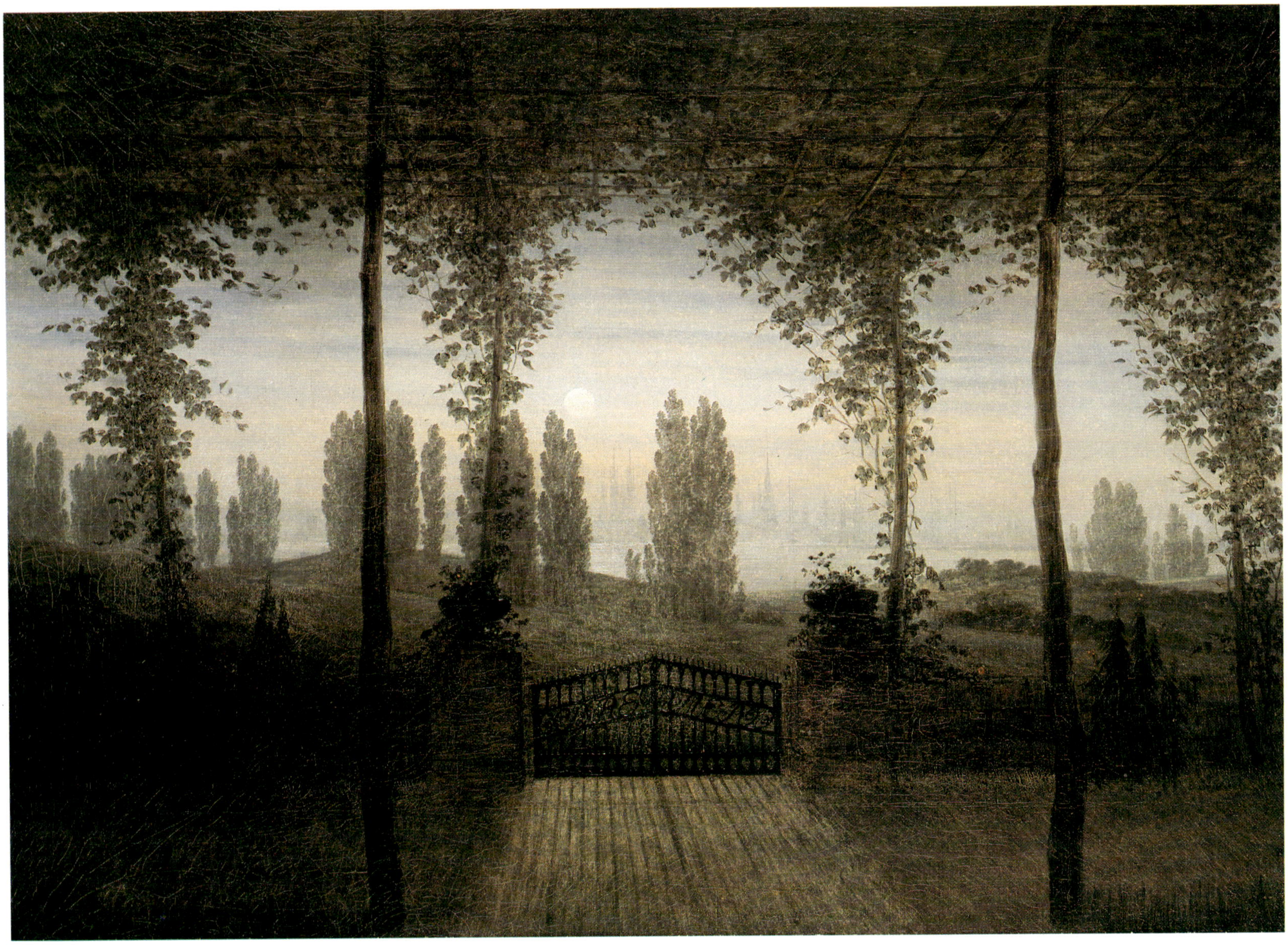

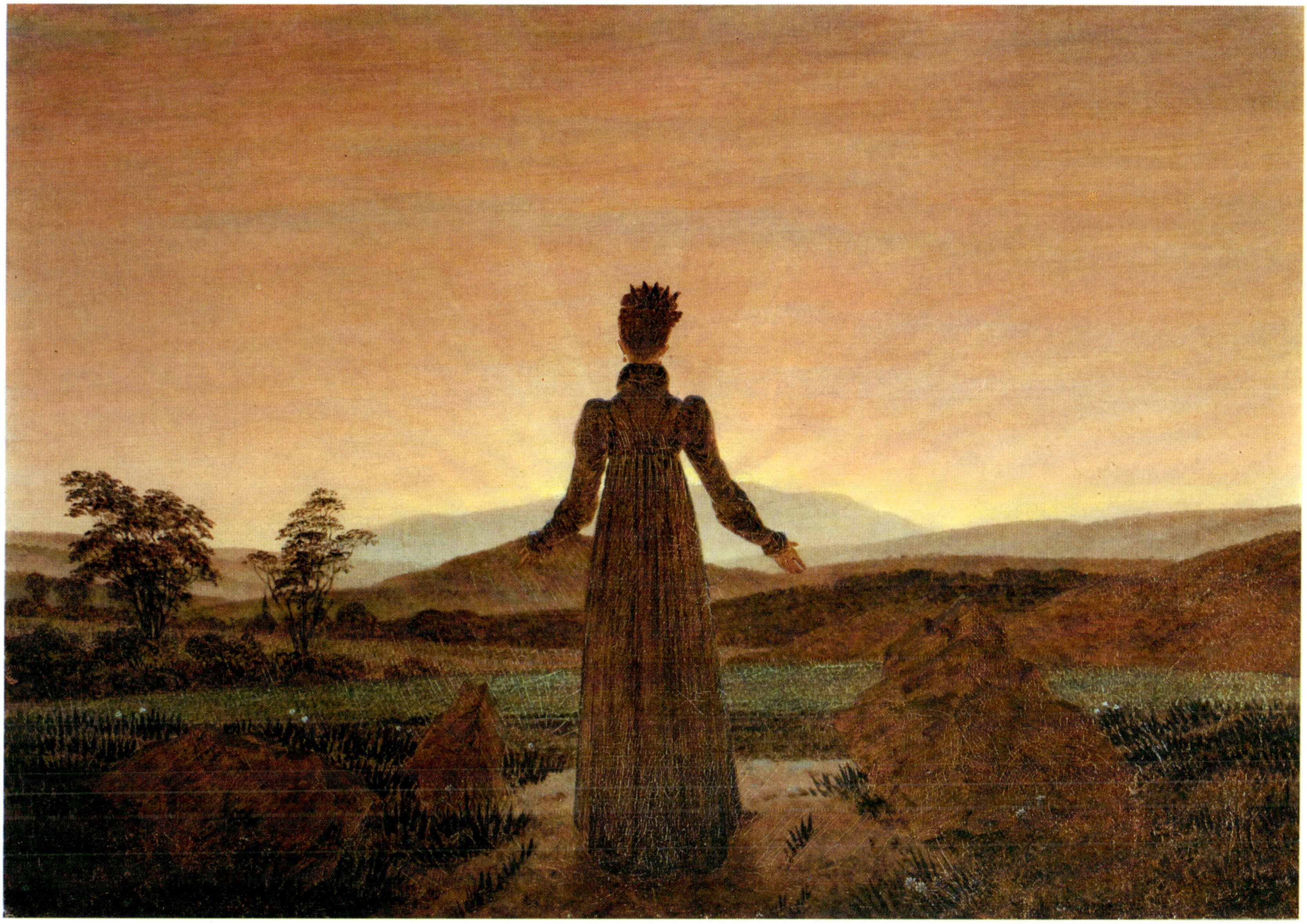

42 Frau vor der untergehenden Sonne

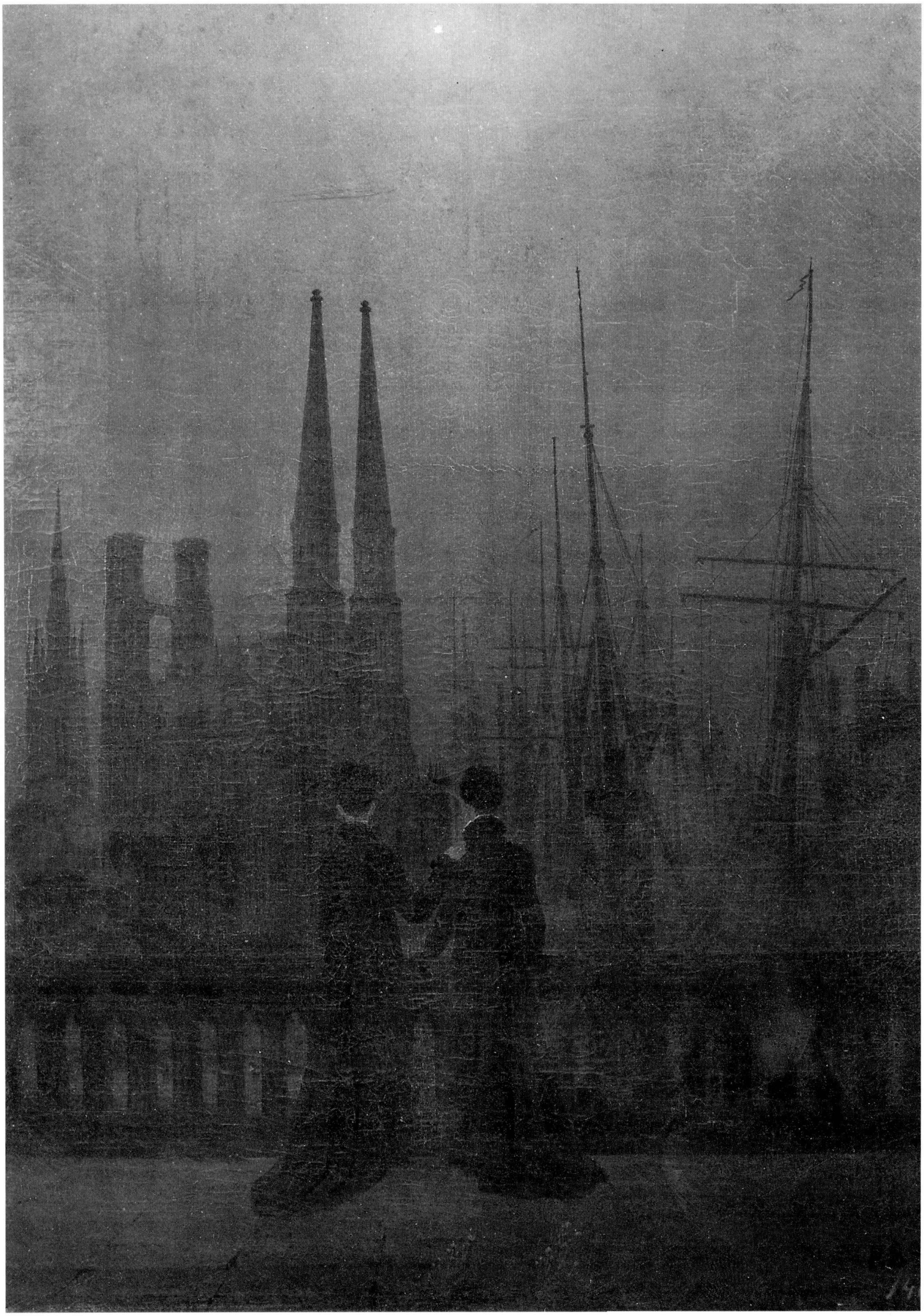

43 Nächtlicher Hafen

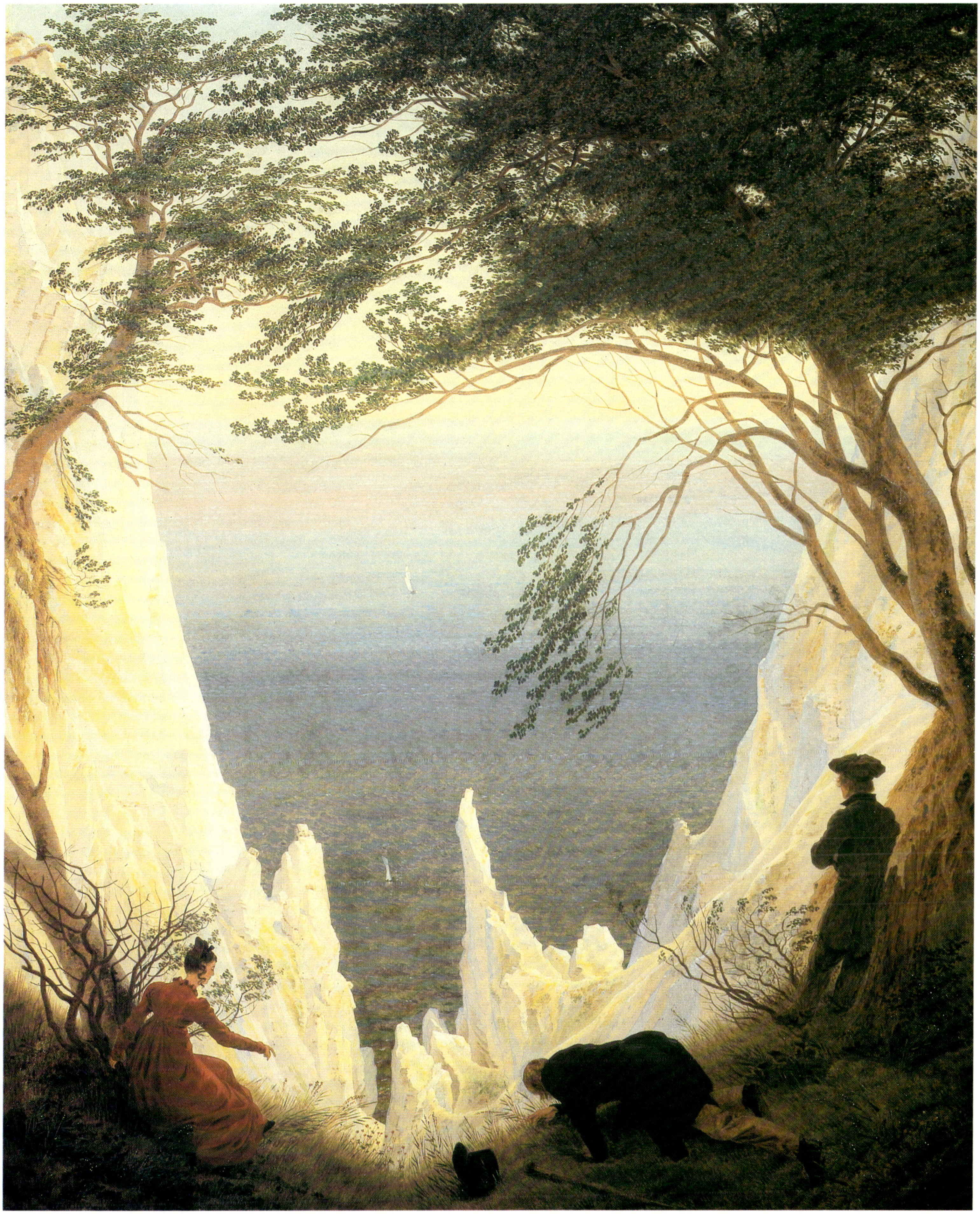

44 *Kreidefelsen auf Rügen*

45 Klosterfriedhof im Schnee

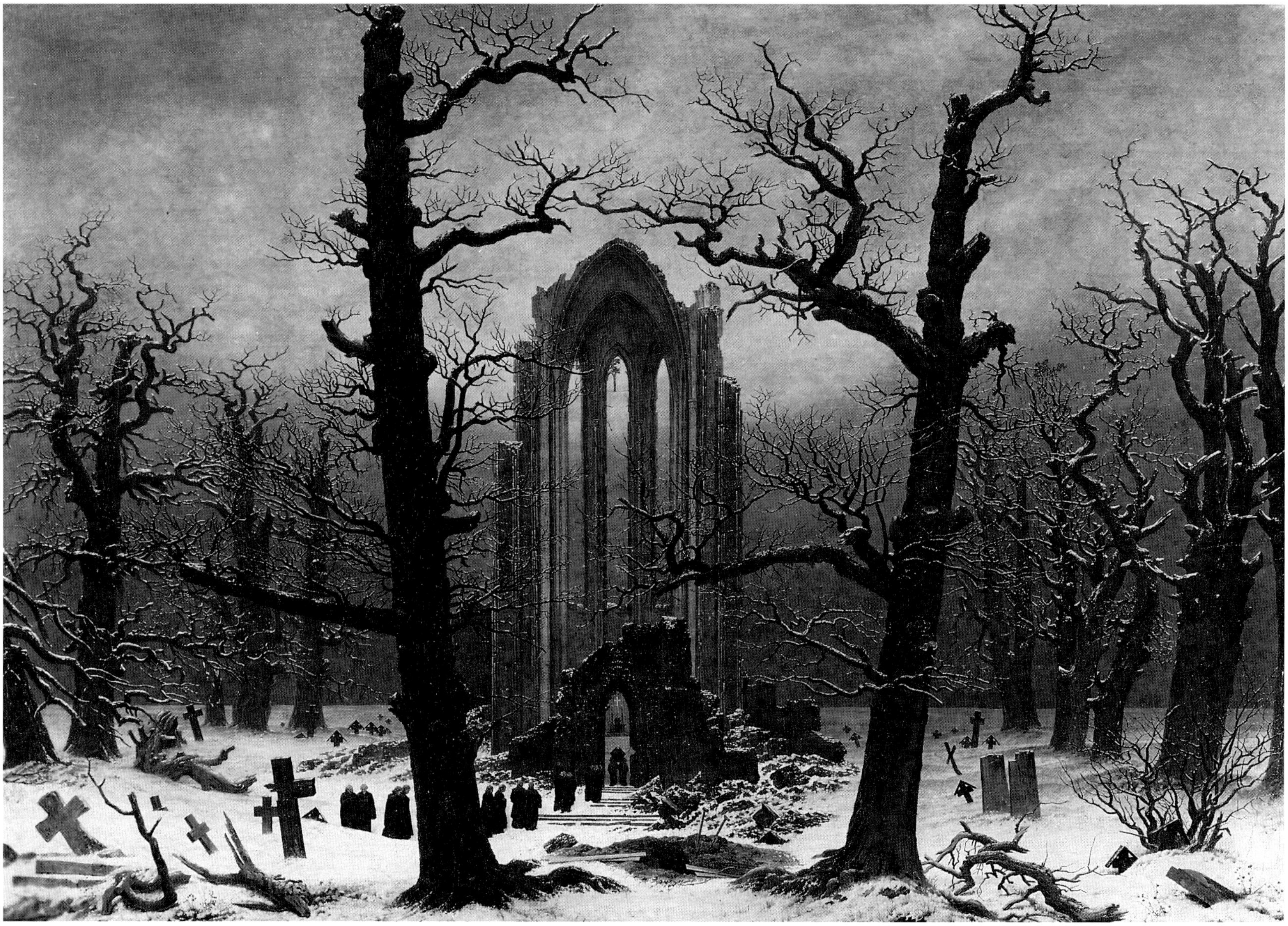

46 Zwei Männer in Betrachtung des Mondes

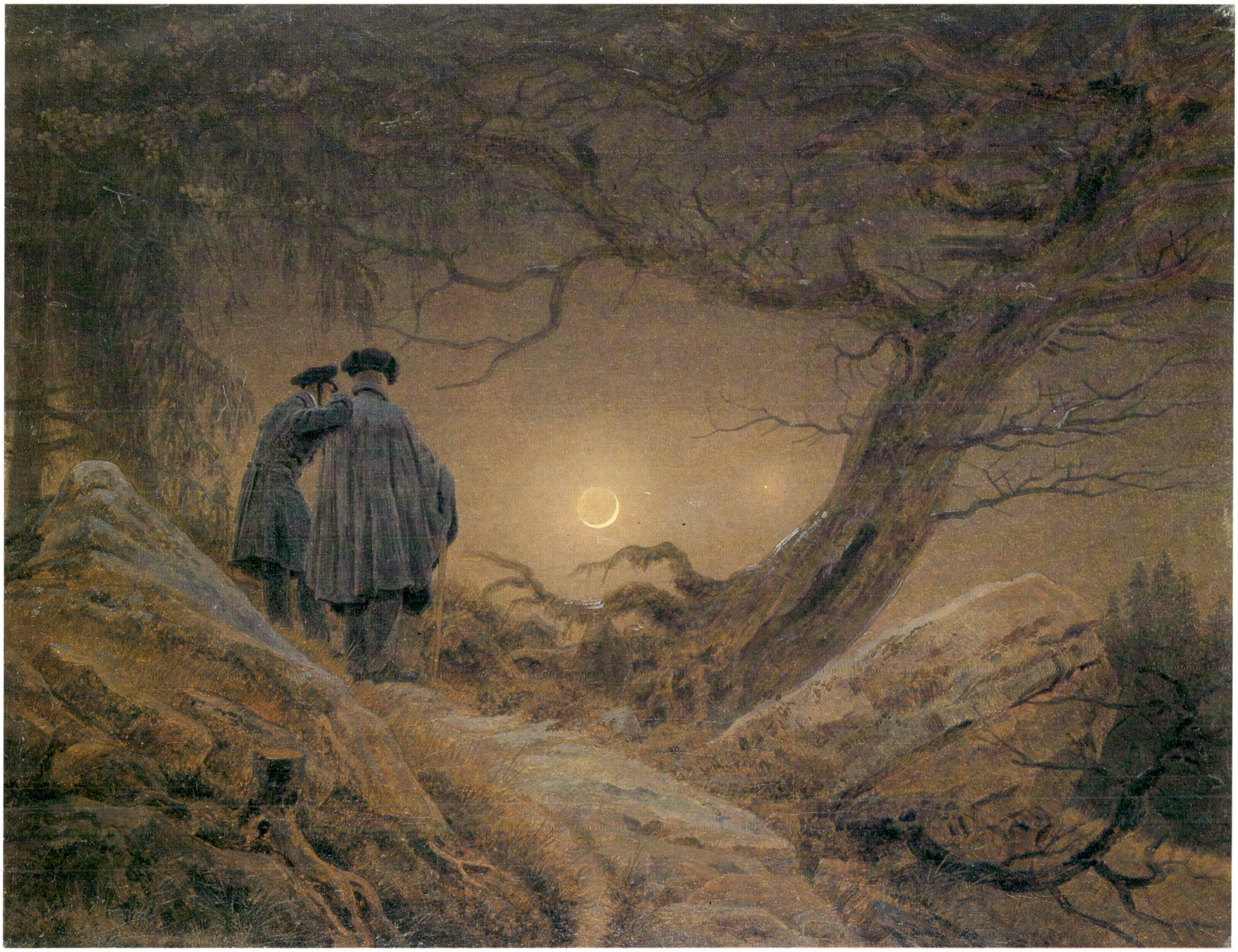

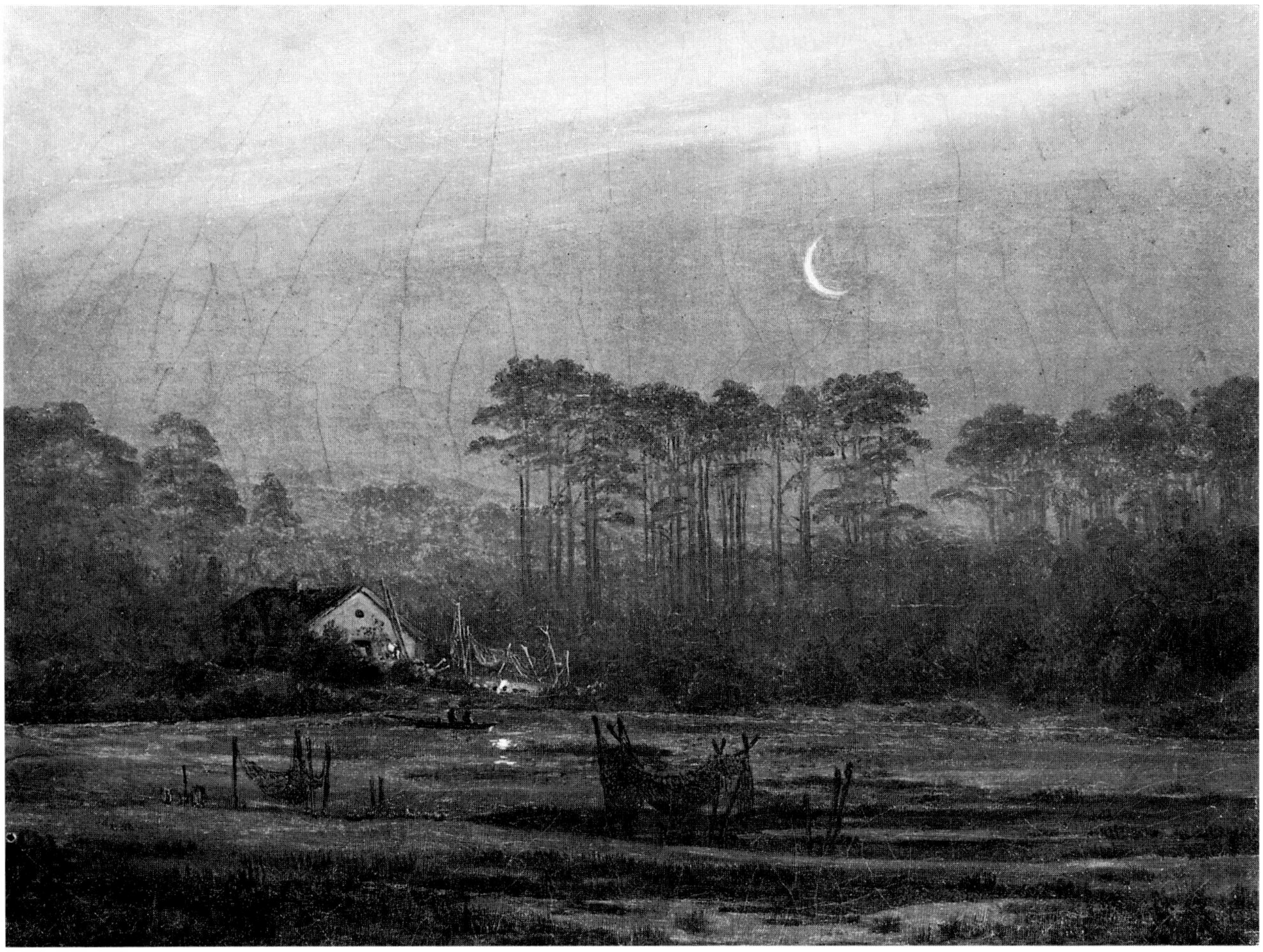

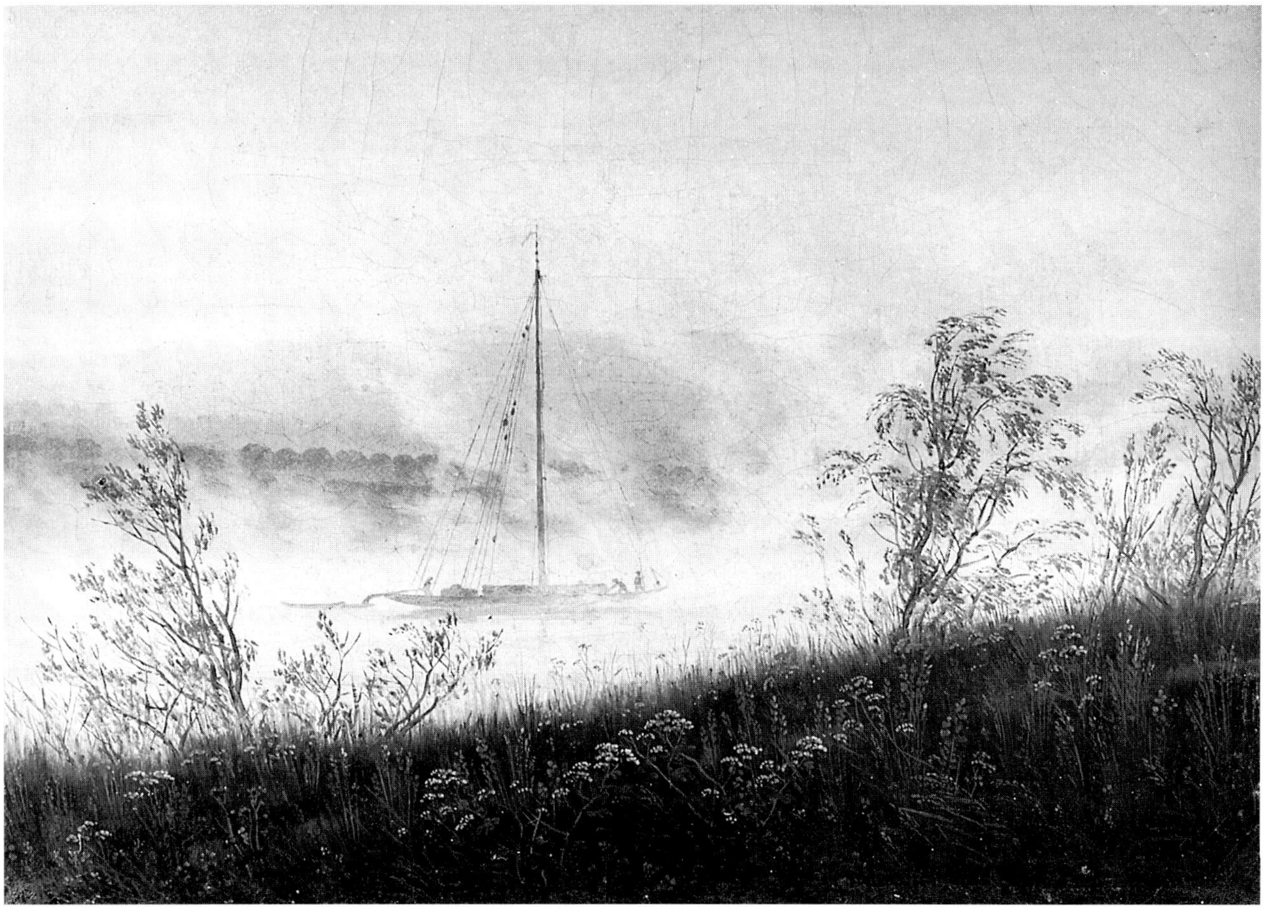

47 Einsames Haus am Kiefernwald
48 Elbschiff im Frühnebel

49 Auf dem Segler

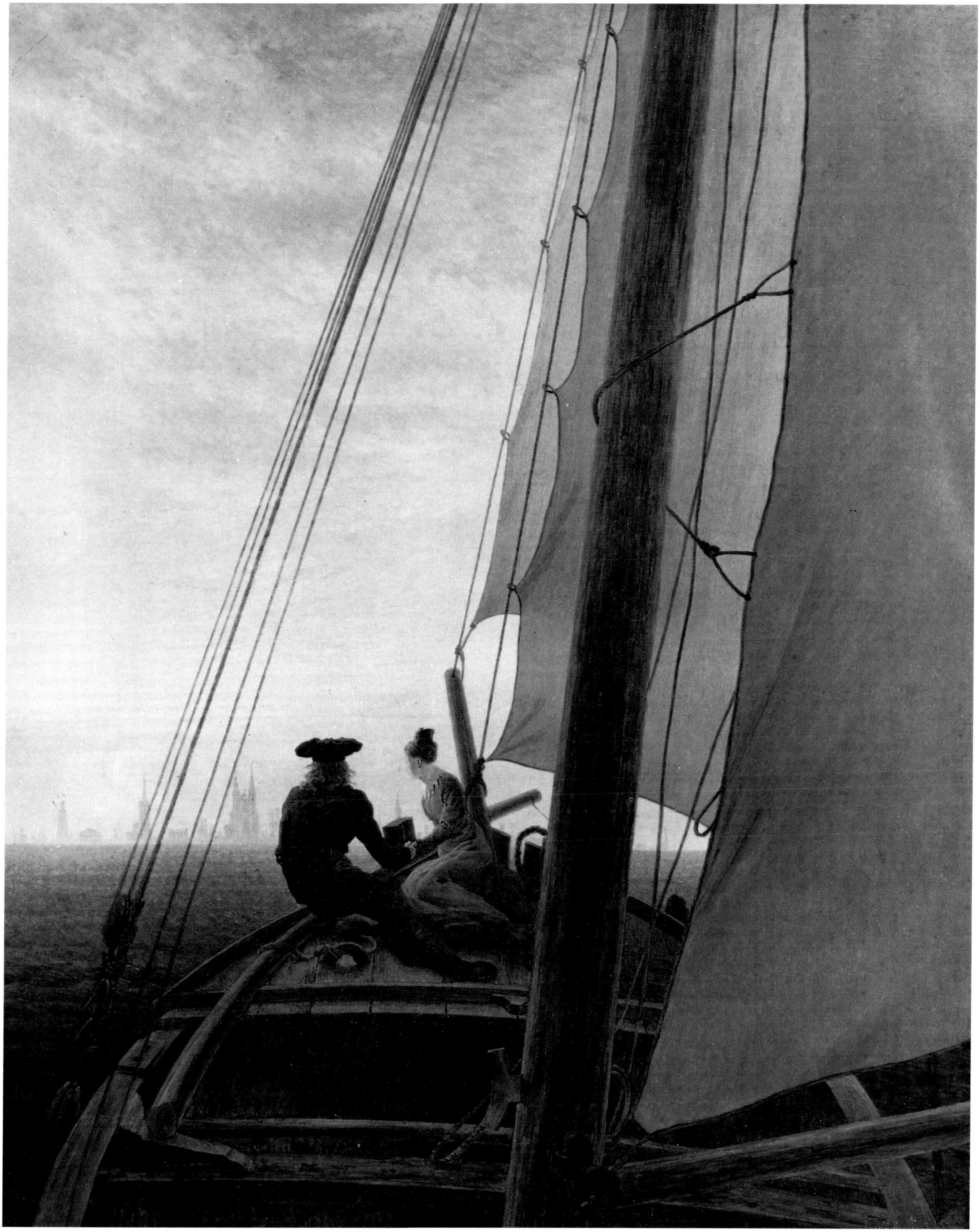

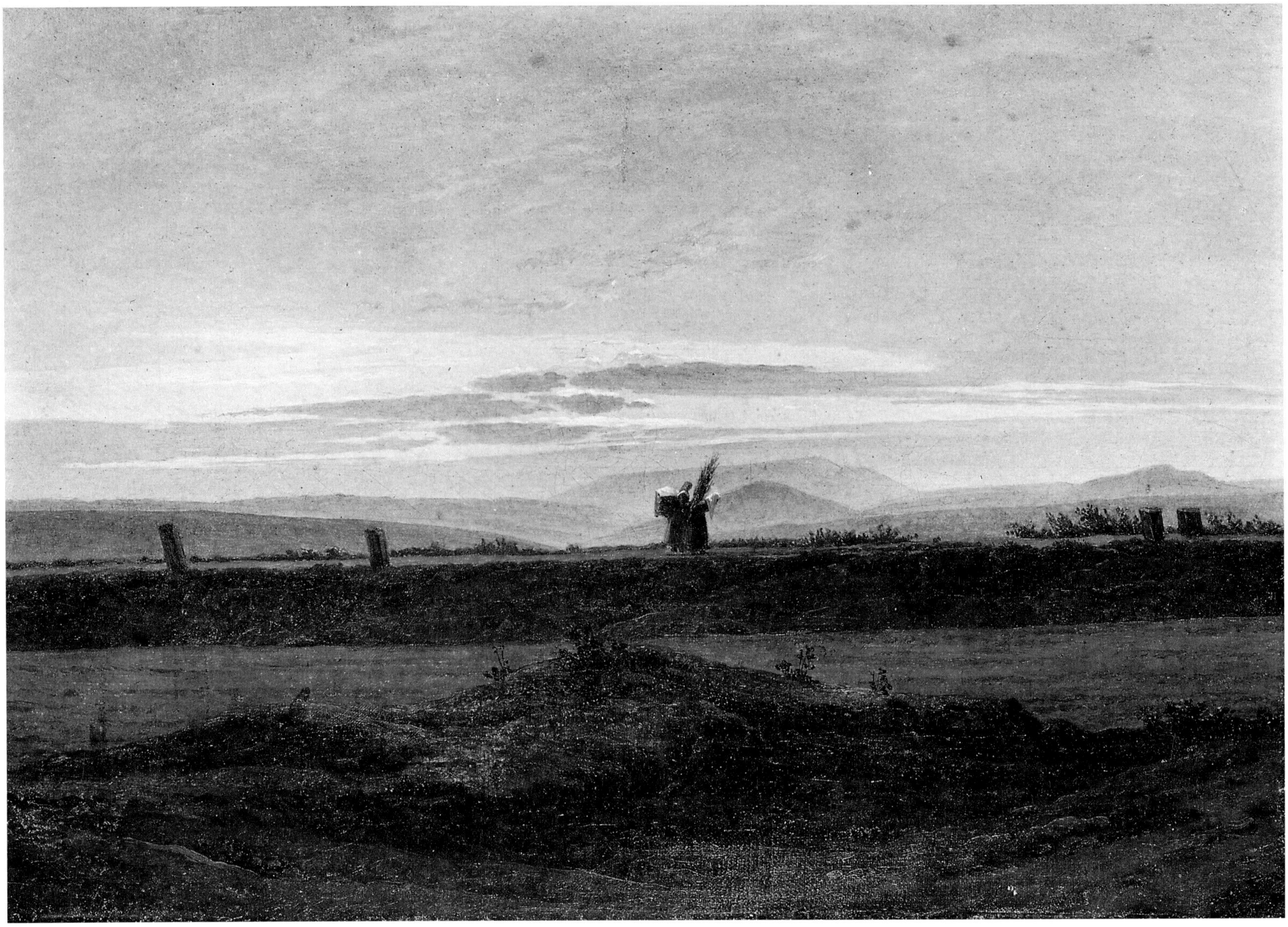

50 Elblandschaft

51 Nebelschwaden

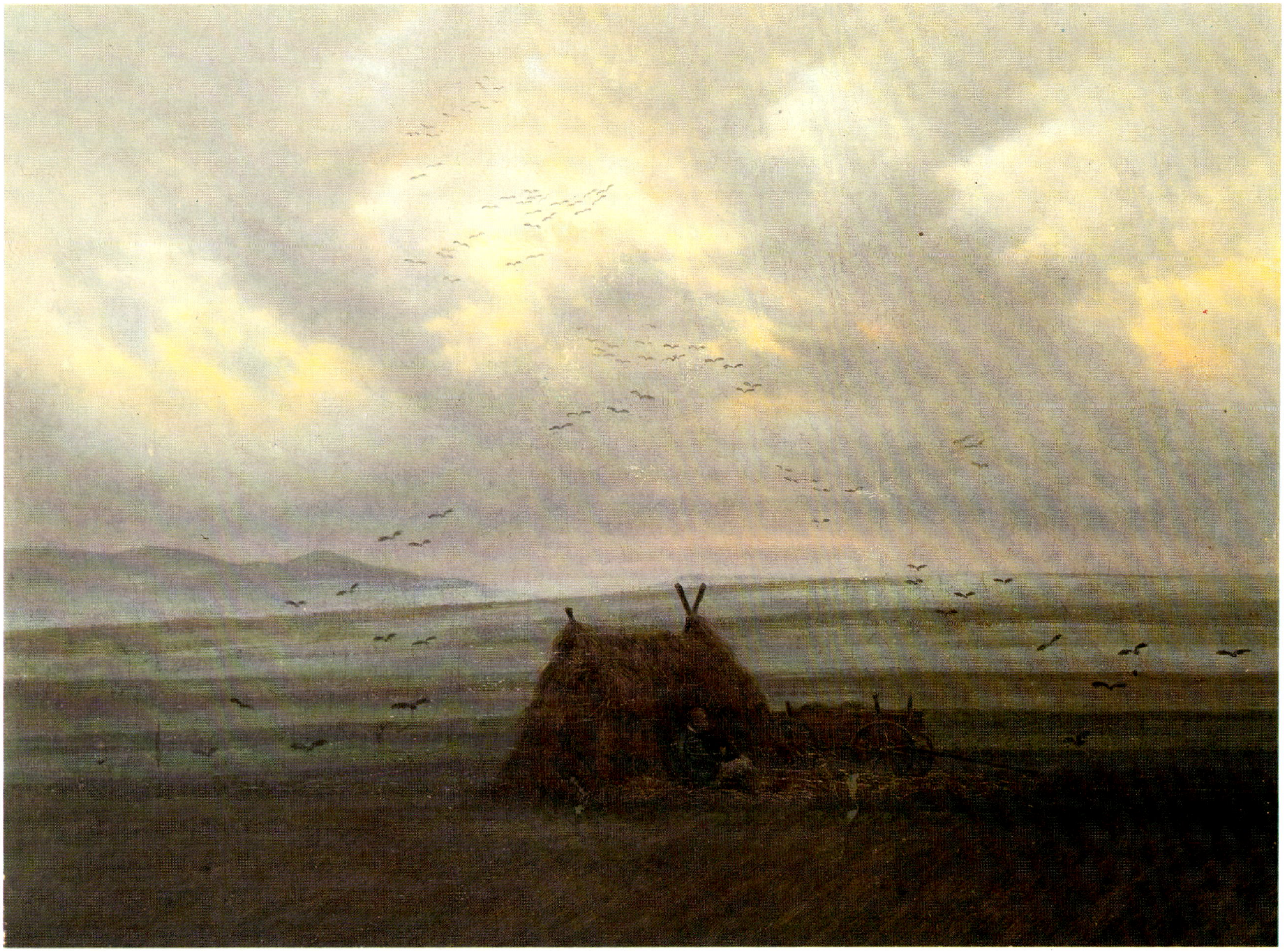

52 Schwäne im Schilf

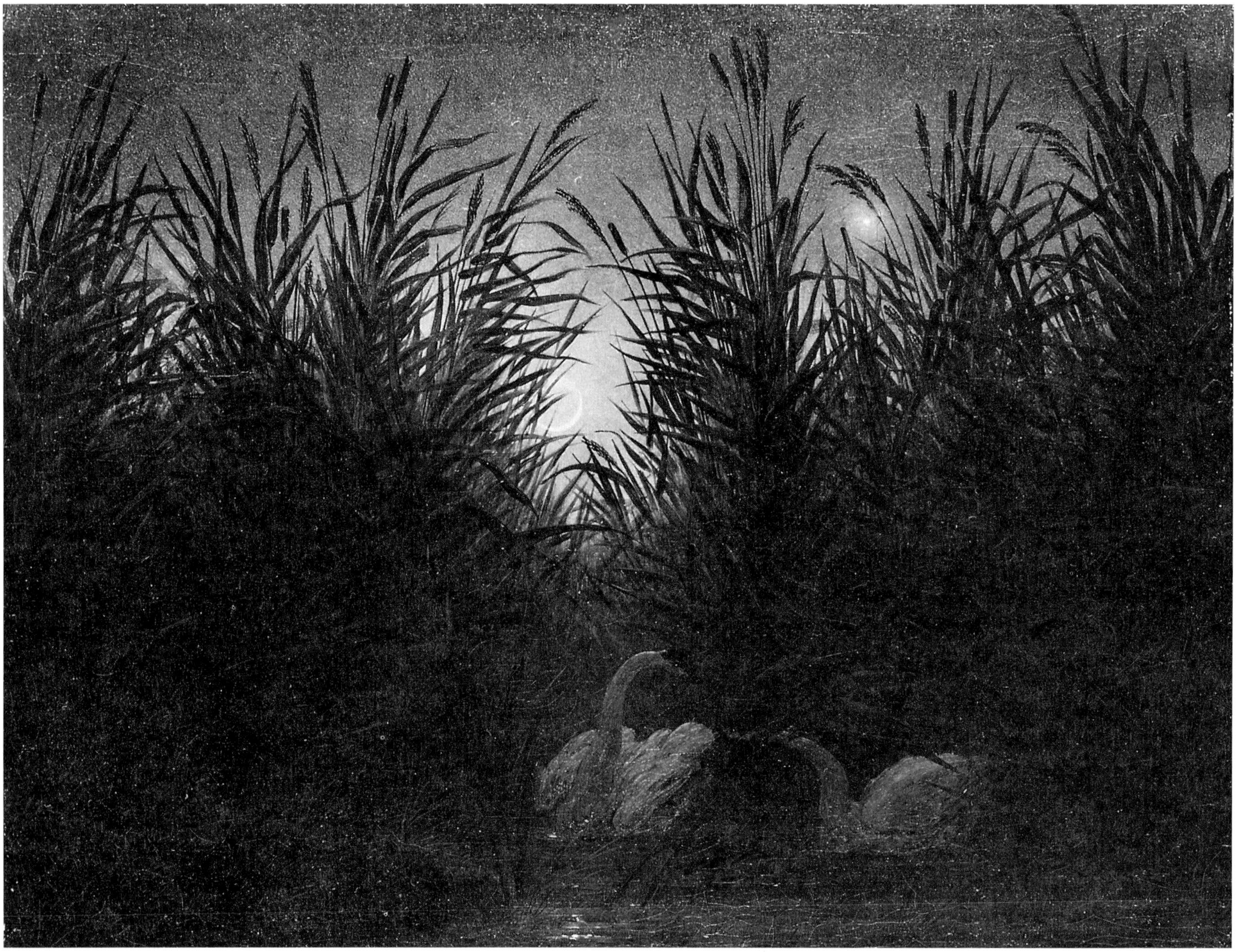

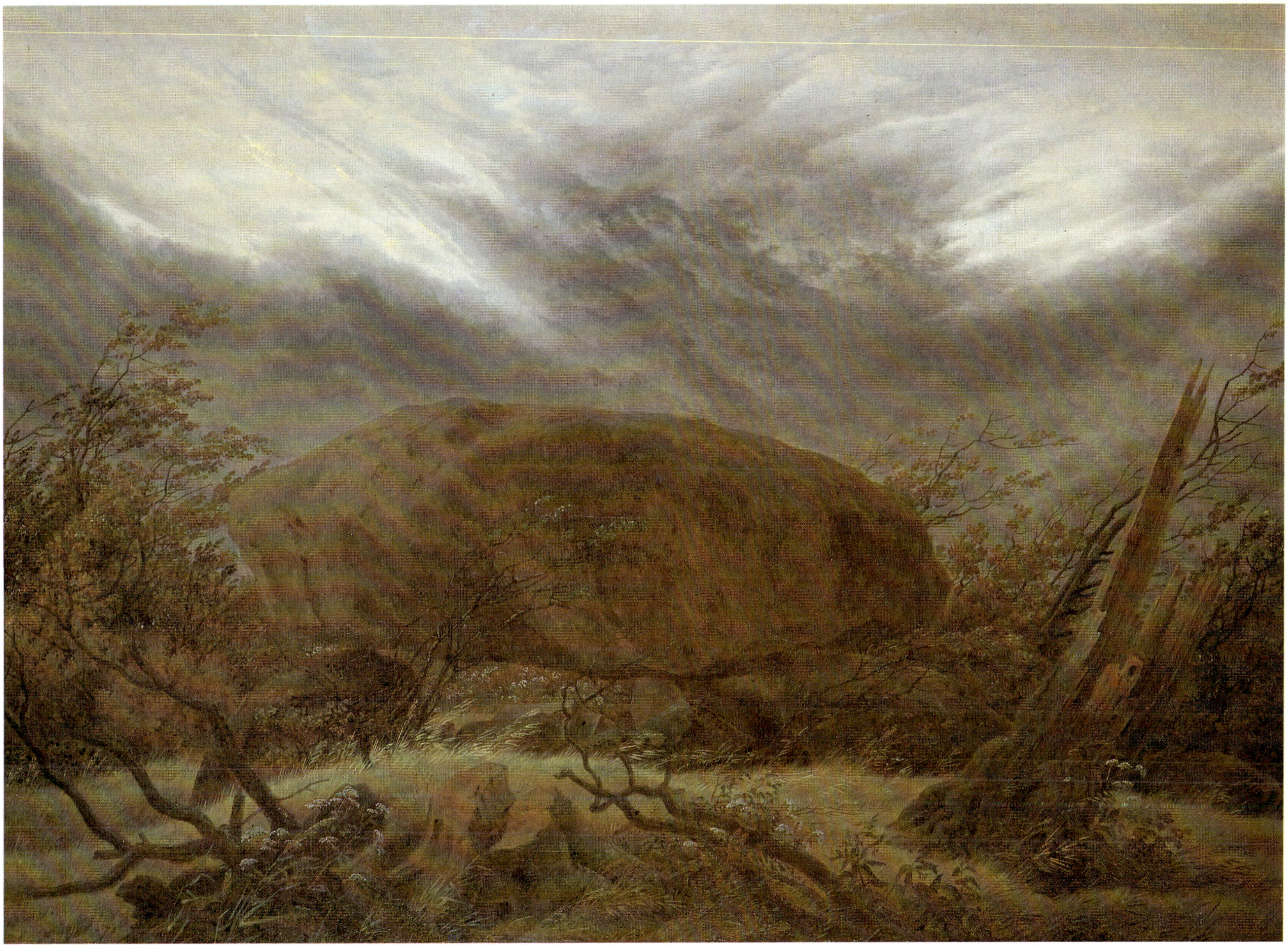

54 Wiesen bei Greifswald

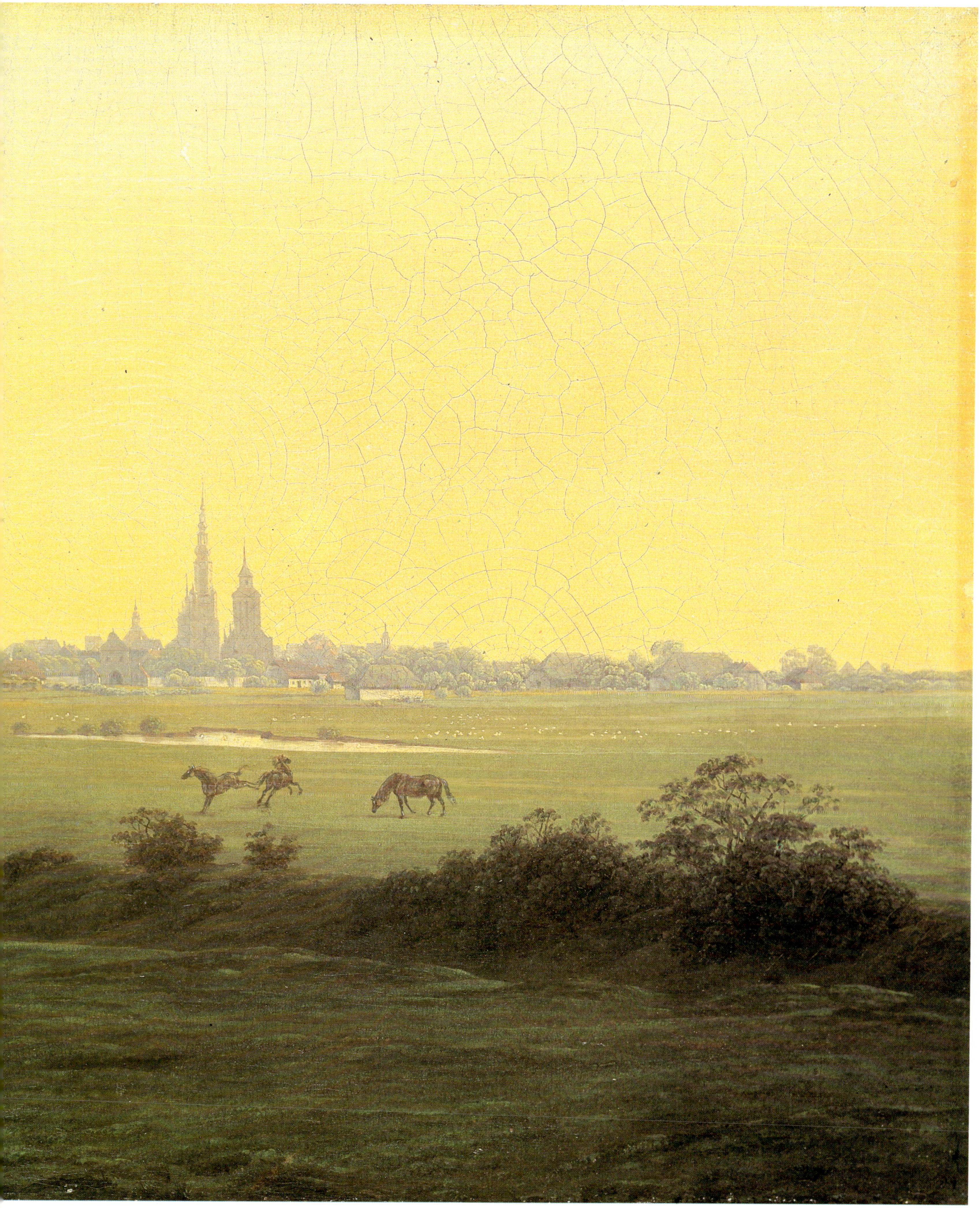

55 Die Augustusbrücke in Dresden

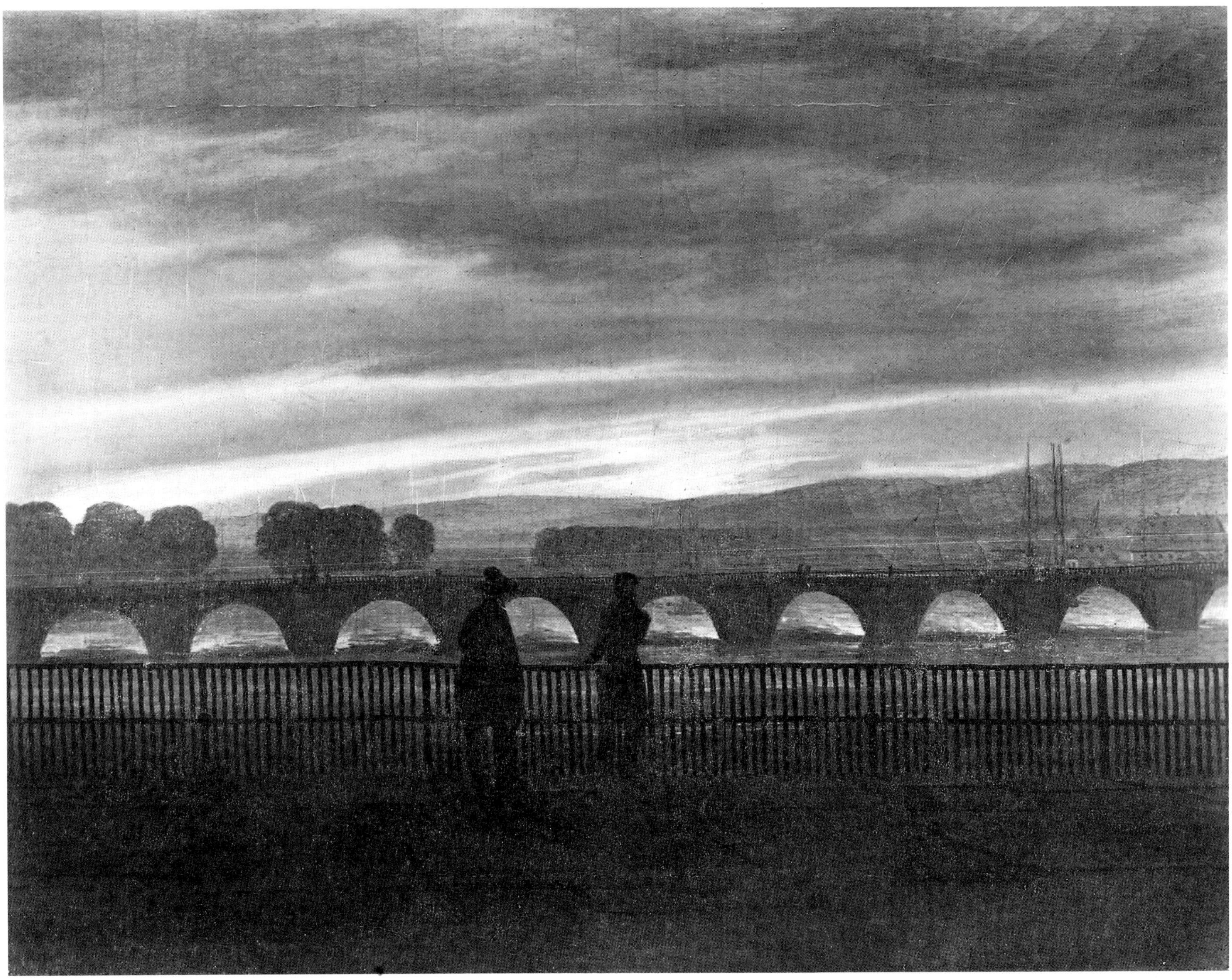

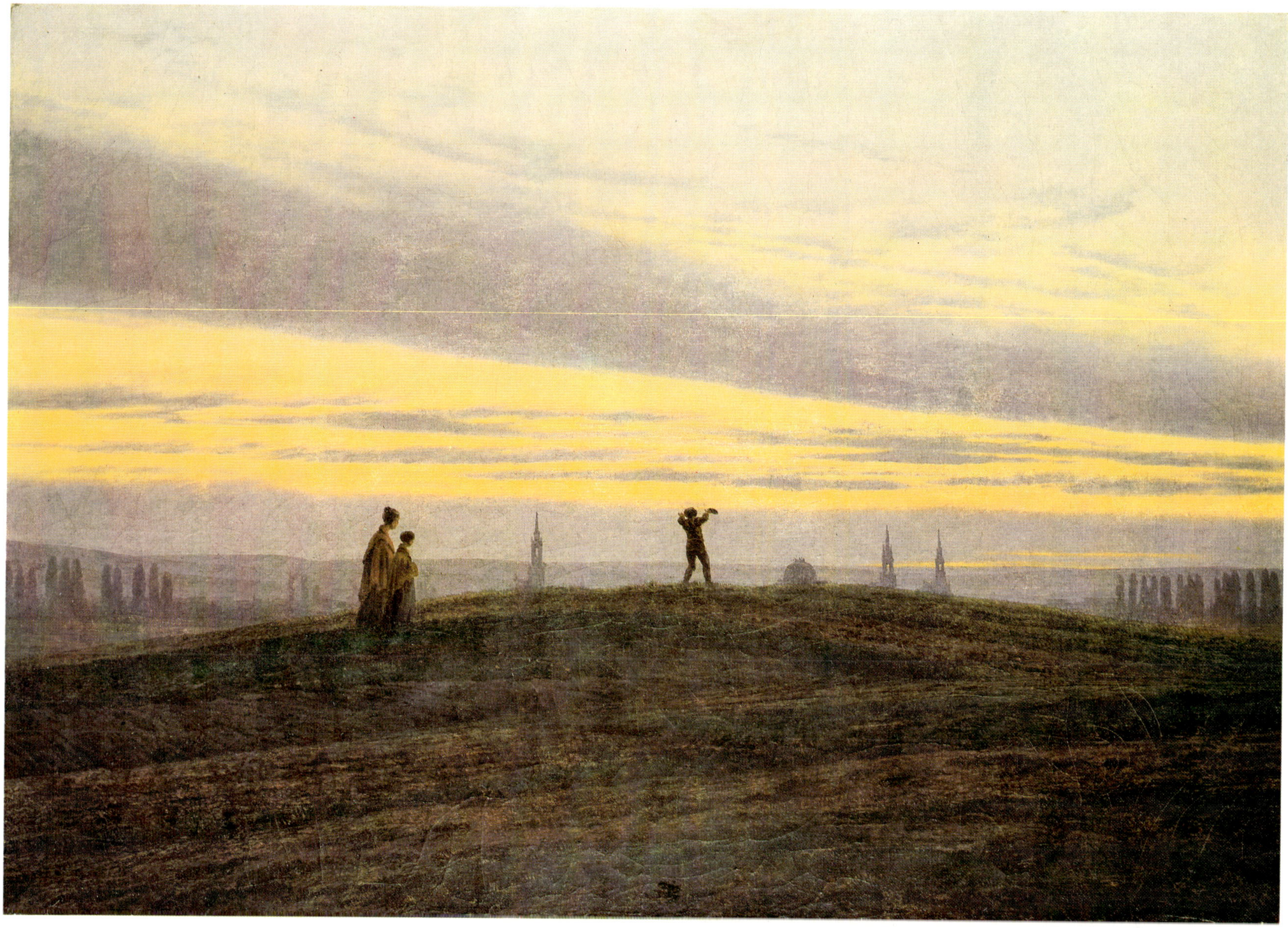

56 *Der Abendstern*

57 Riesengebirgslandschaft mit aufsteigendem Nebel

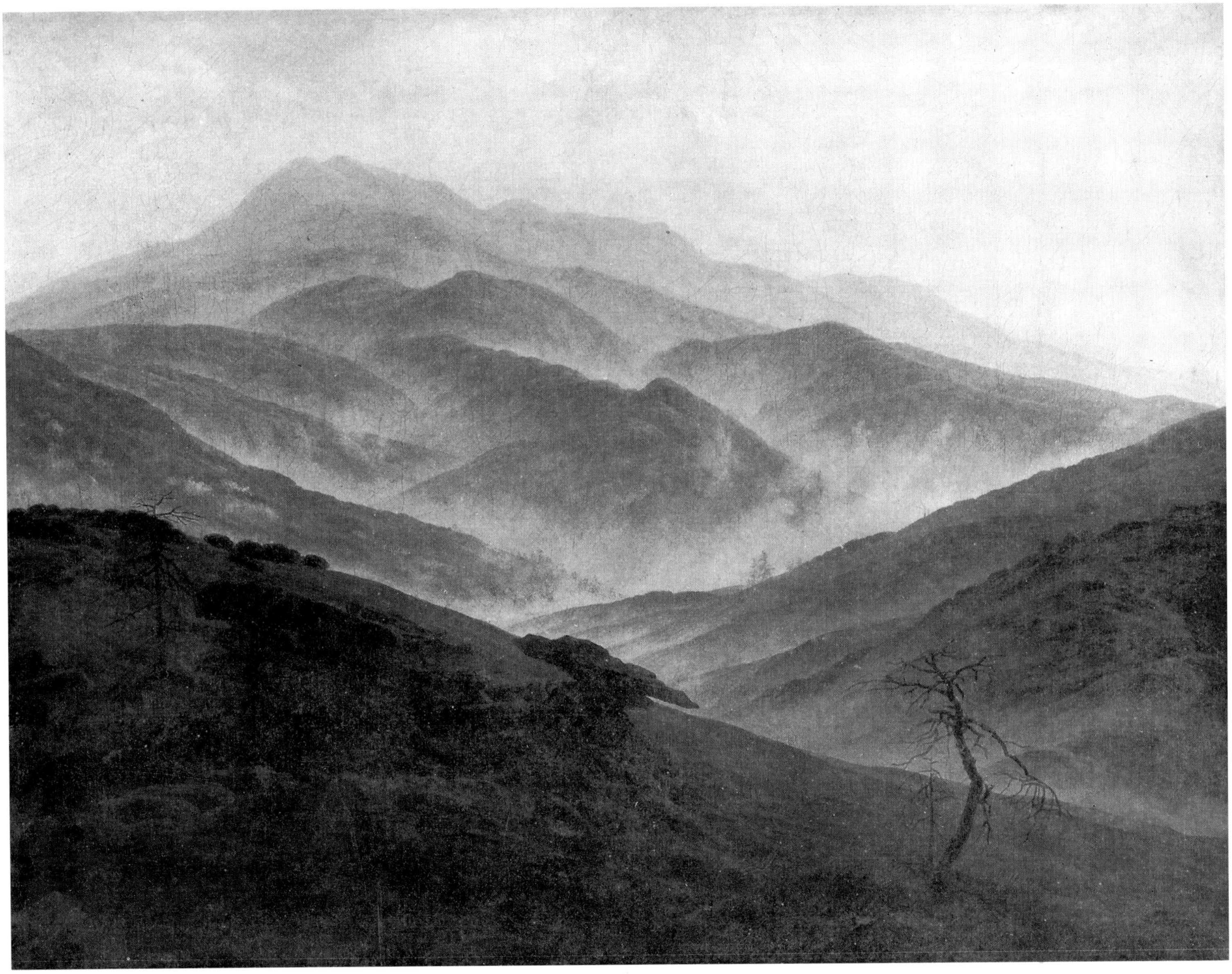

58 Sturzacker

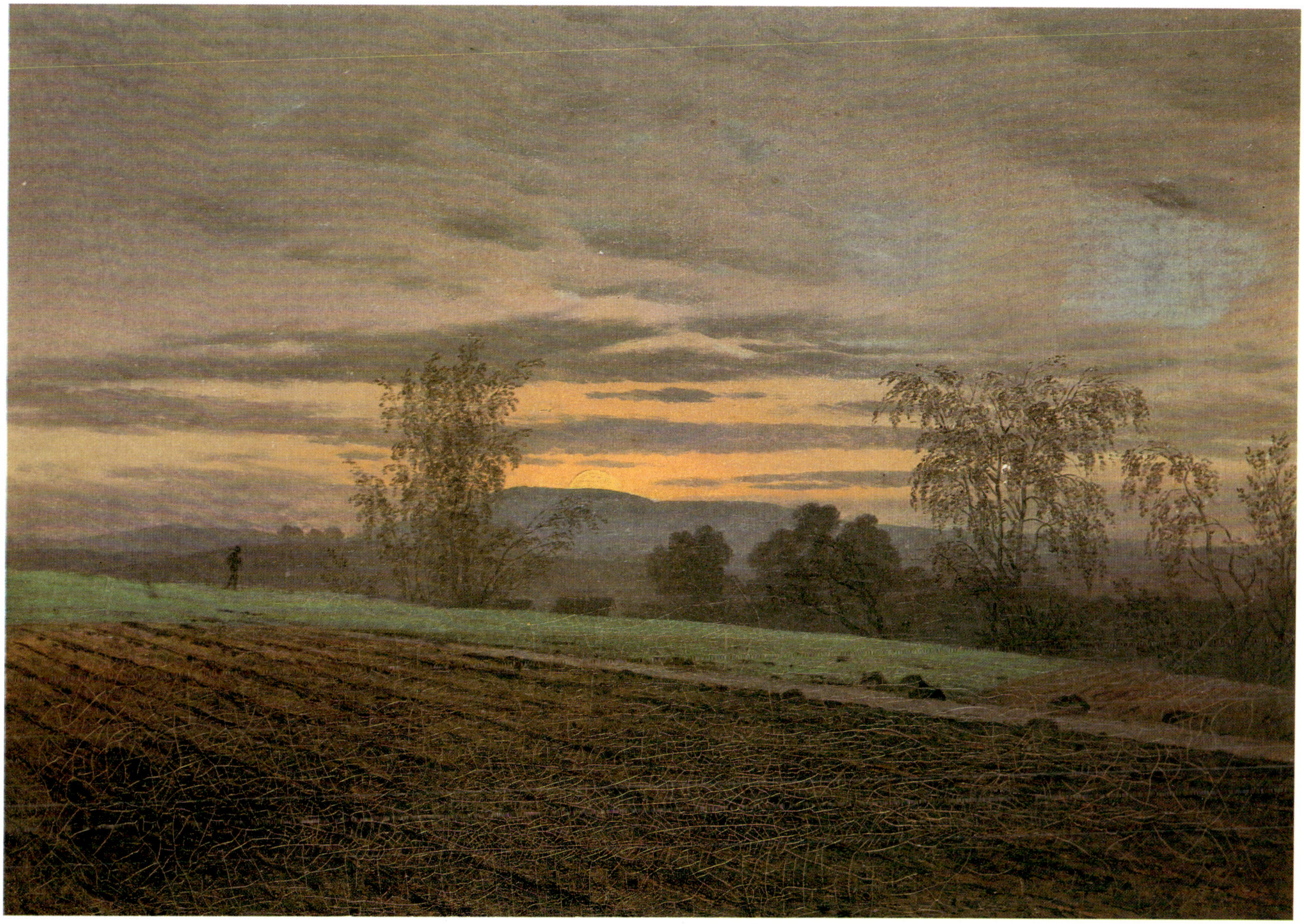

59 *Blick auf die Ostsee*

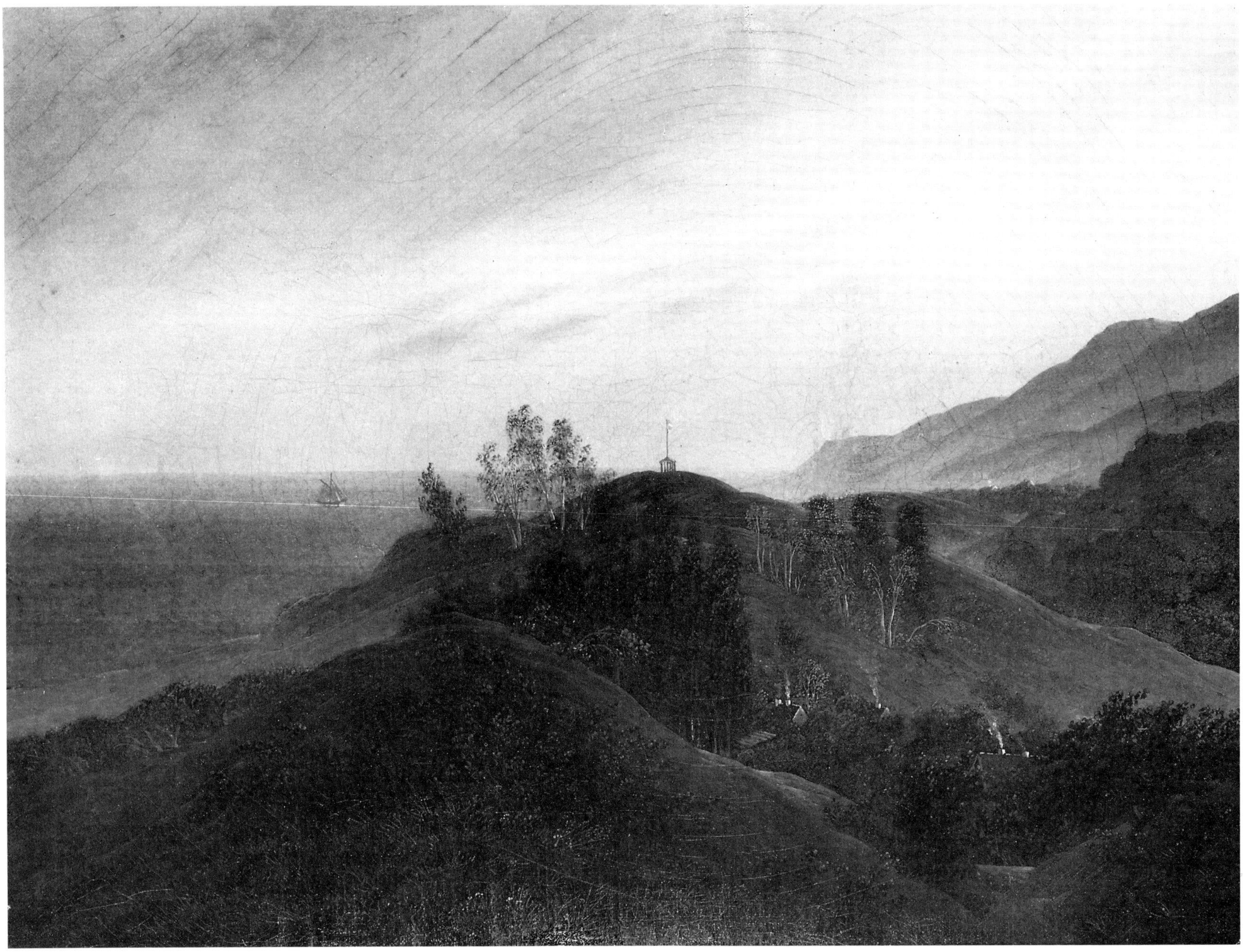

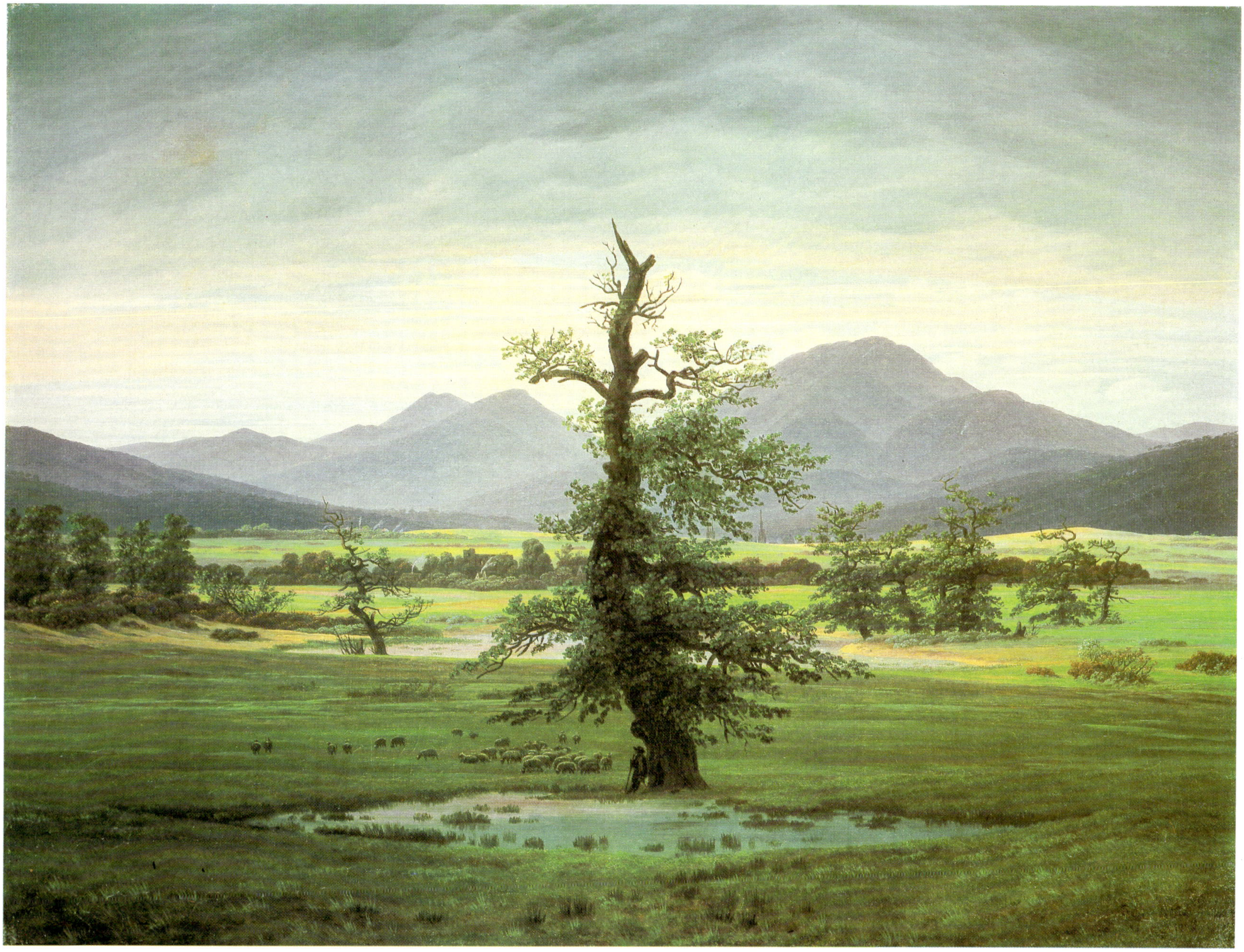

60 Einsamer Baum

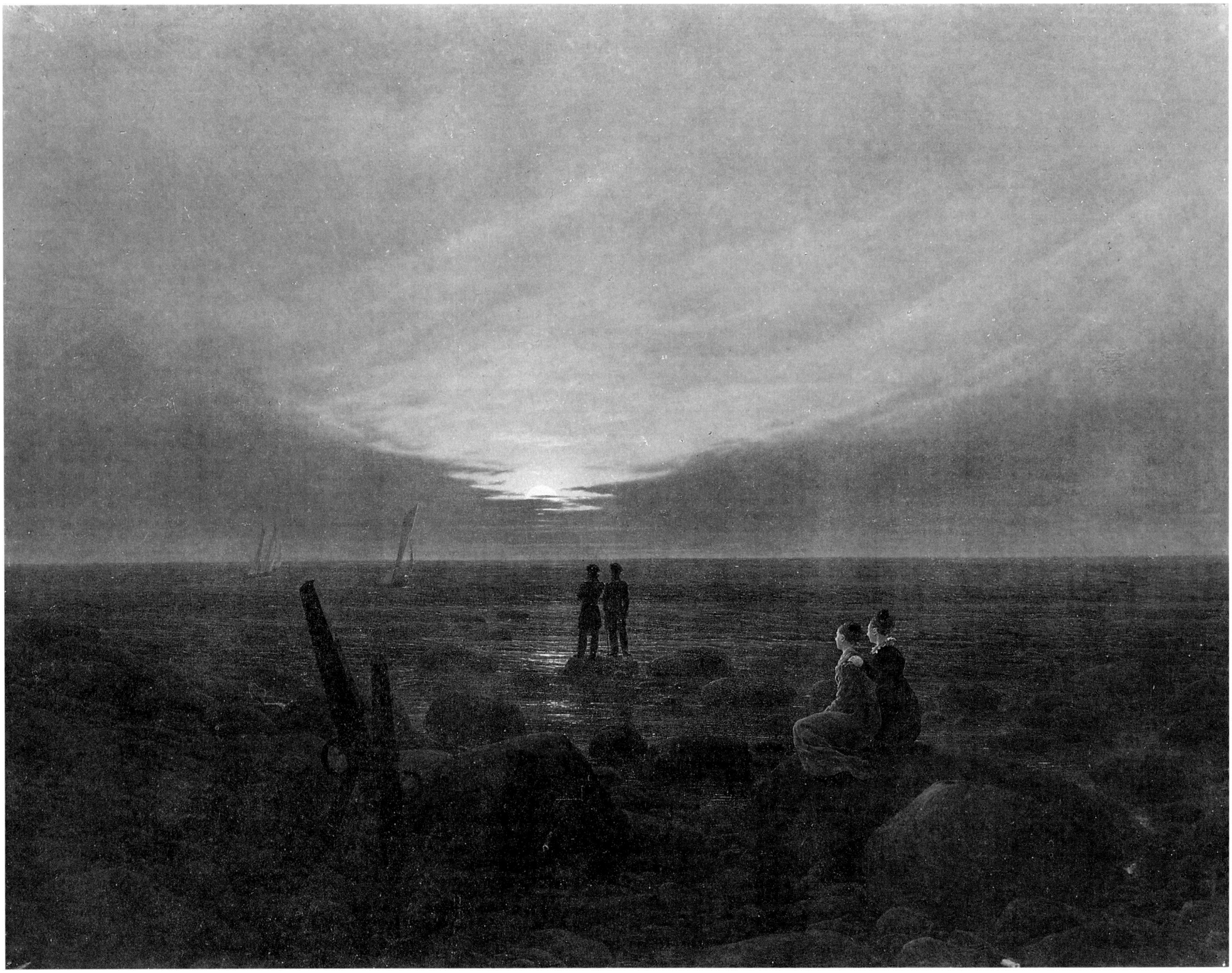

61 Mondaufgang am Meer

62 Frau am Fenster

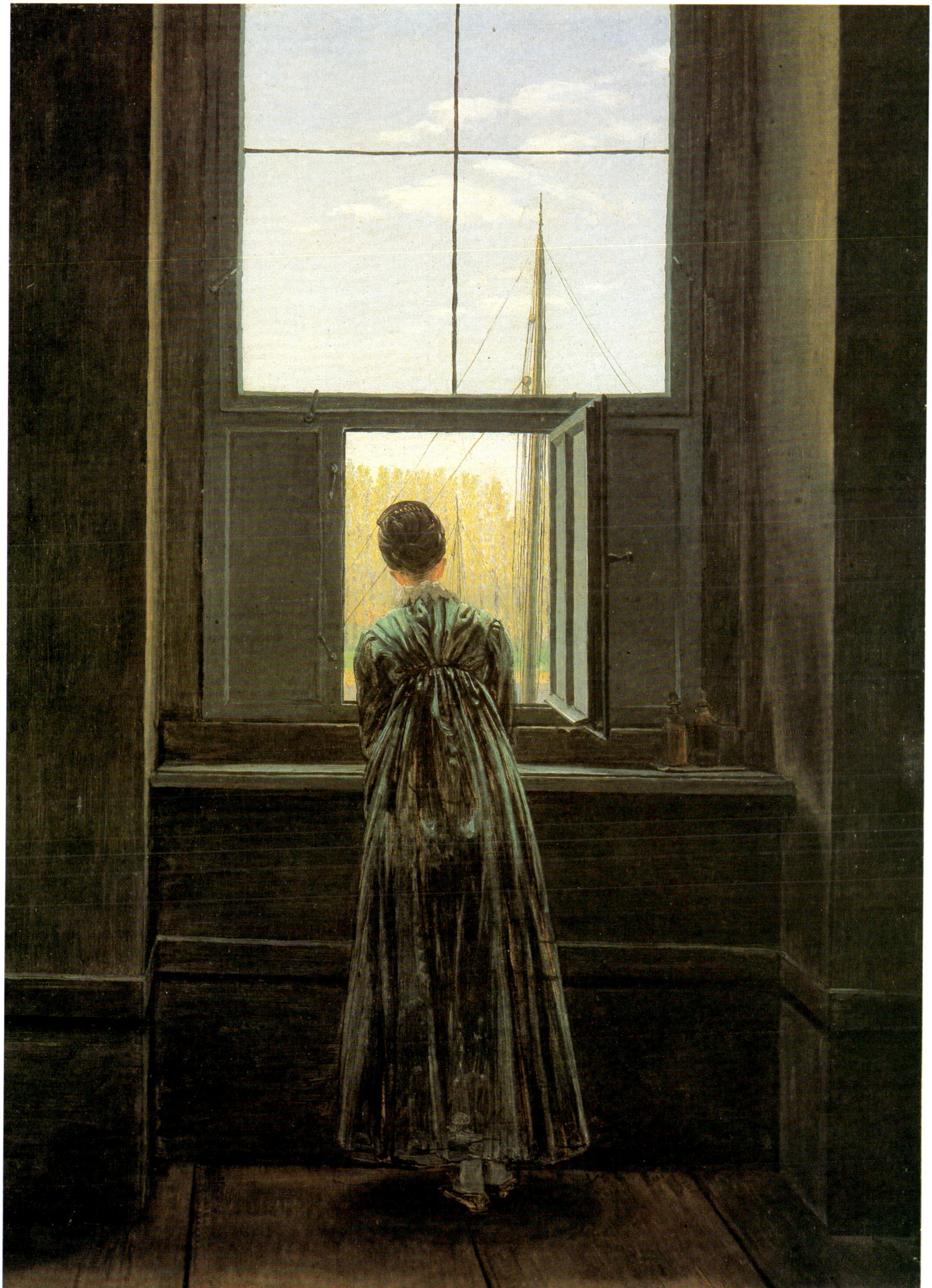

63 Nordische See im Mondlicht

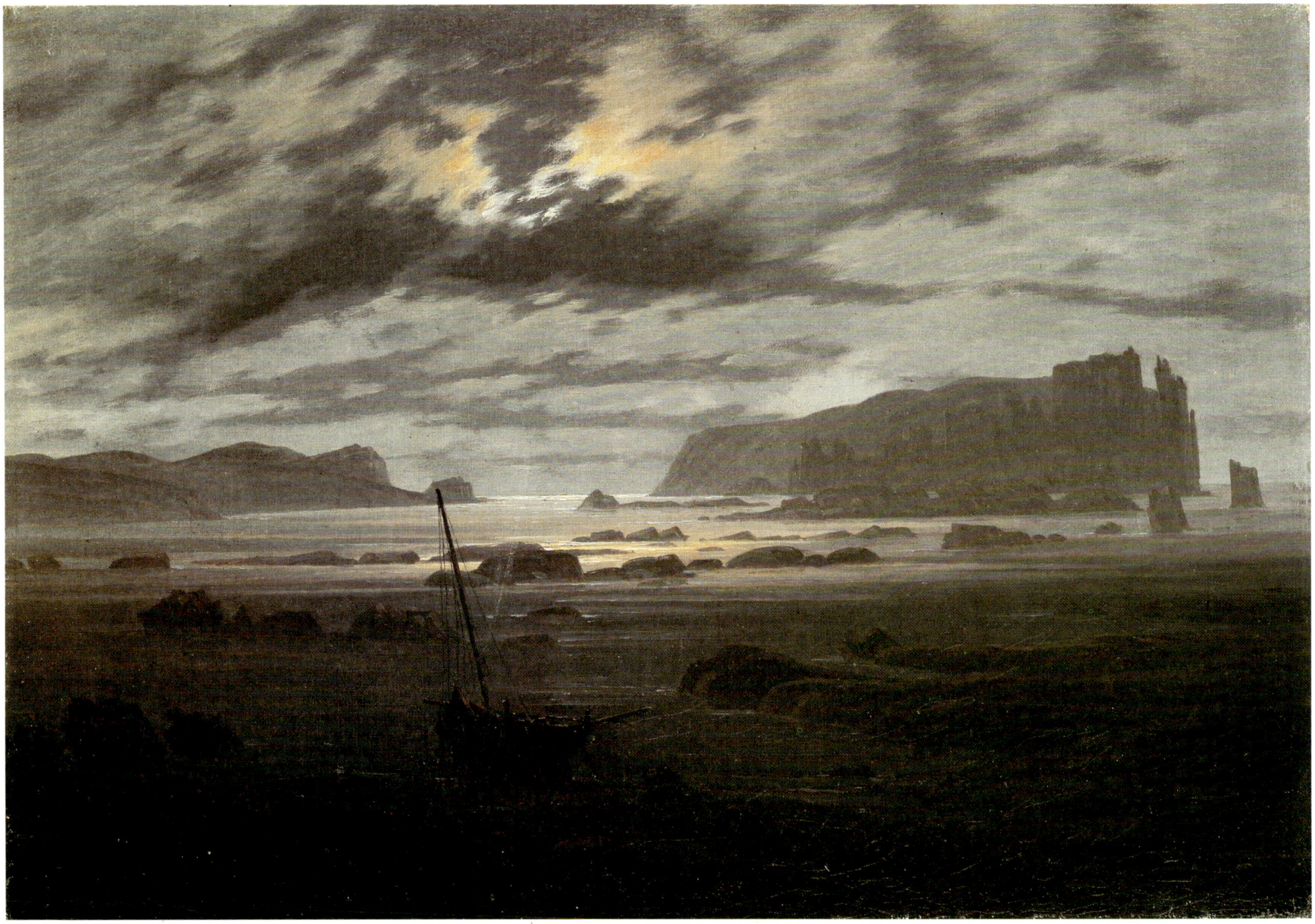

64 *Mondaufgang am Meer*

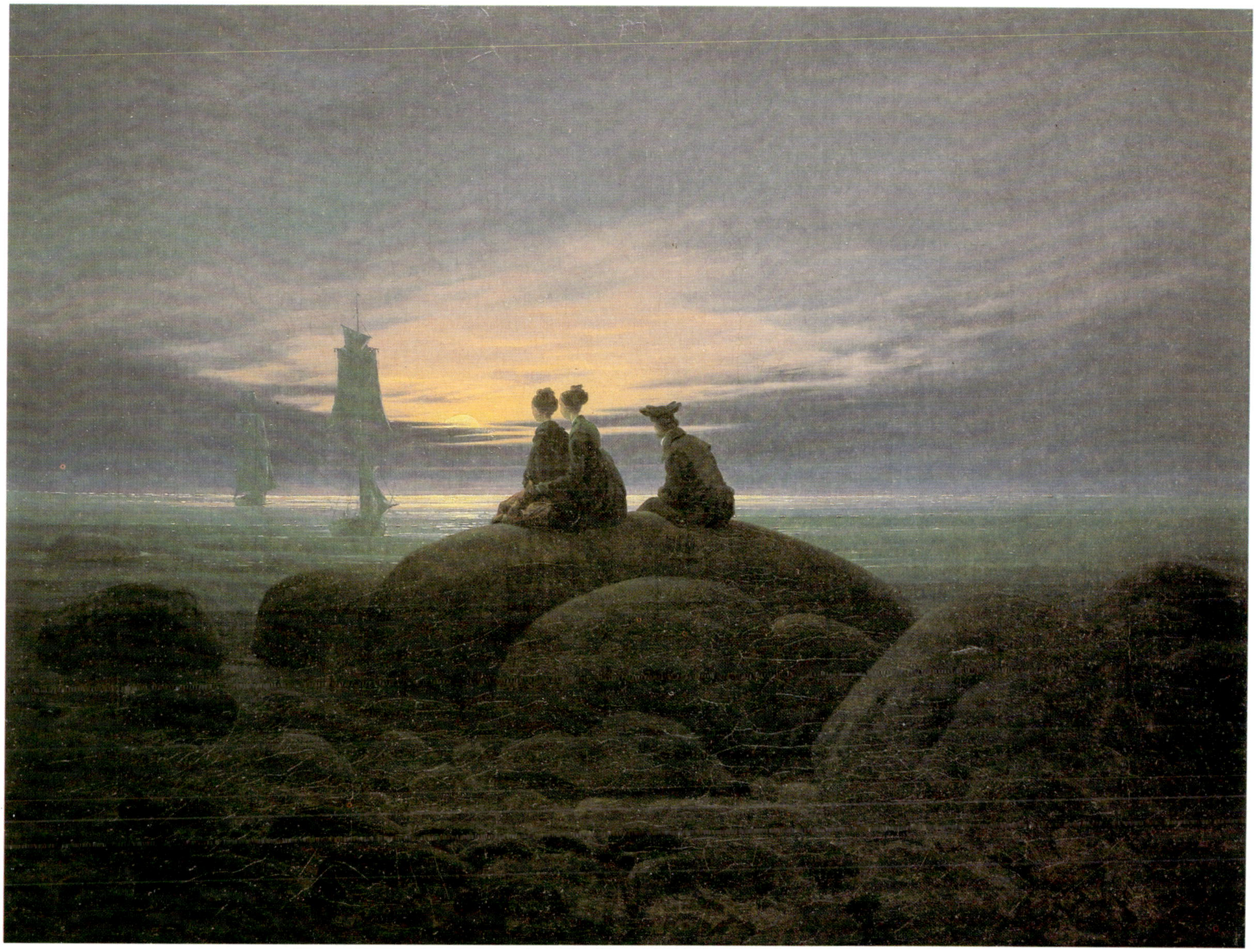

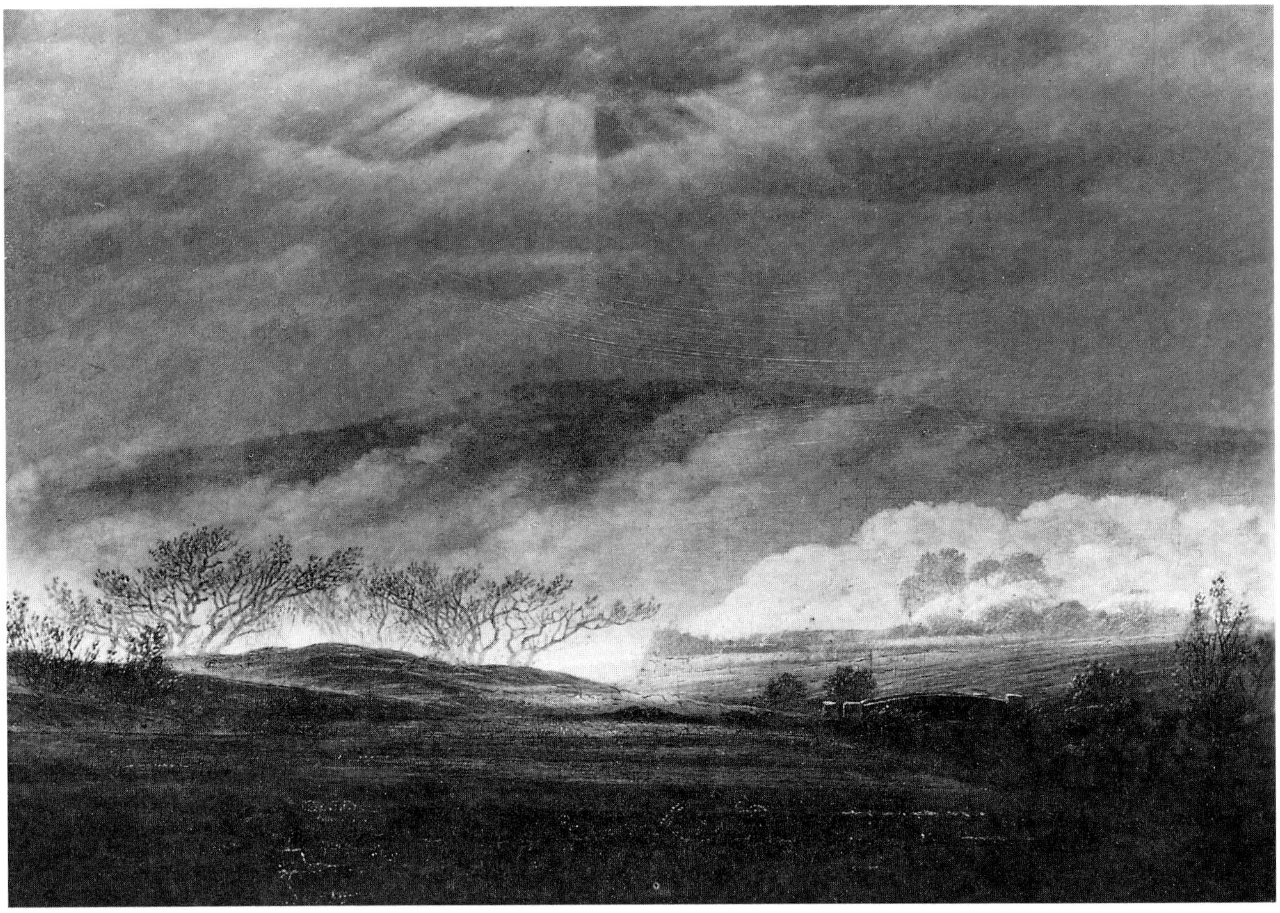

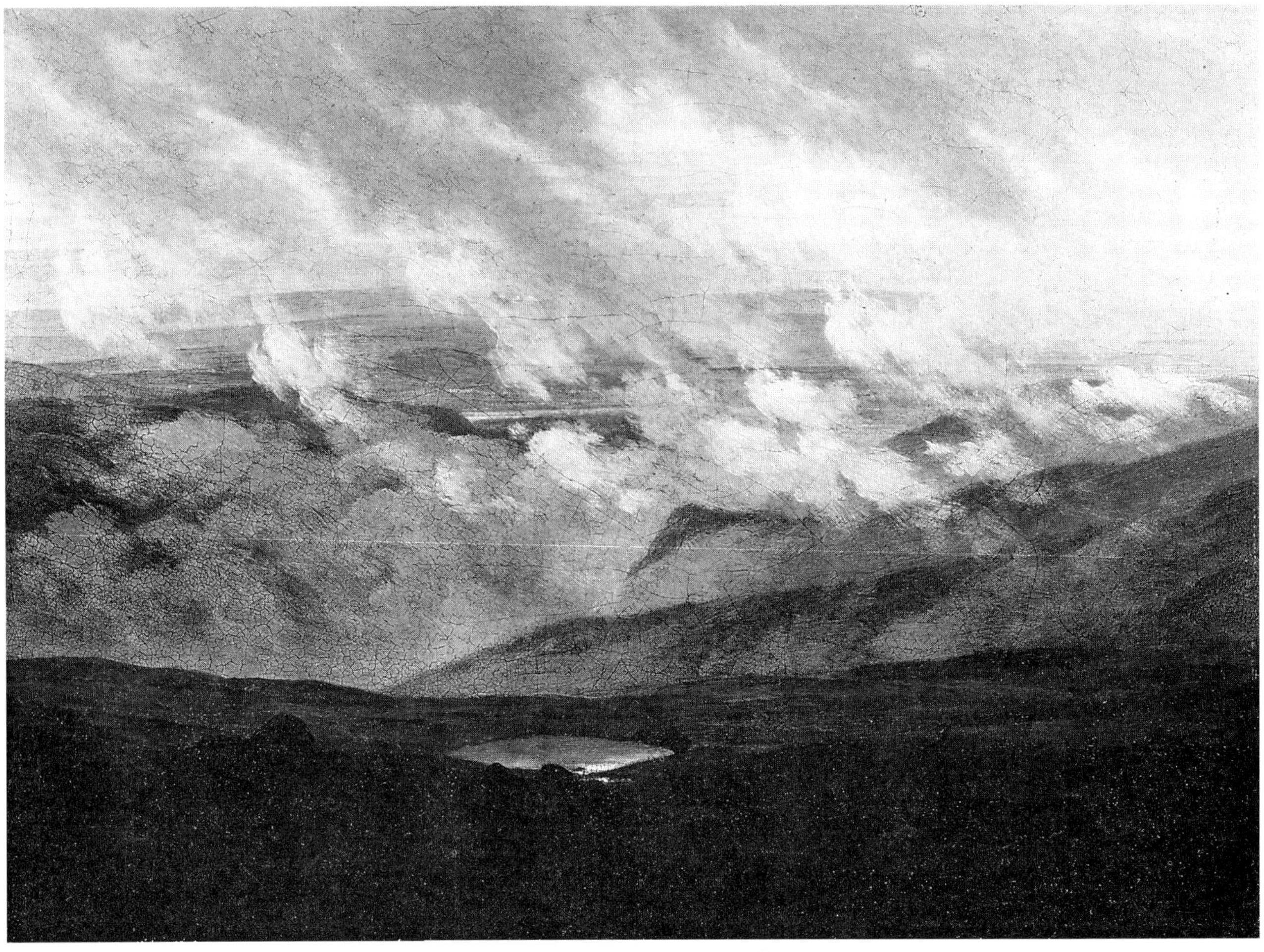

65 Nebel im Elbtal
66 Ziehende Wolken im Gebirge

67 *Landschaft mit Windmühlen*

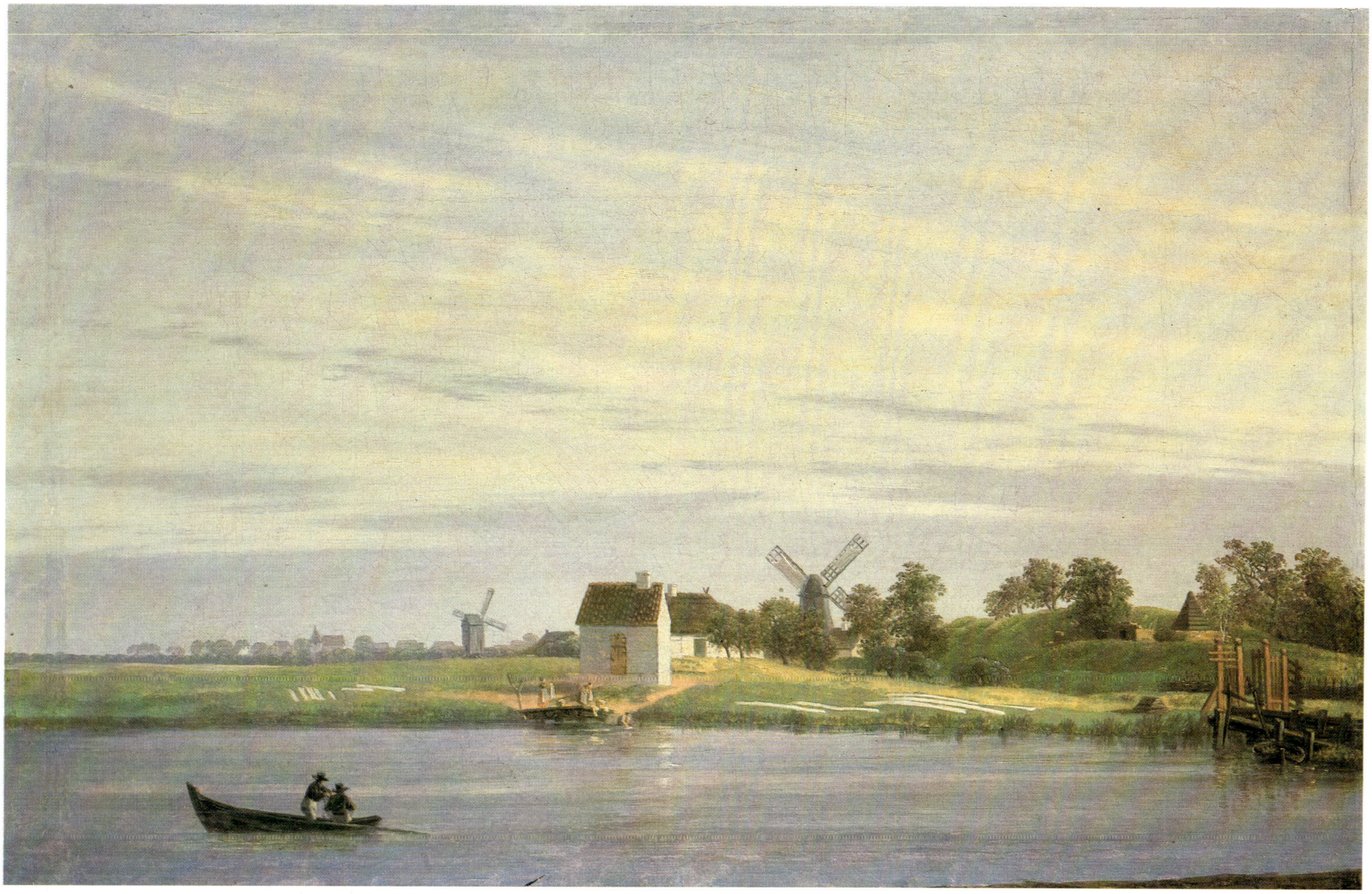

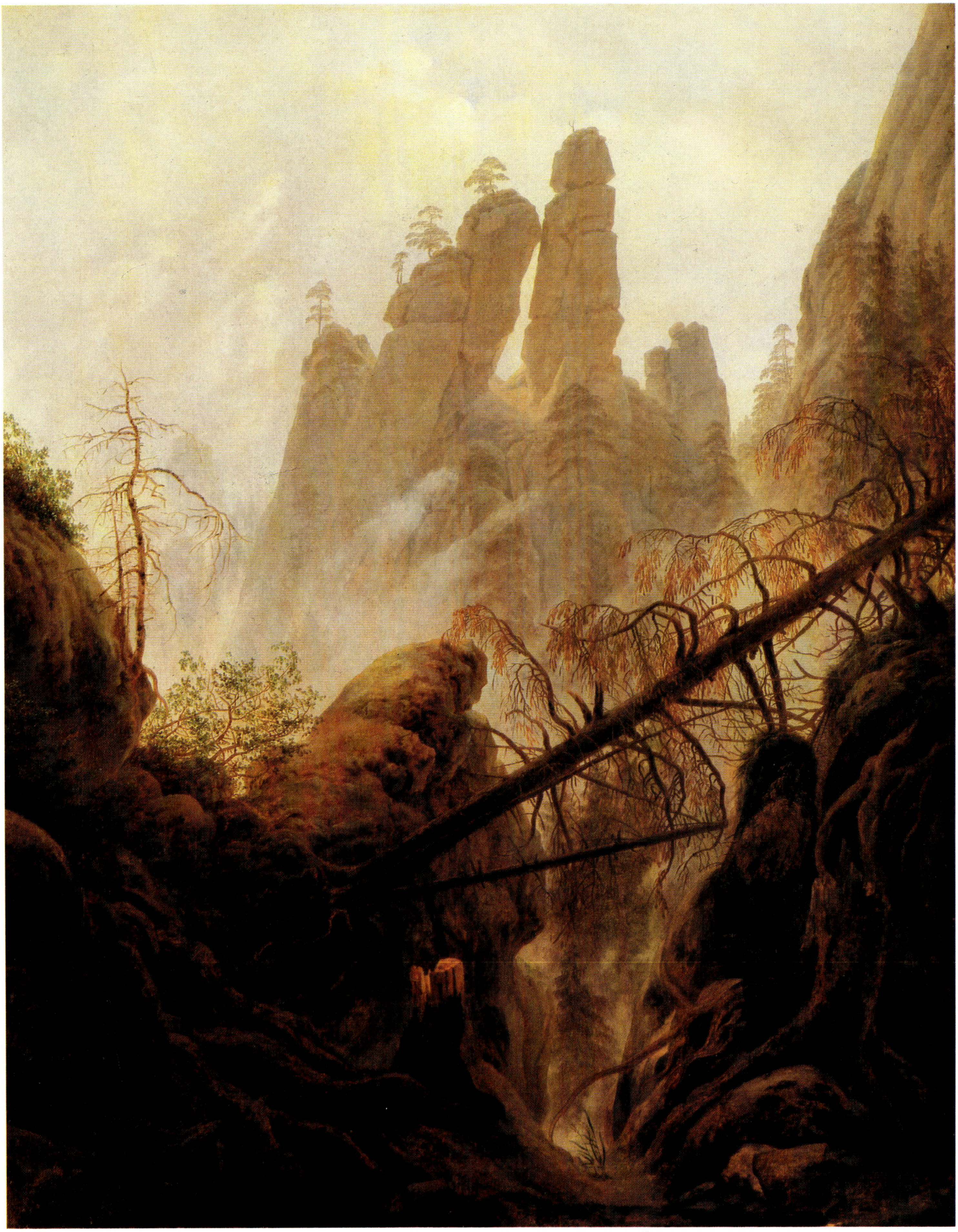

68 Felsenschlucht

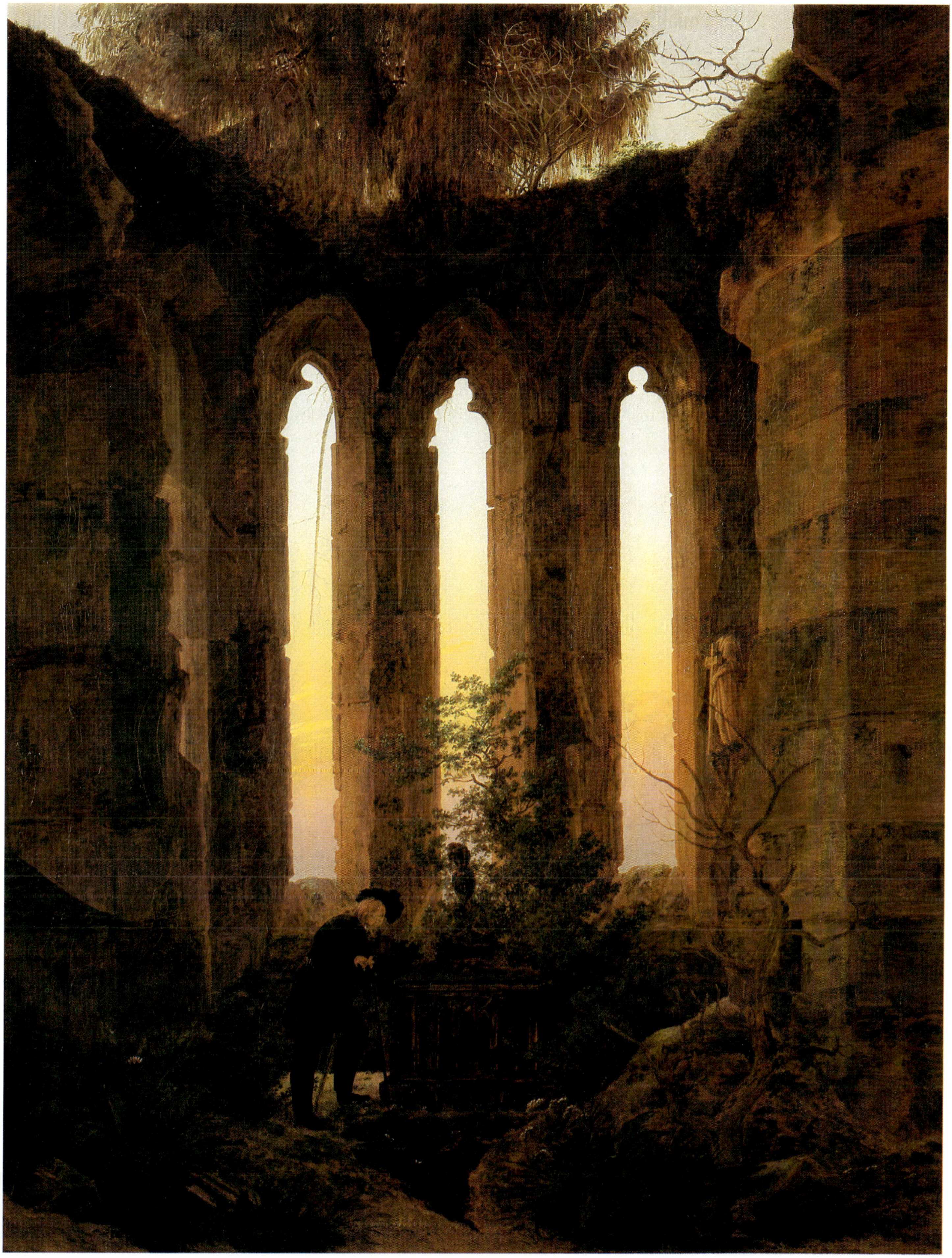

69 Huttens Grab

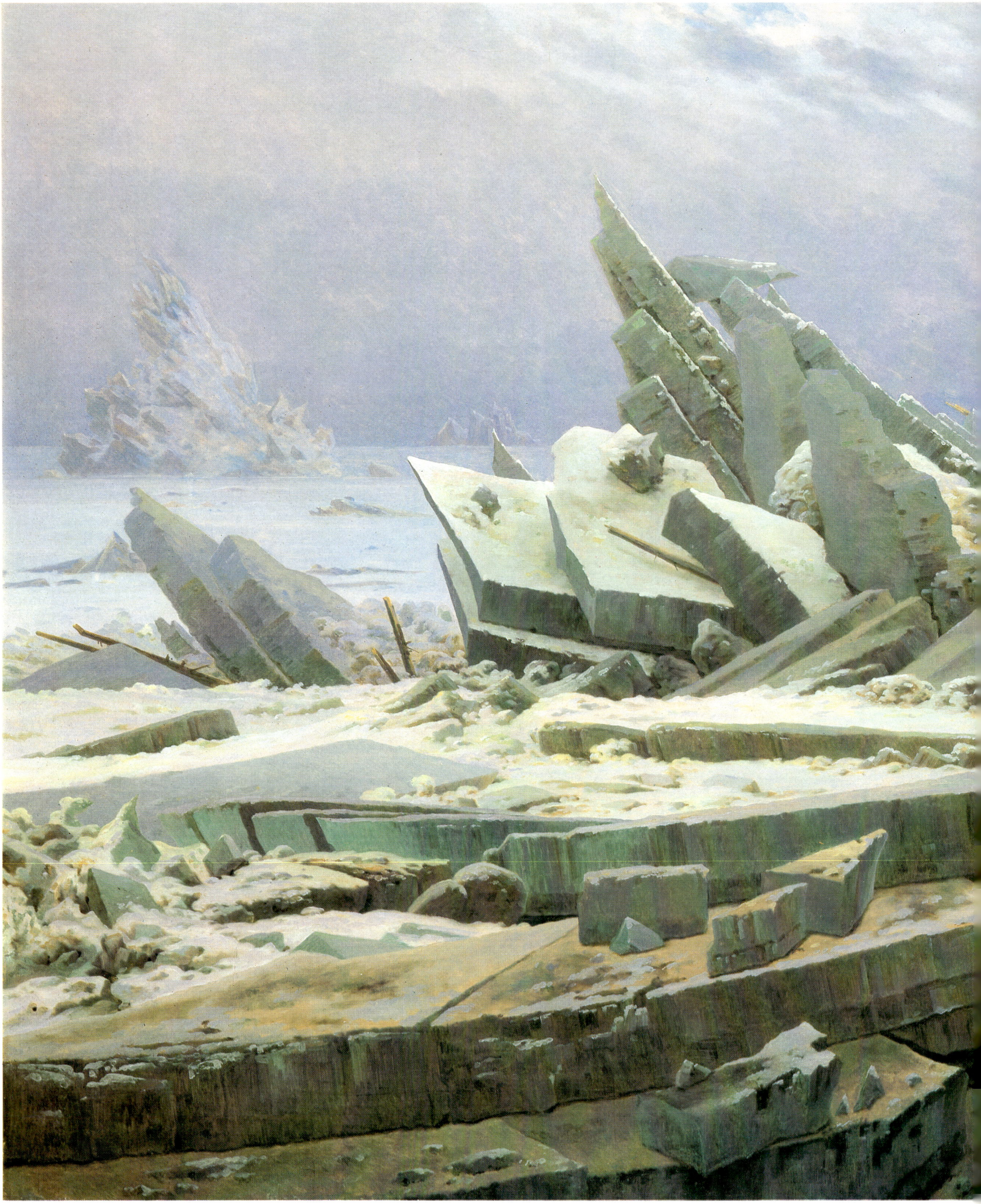

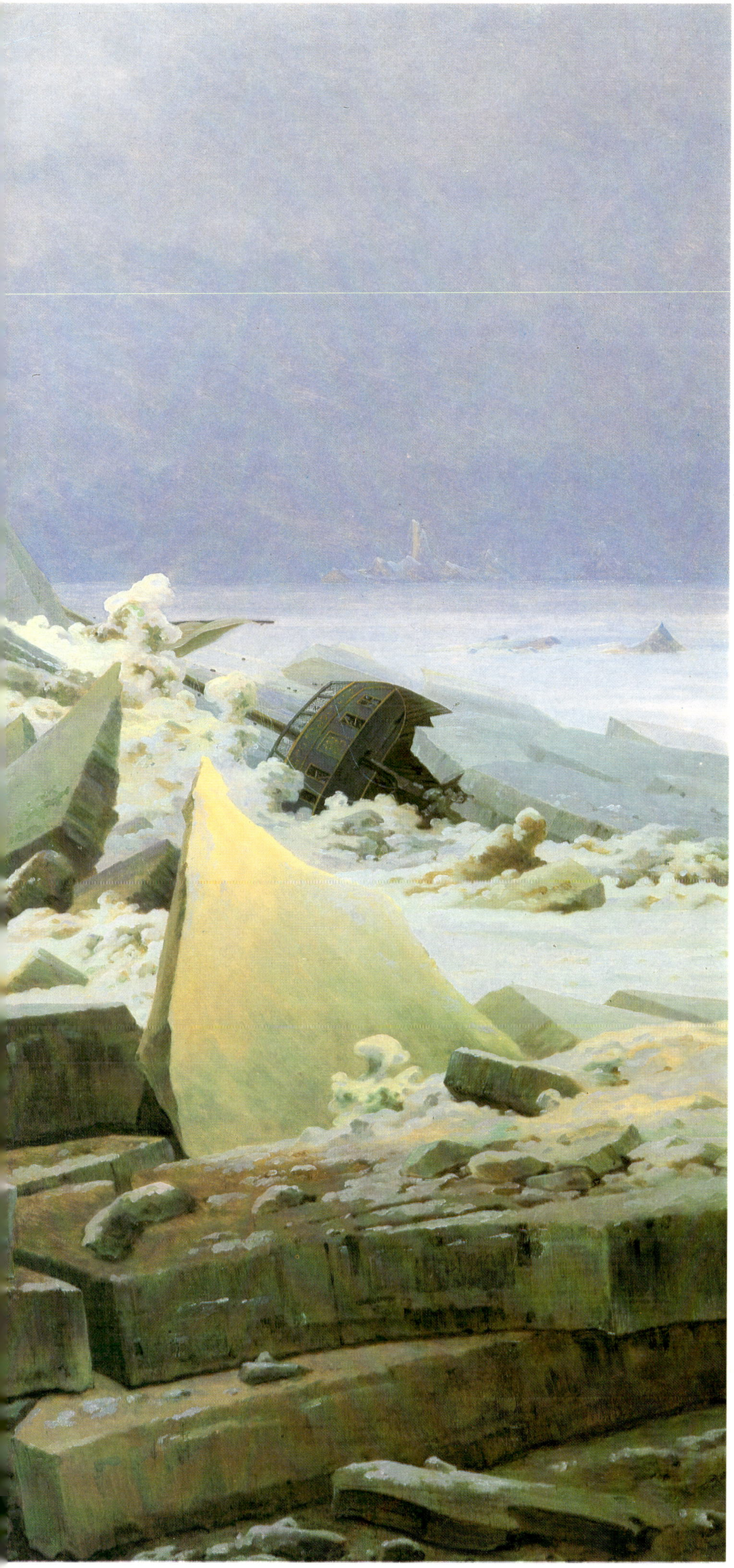

70 Eismeer (Die verunglückte Hoffnung)

71 Eingang zum Friedhof in Plauen bei Dresden

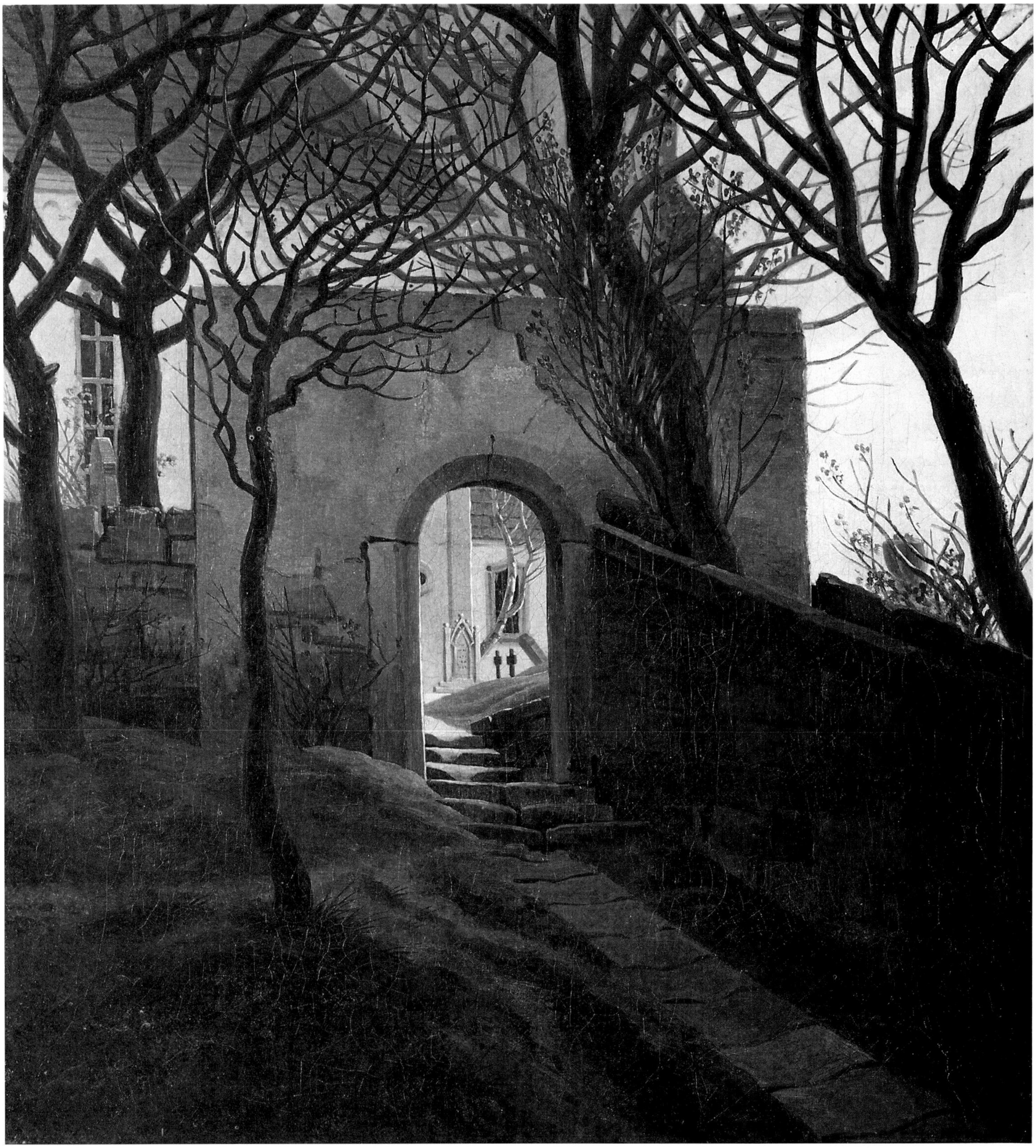

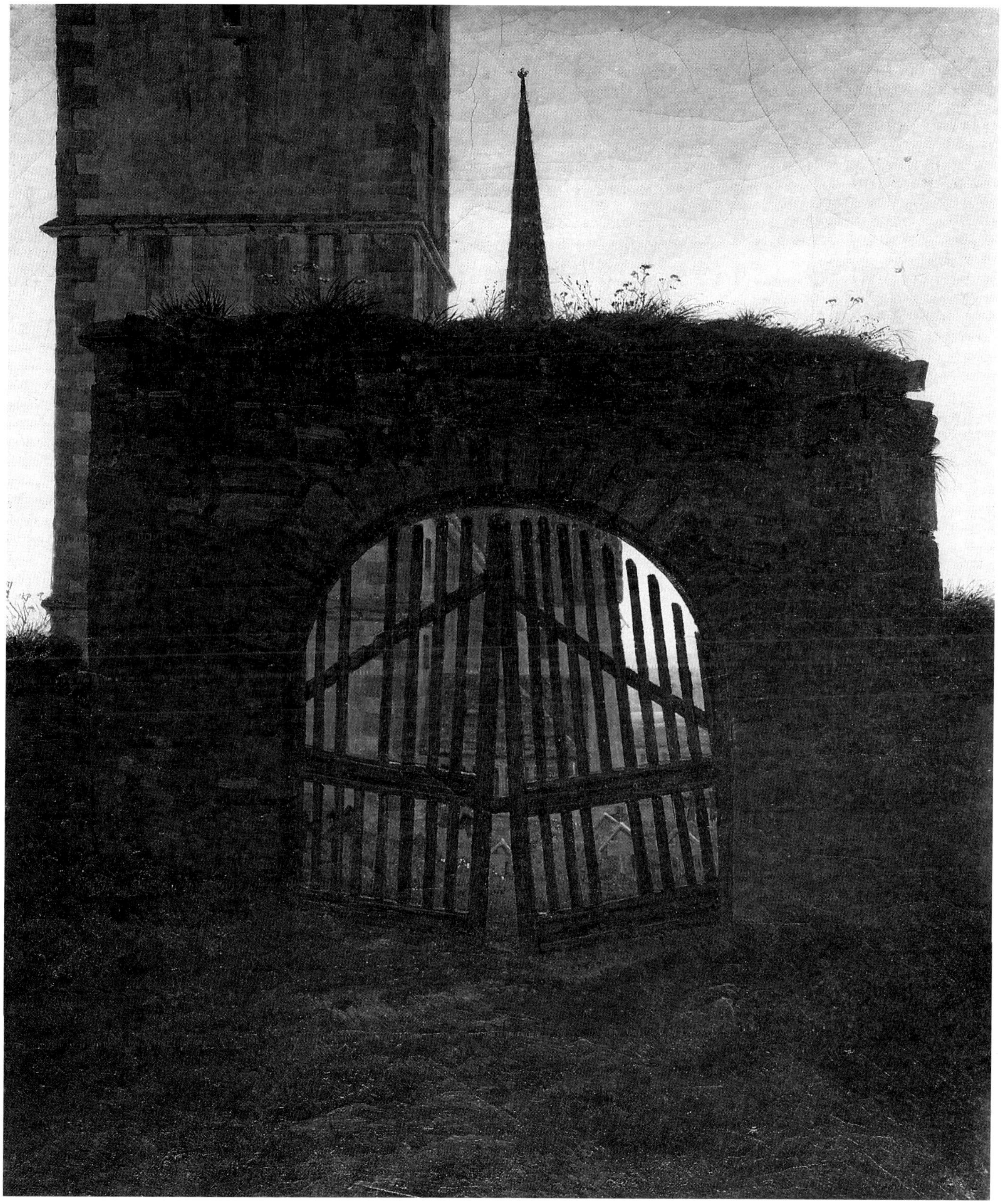

73 Kügelgens Grab

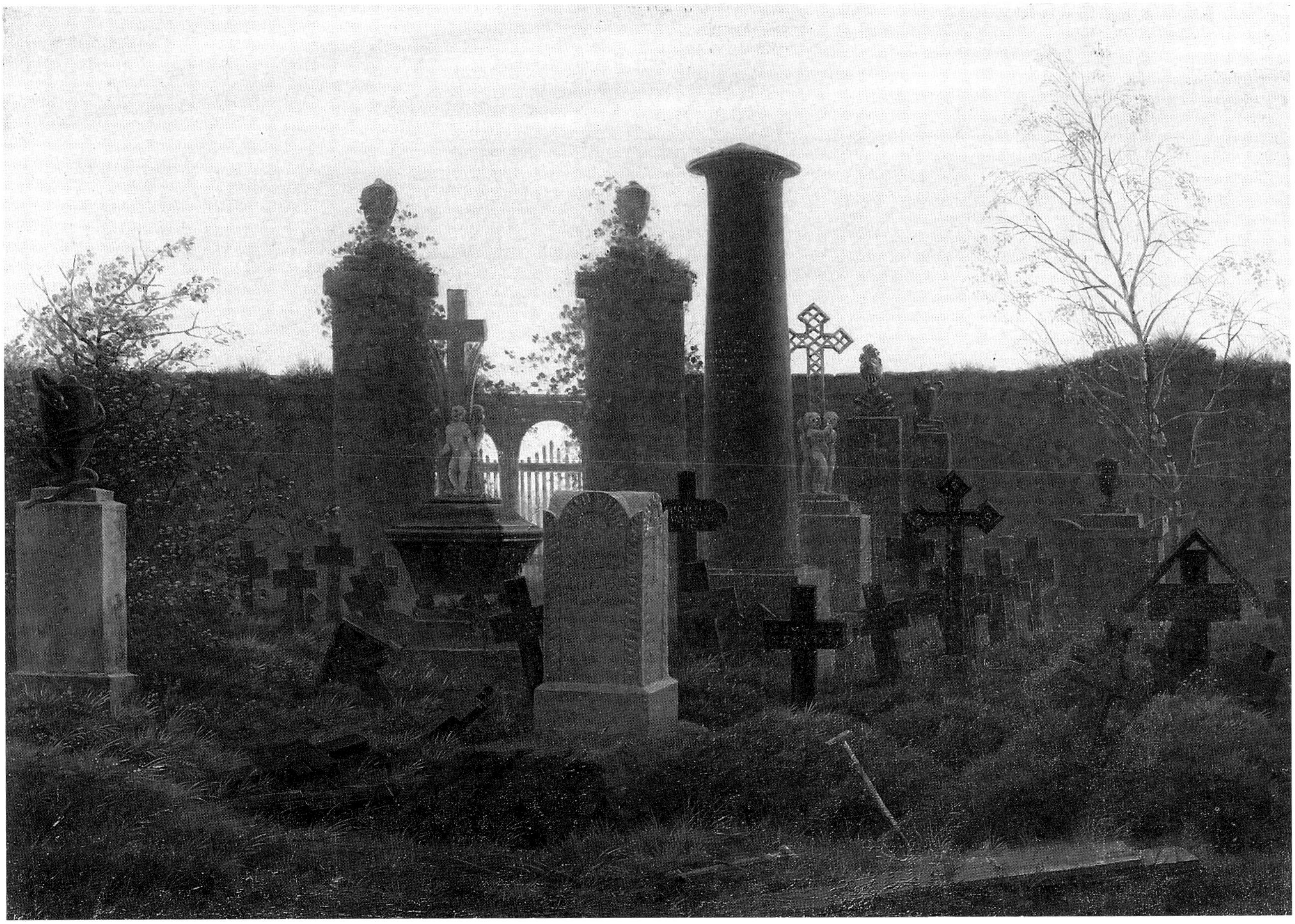

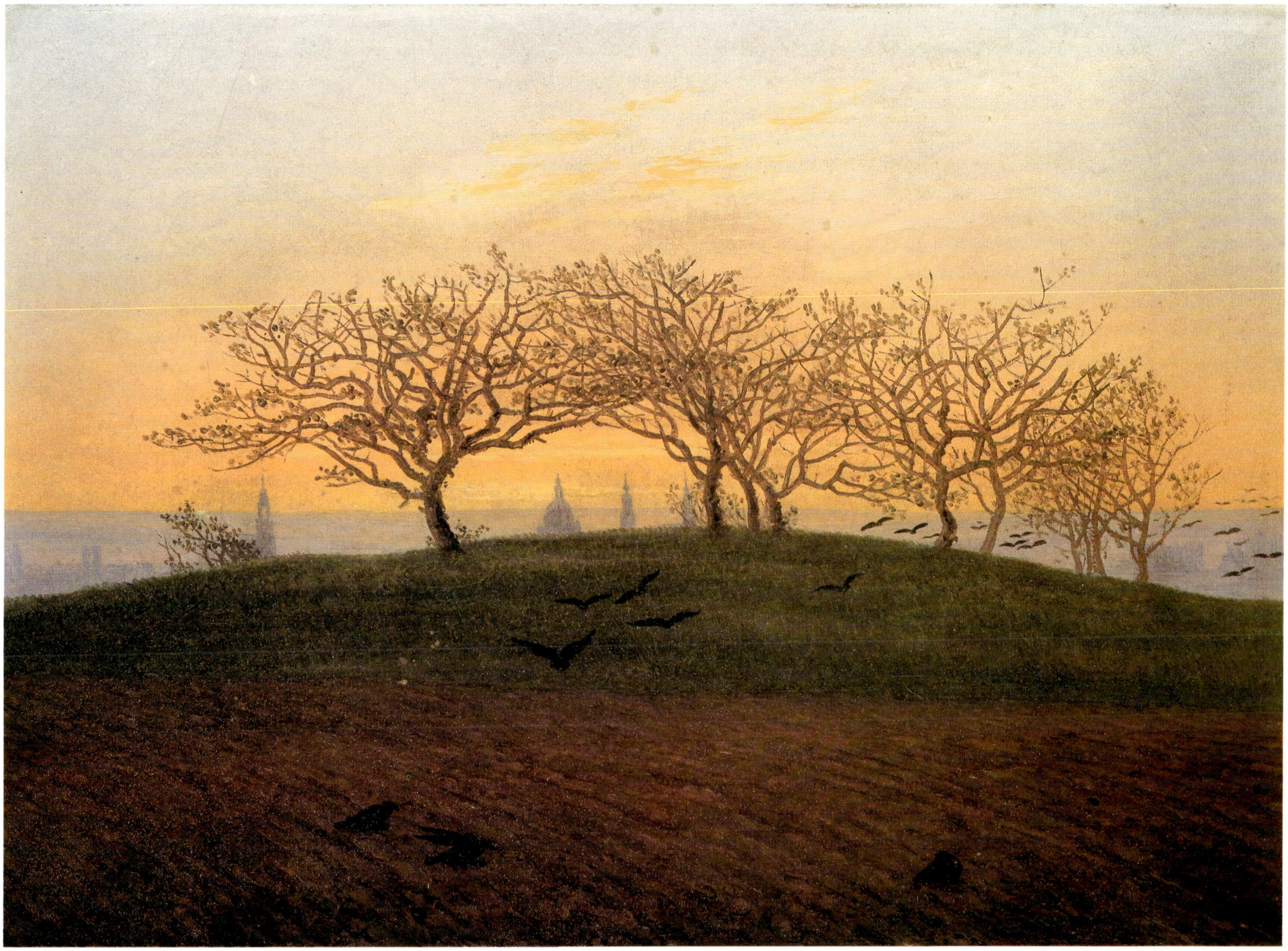

74 Hügel und Bruchacker bei Dresden

75 Hochgebirge

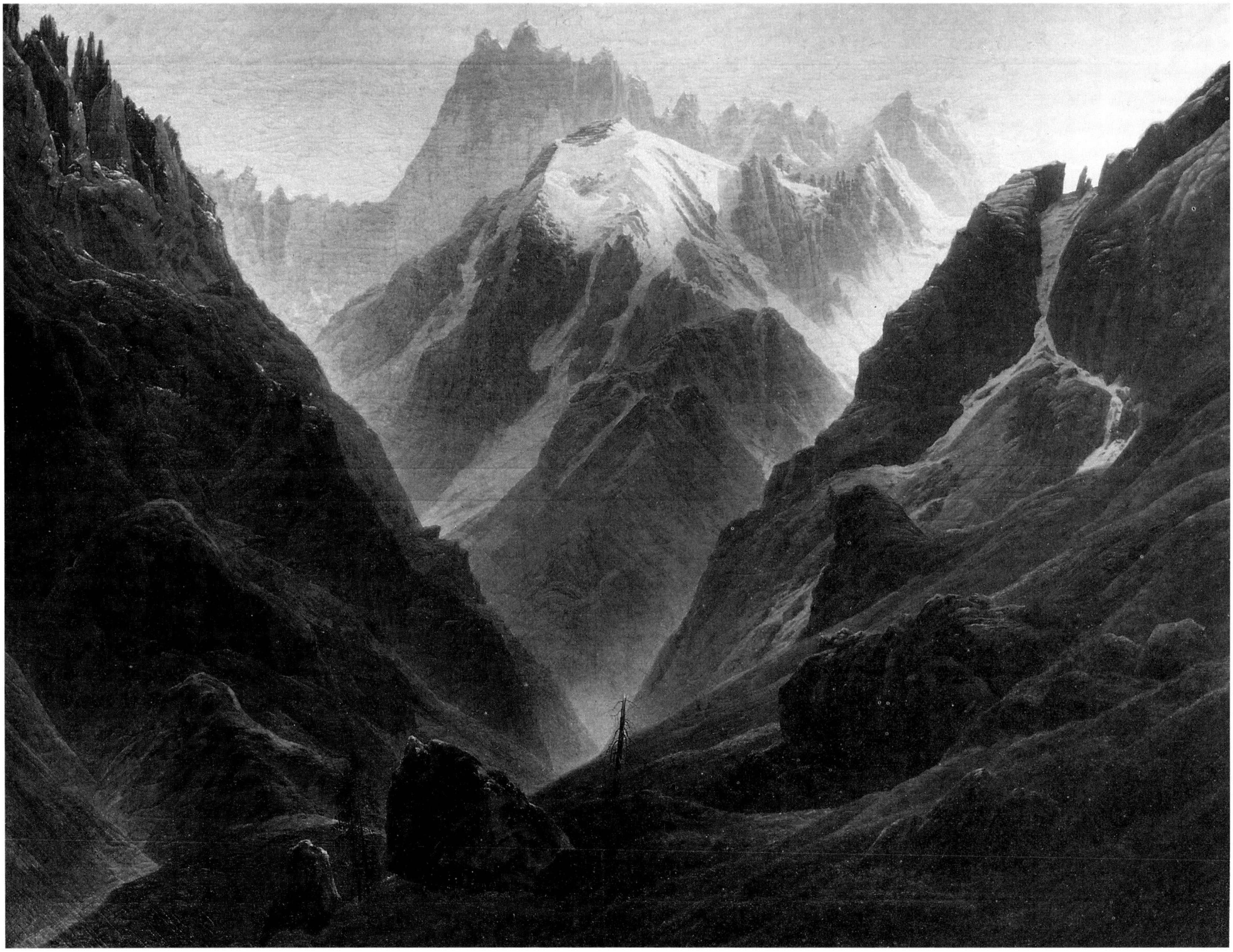

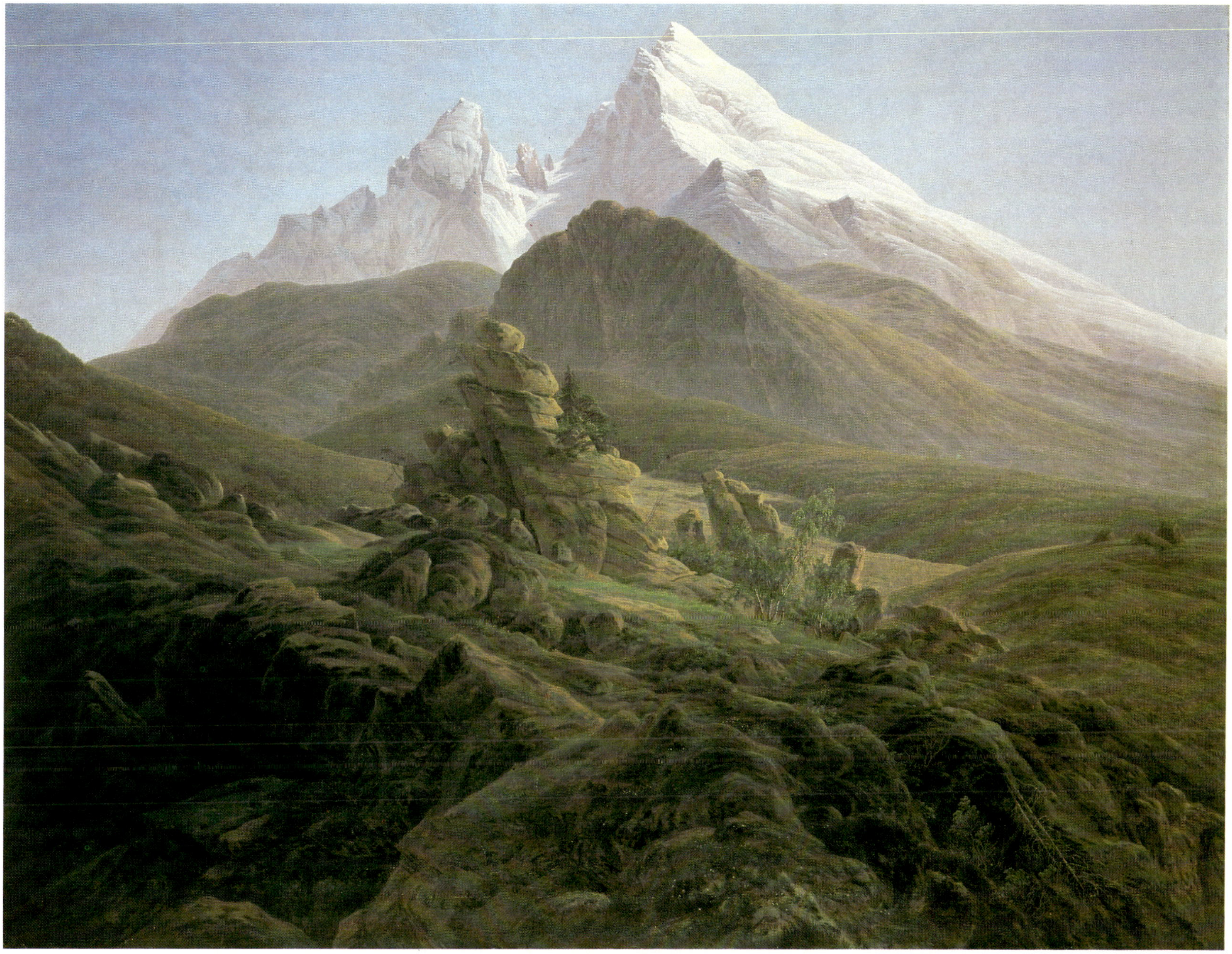

77 Bäume und Sträucher im Schnee

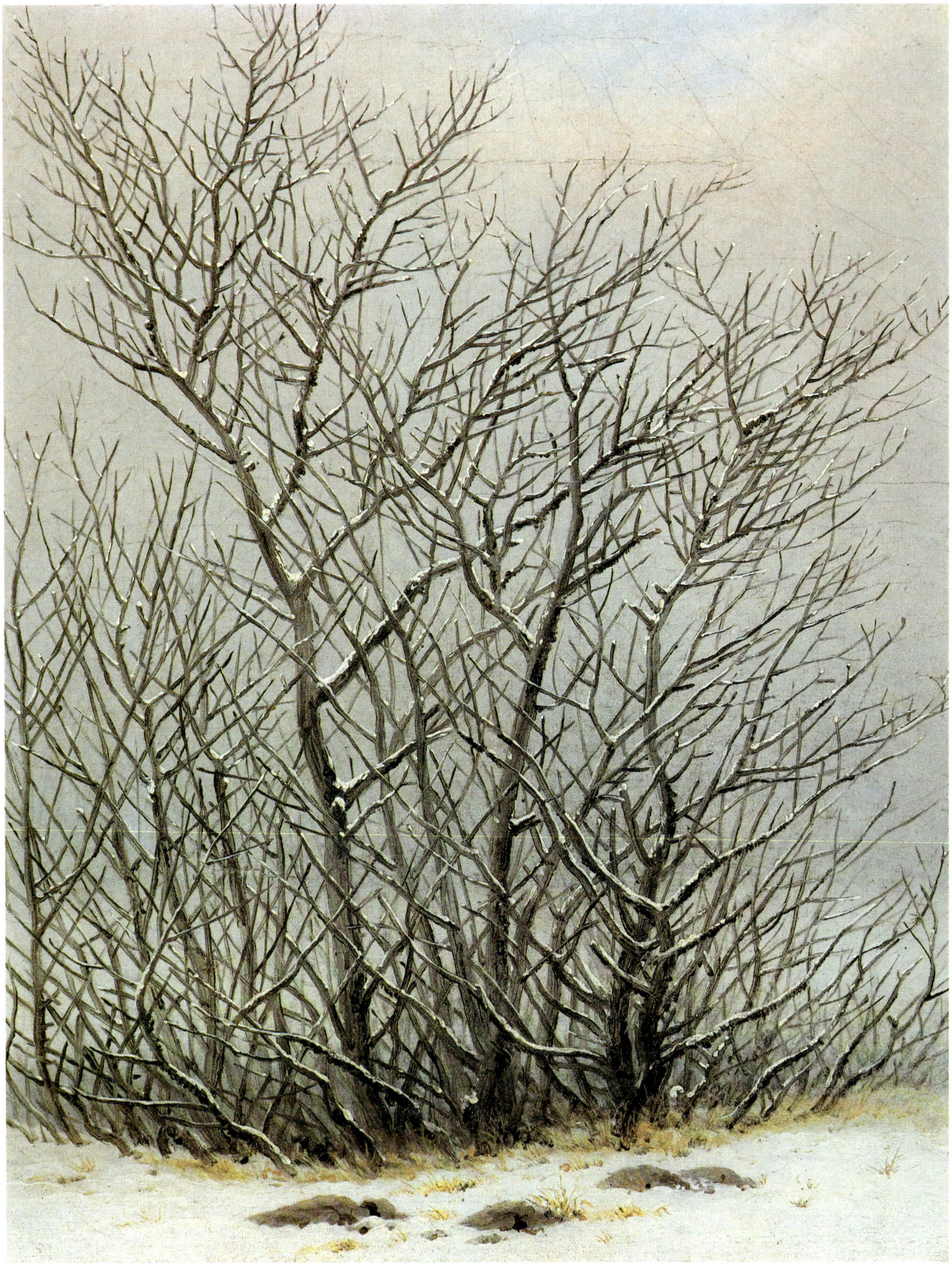

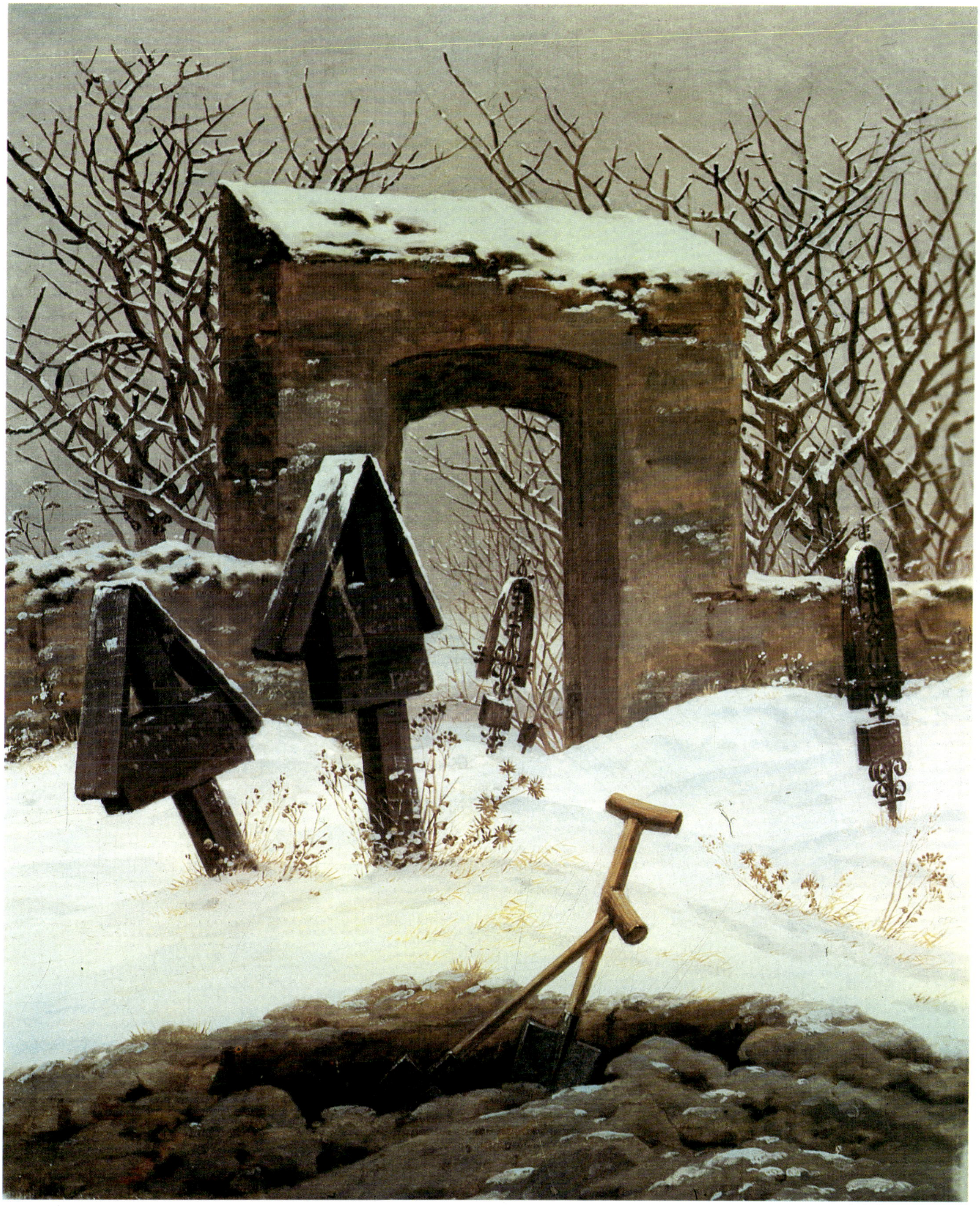

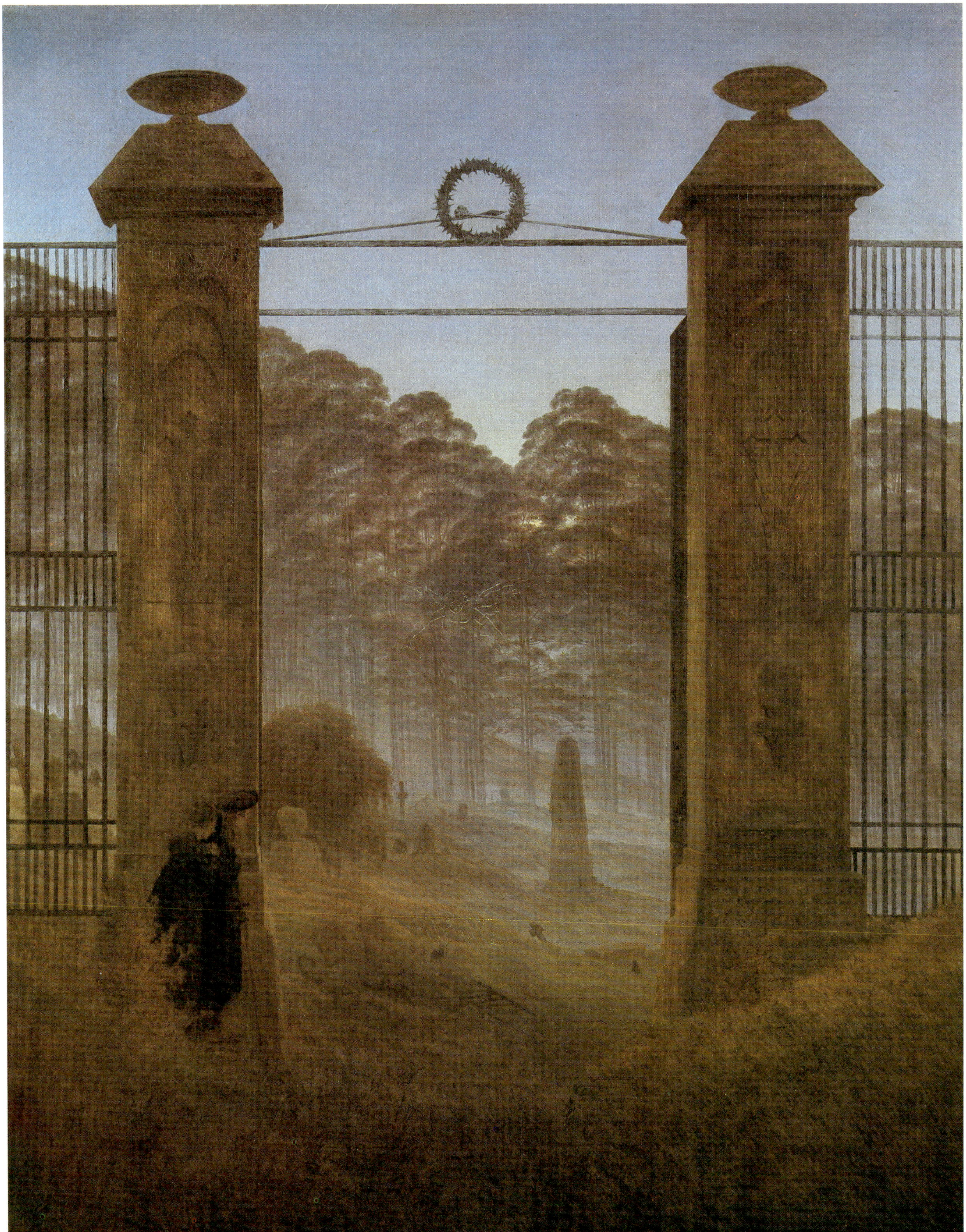

79 *Friedhofseingang (unvollendet)*

80 *Ruine Eldena*

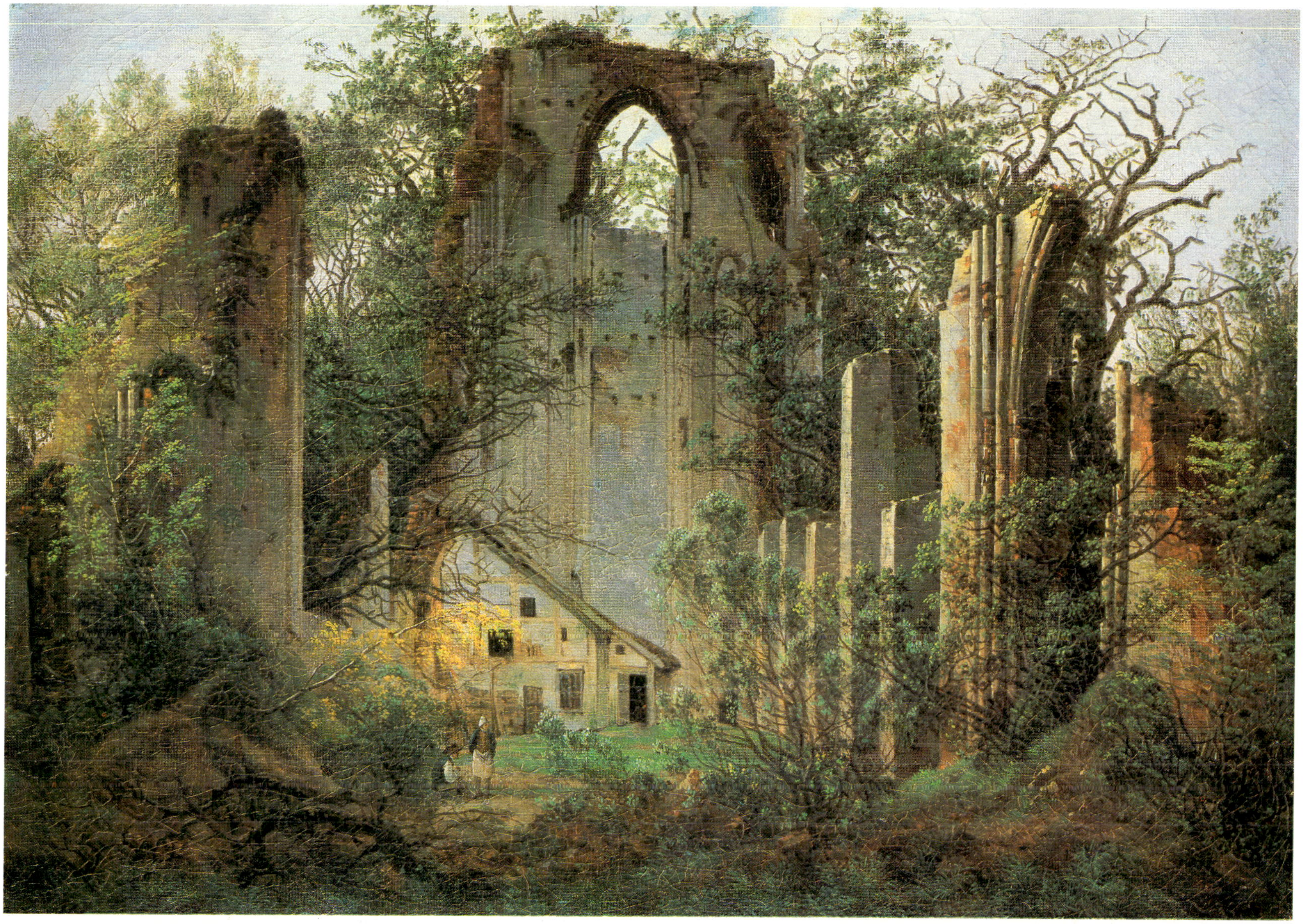

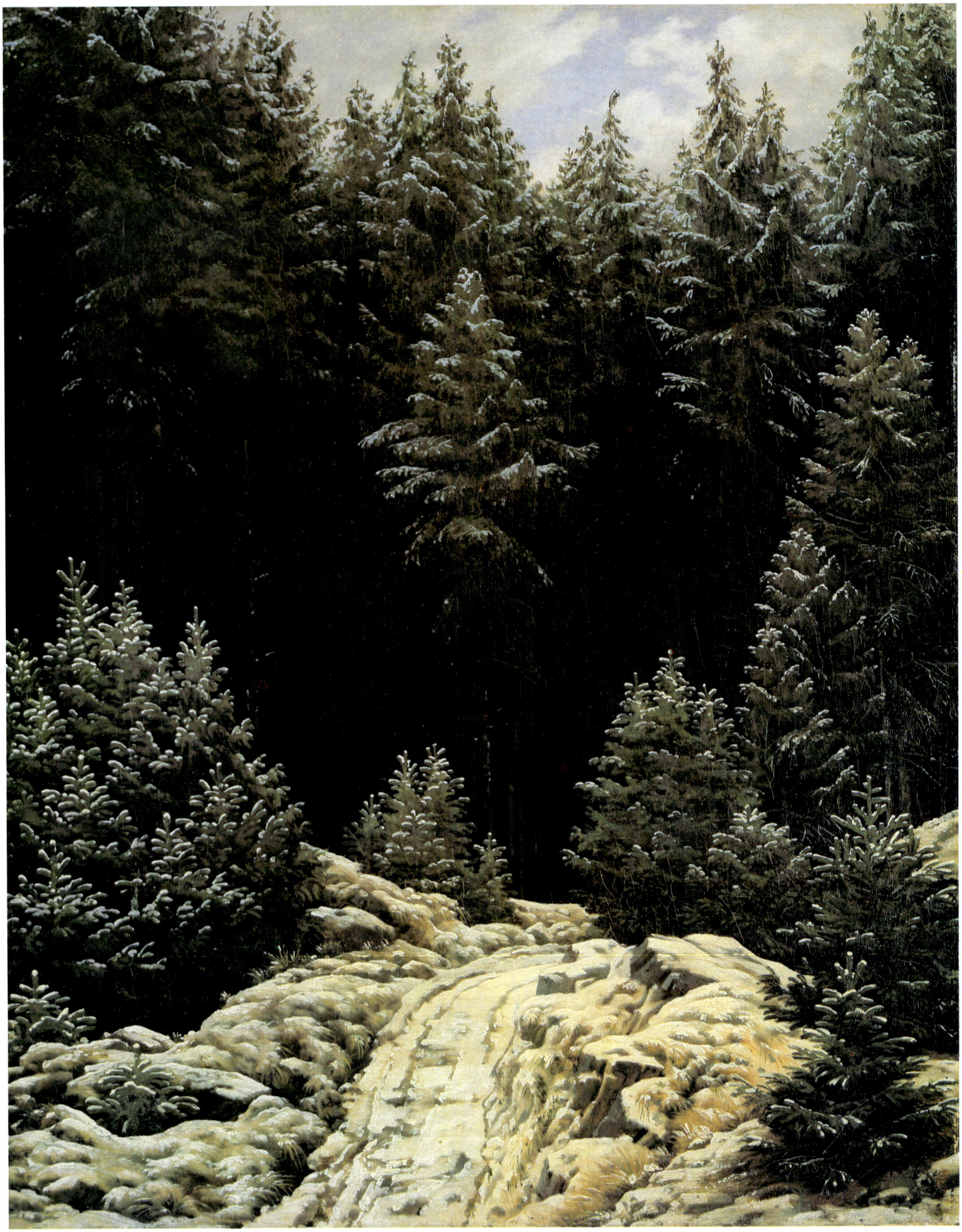

81 Frühschnee

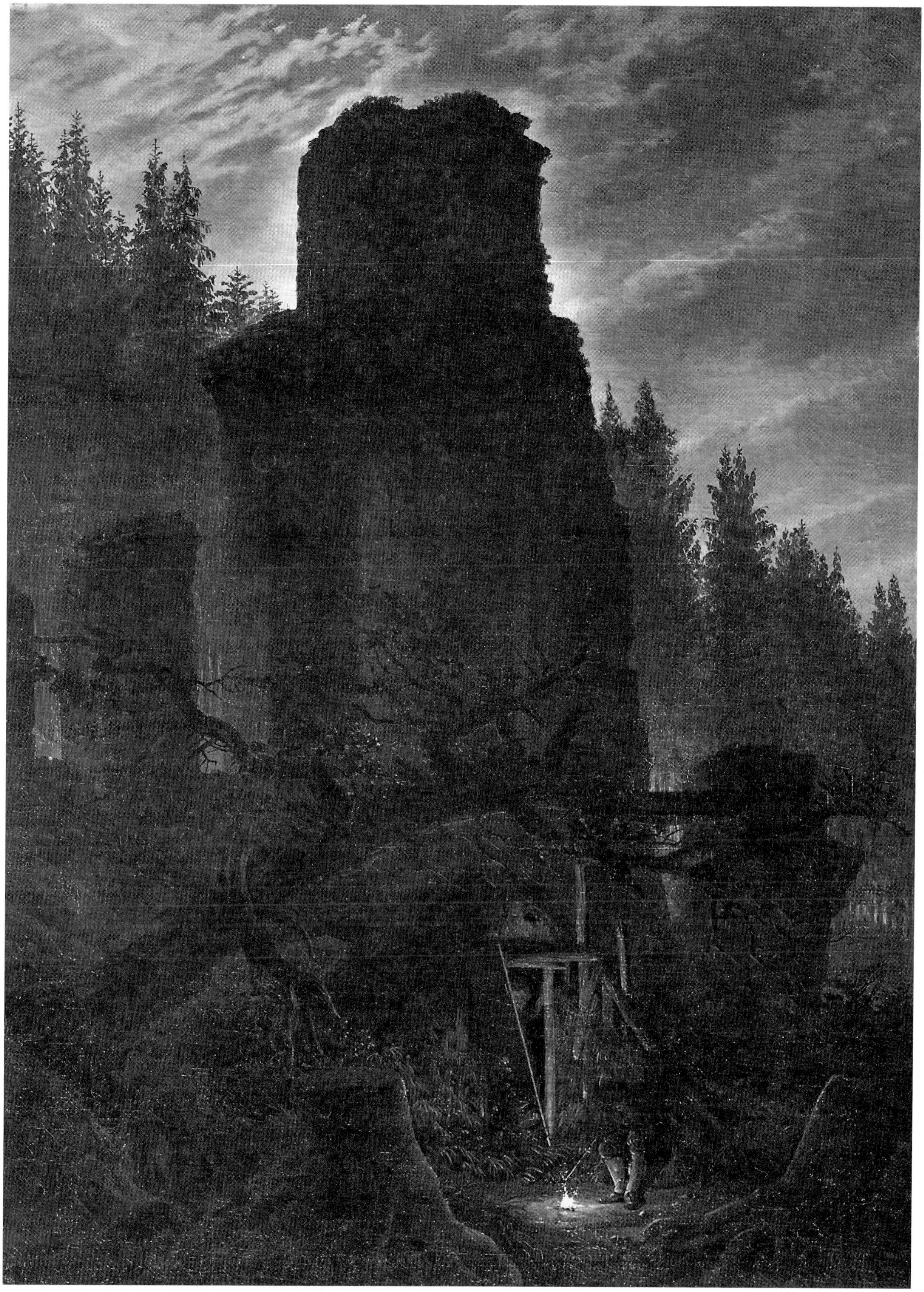

82 Ruinen in der Abenddämmerung

83 Abend an der Ostsee

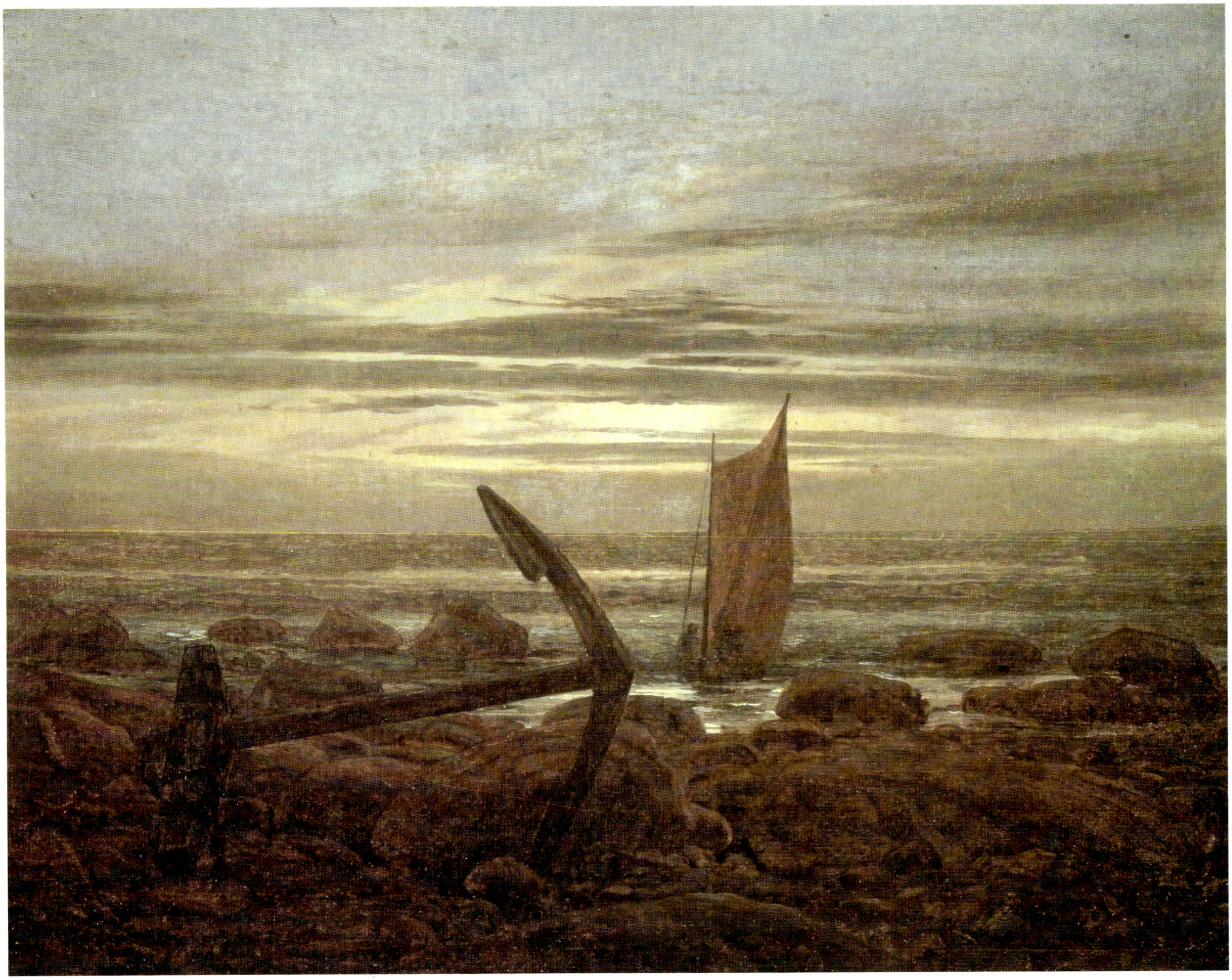

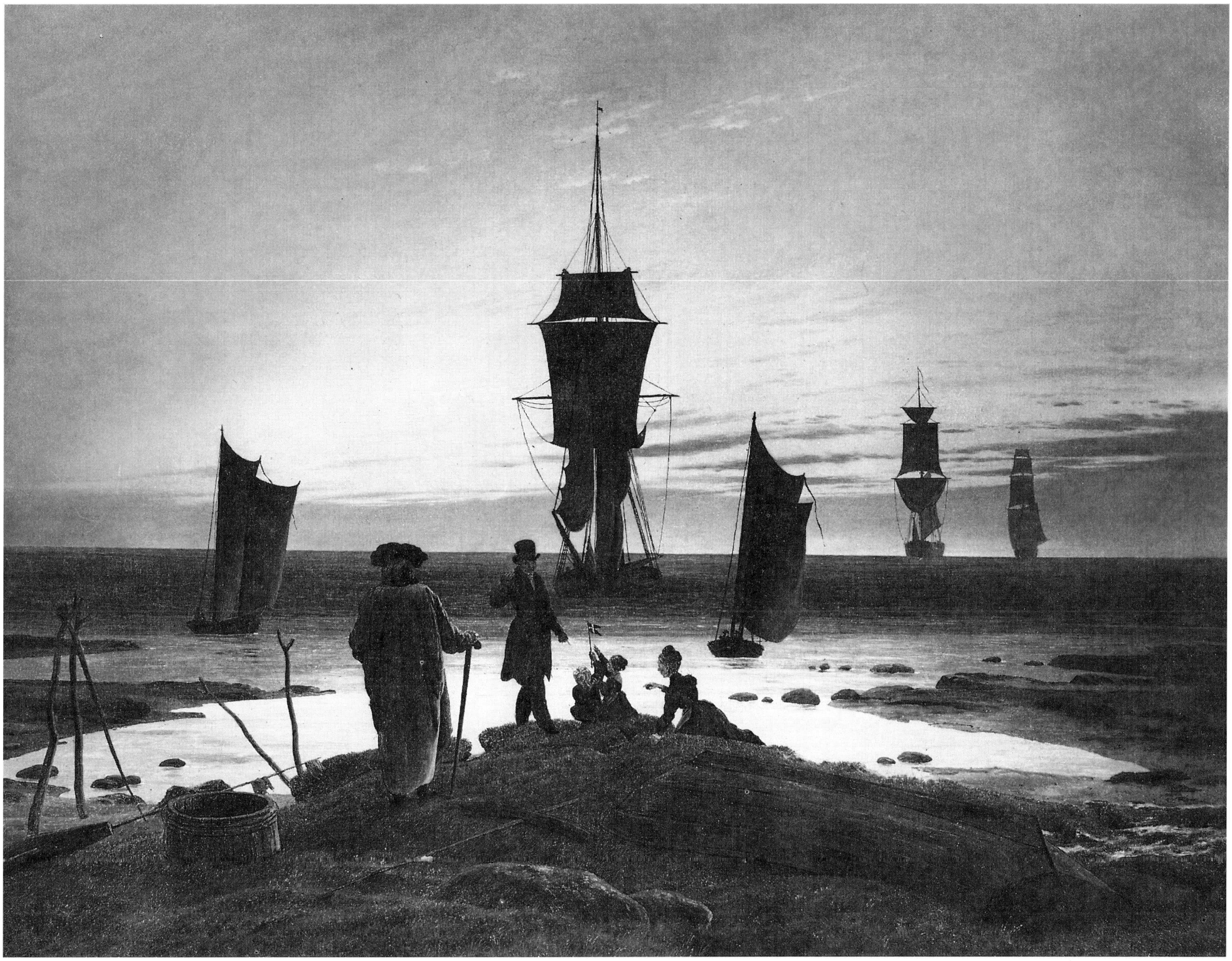

84 Die Lebensstufen

85 Mondschein auf dem Meer

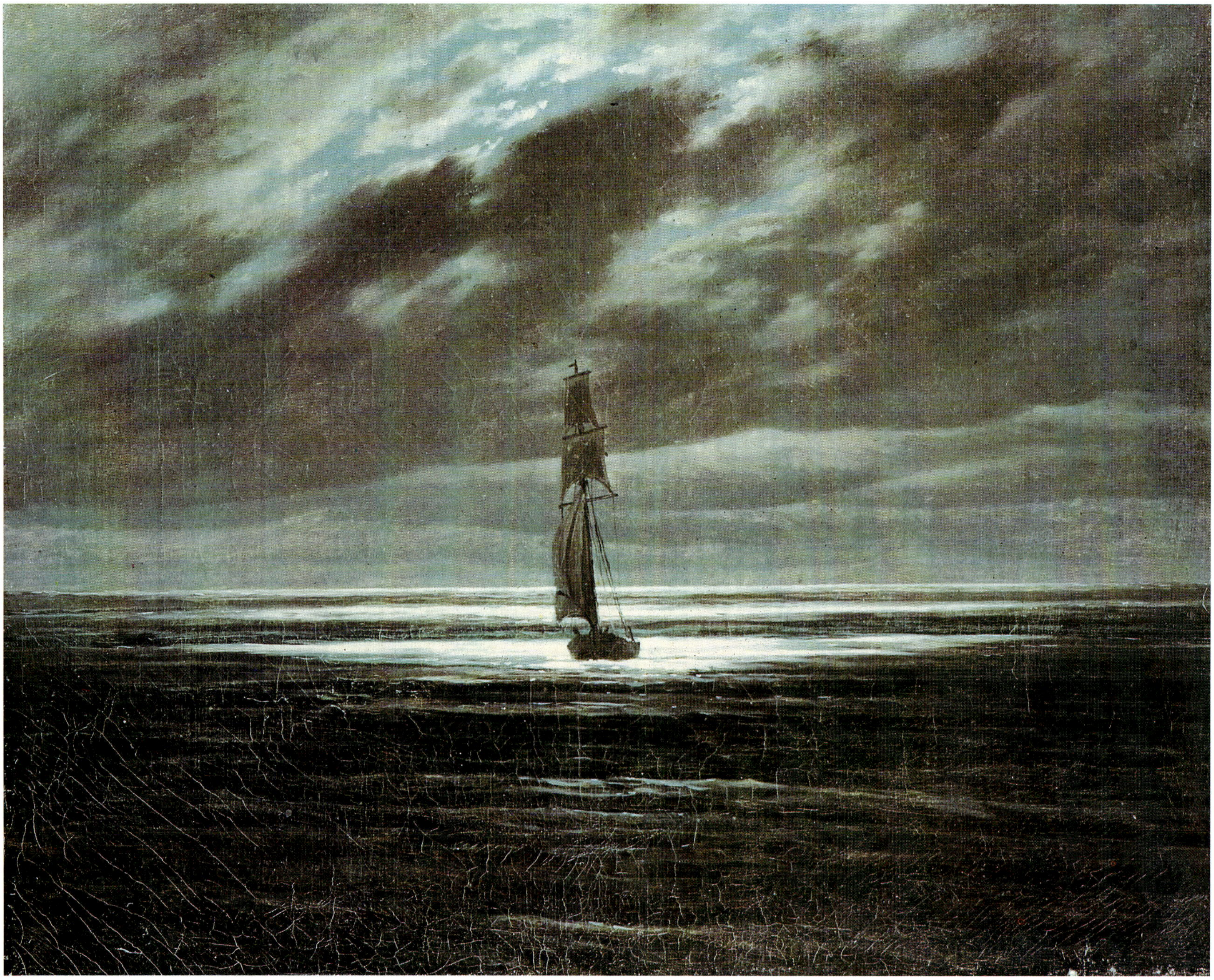

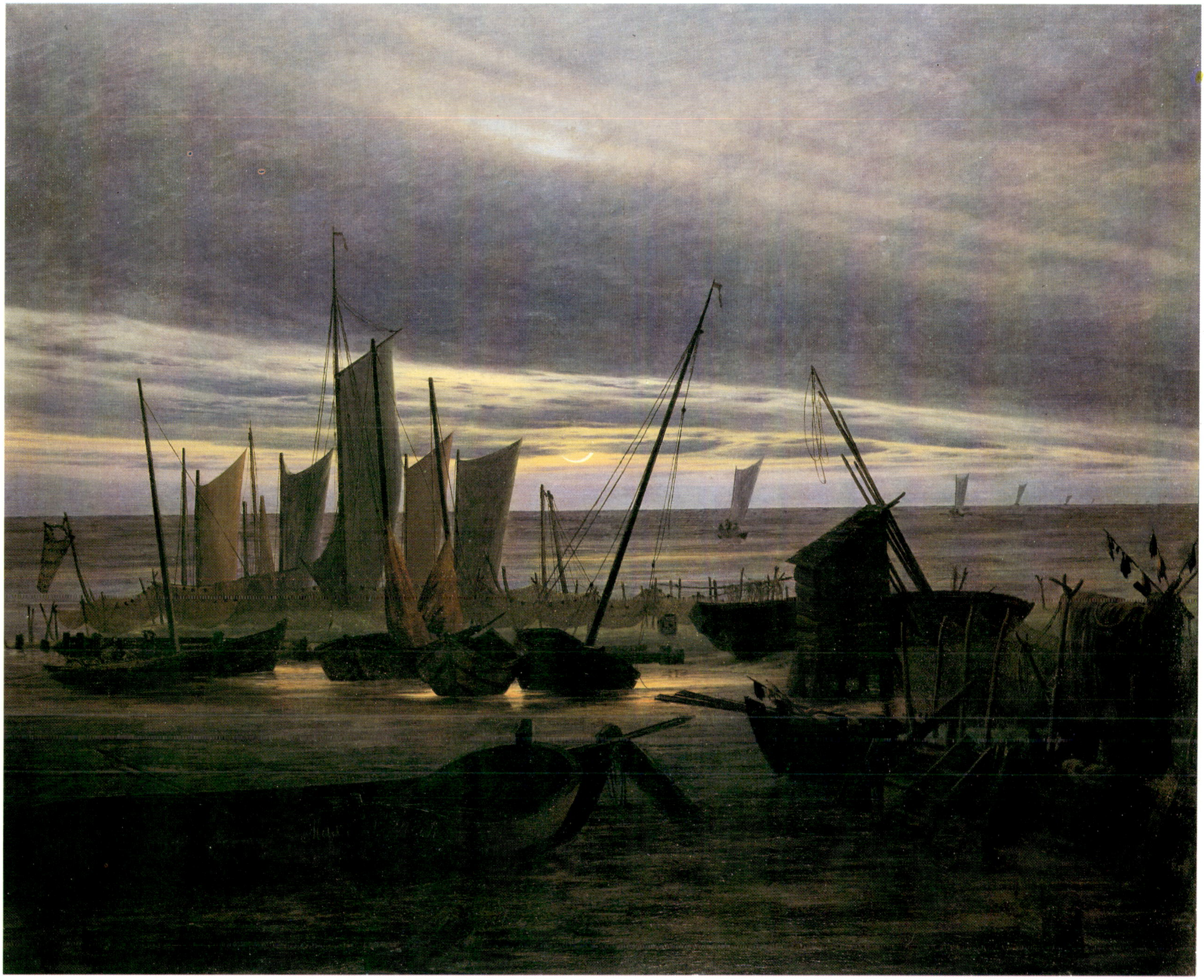

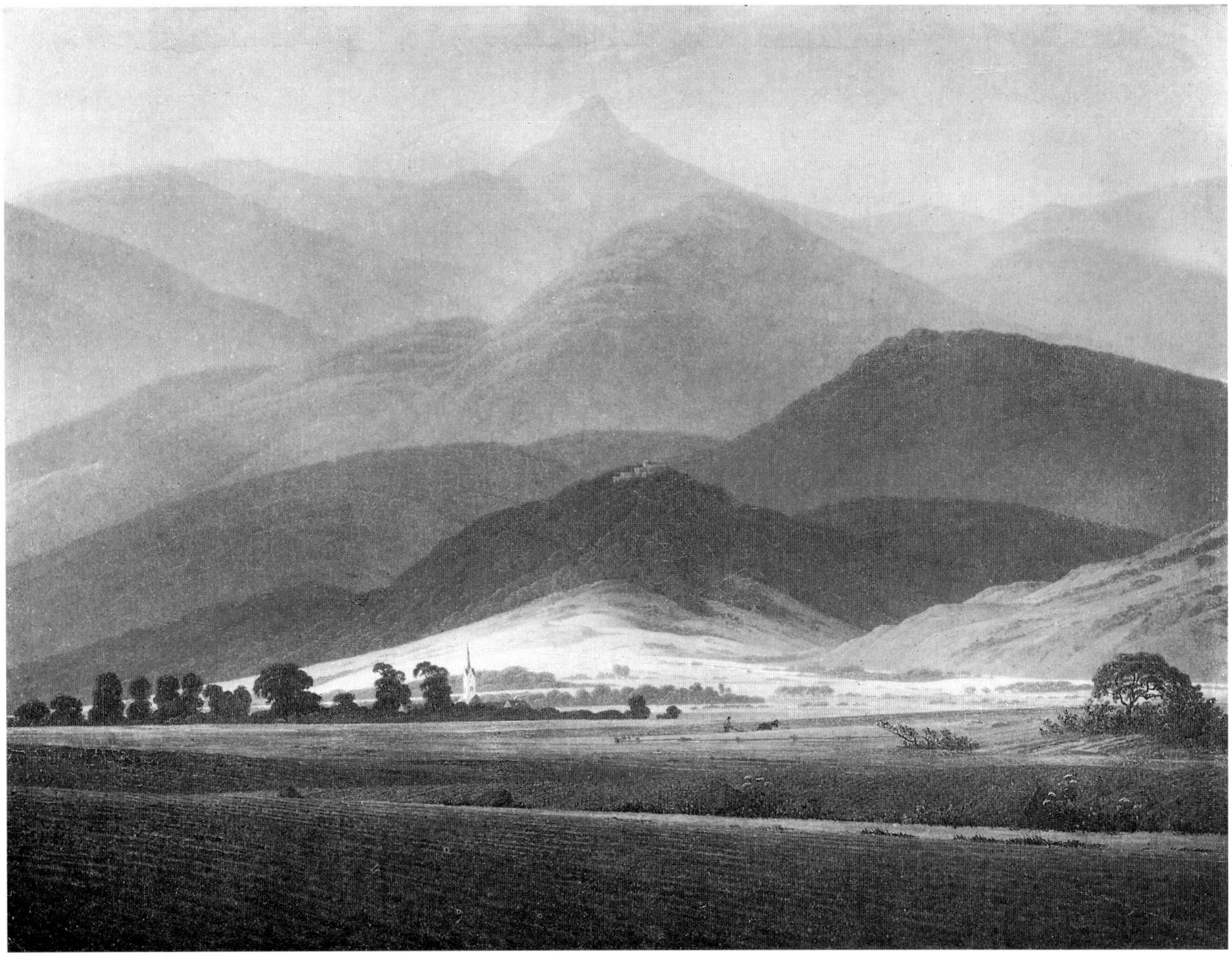

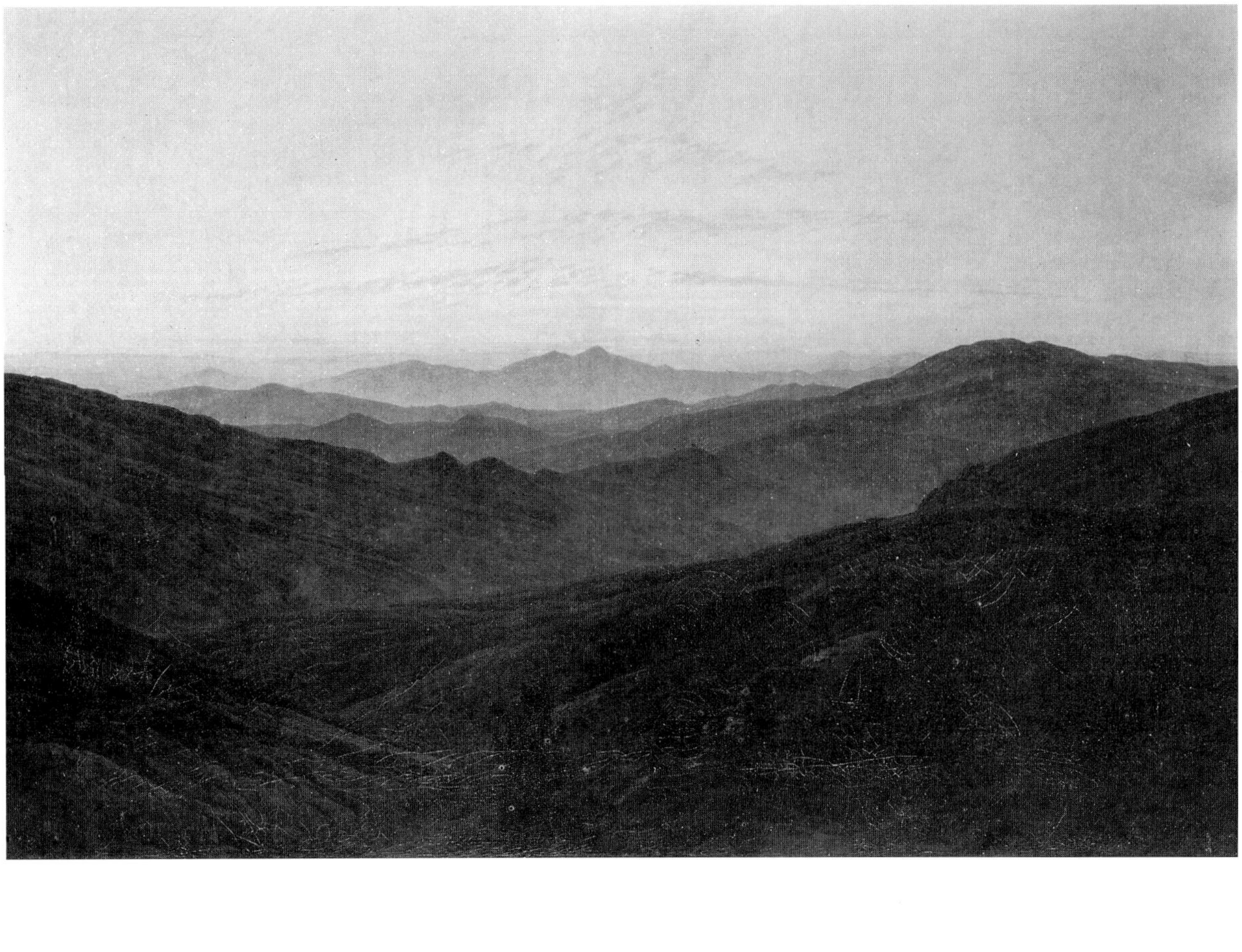

87 Riesengebirgslandschaft
88 Riesengebirge

89 *Ruine im Riesengebirge*

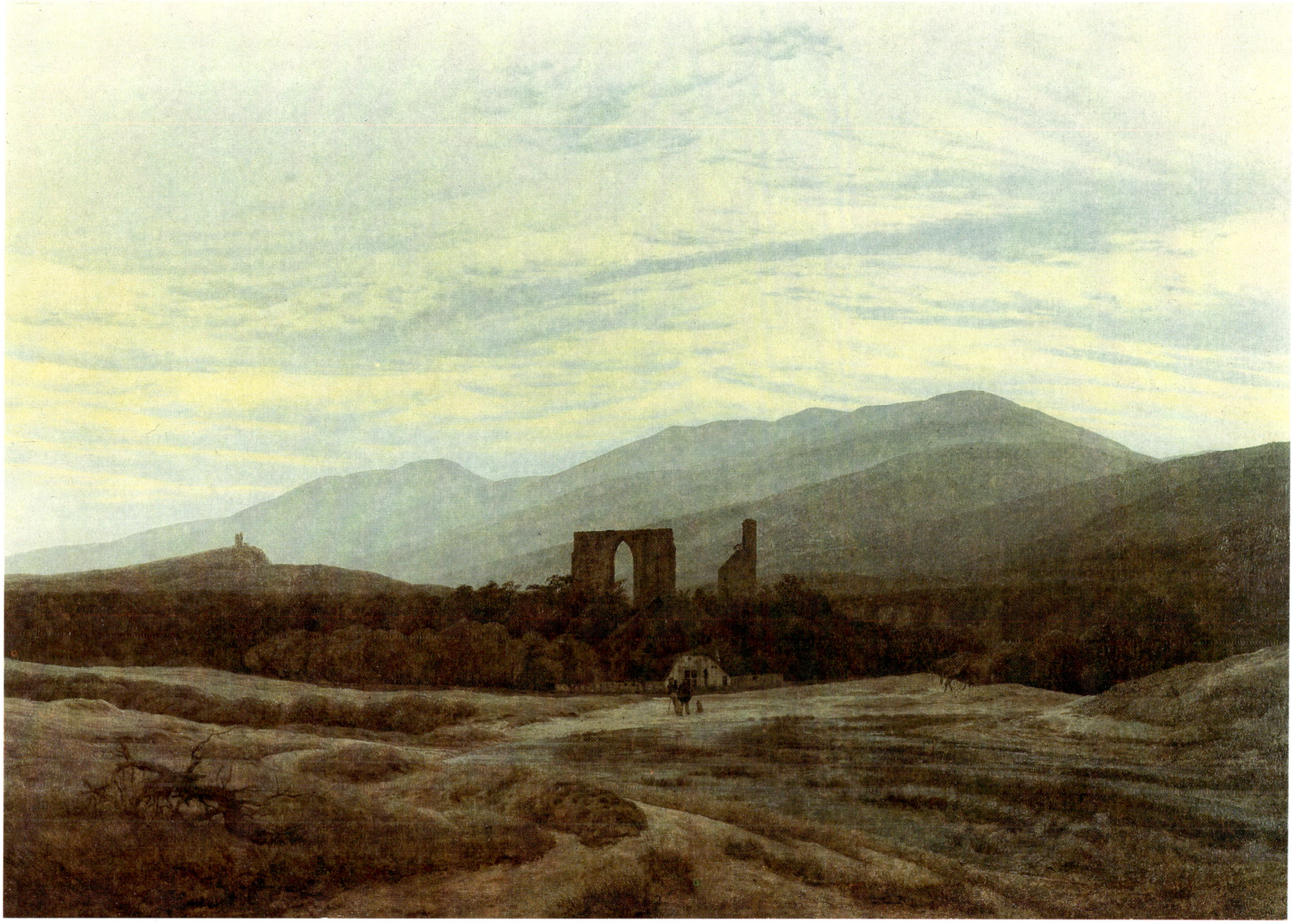

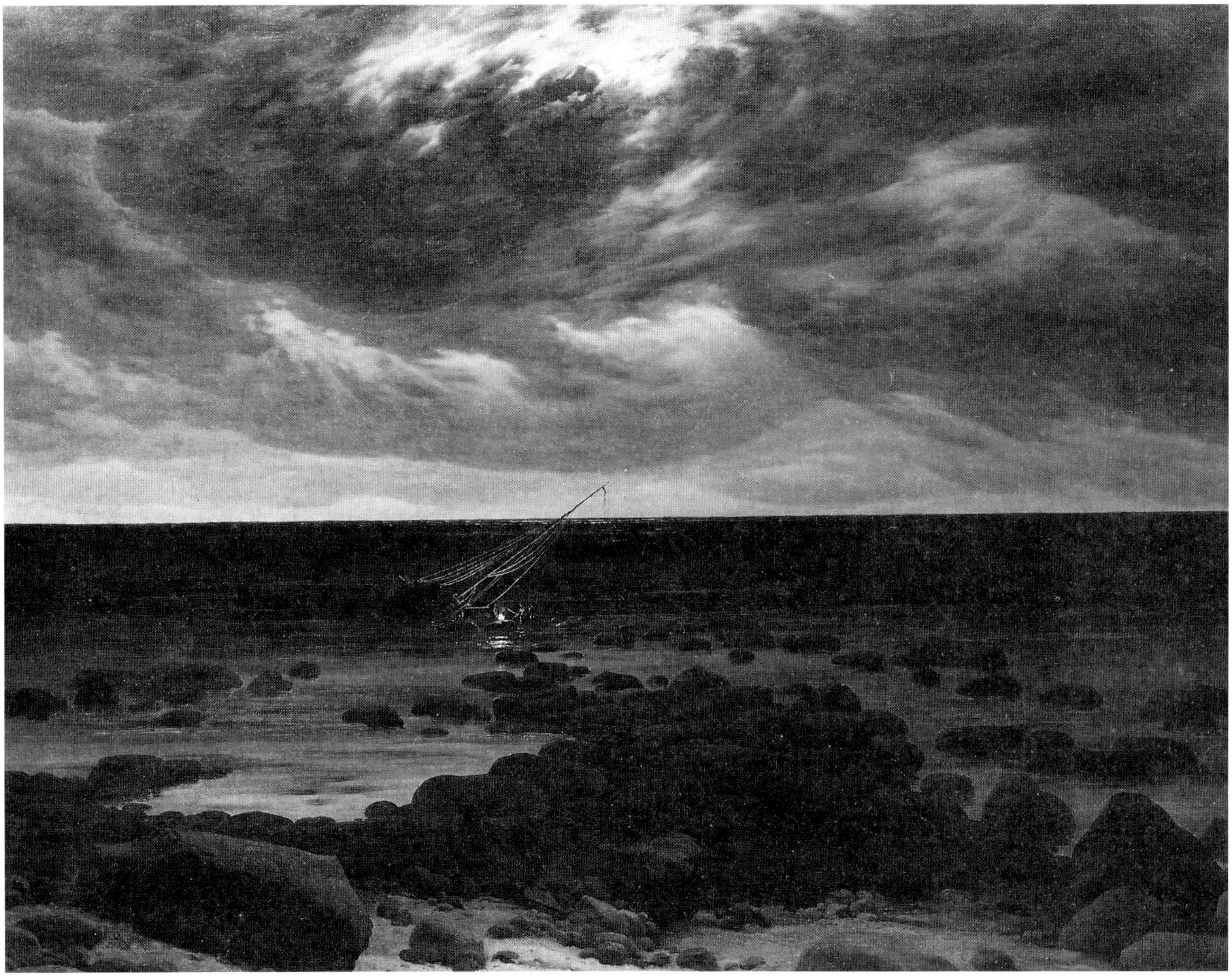

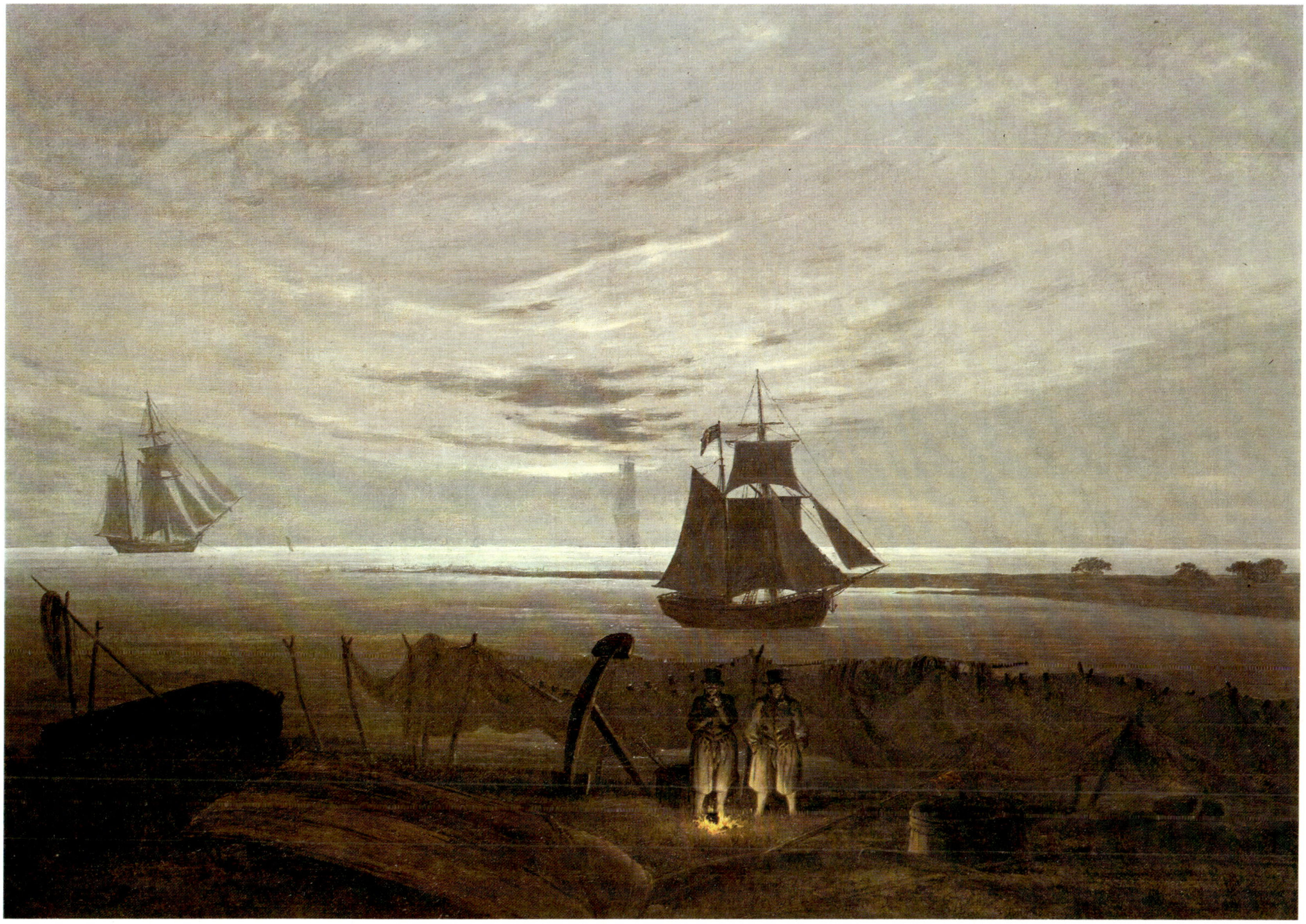

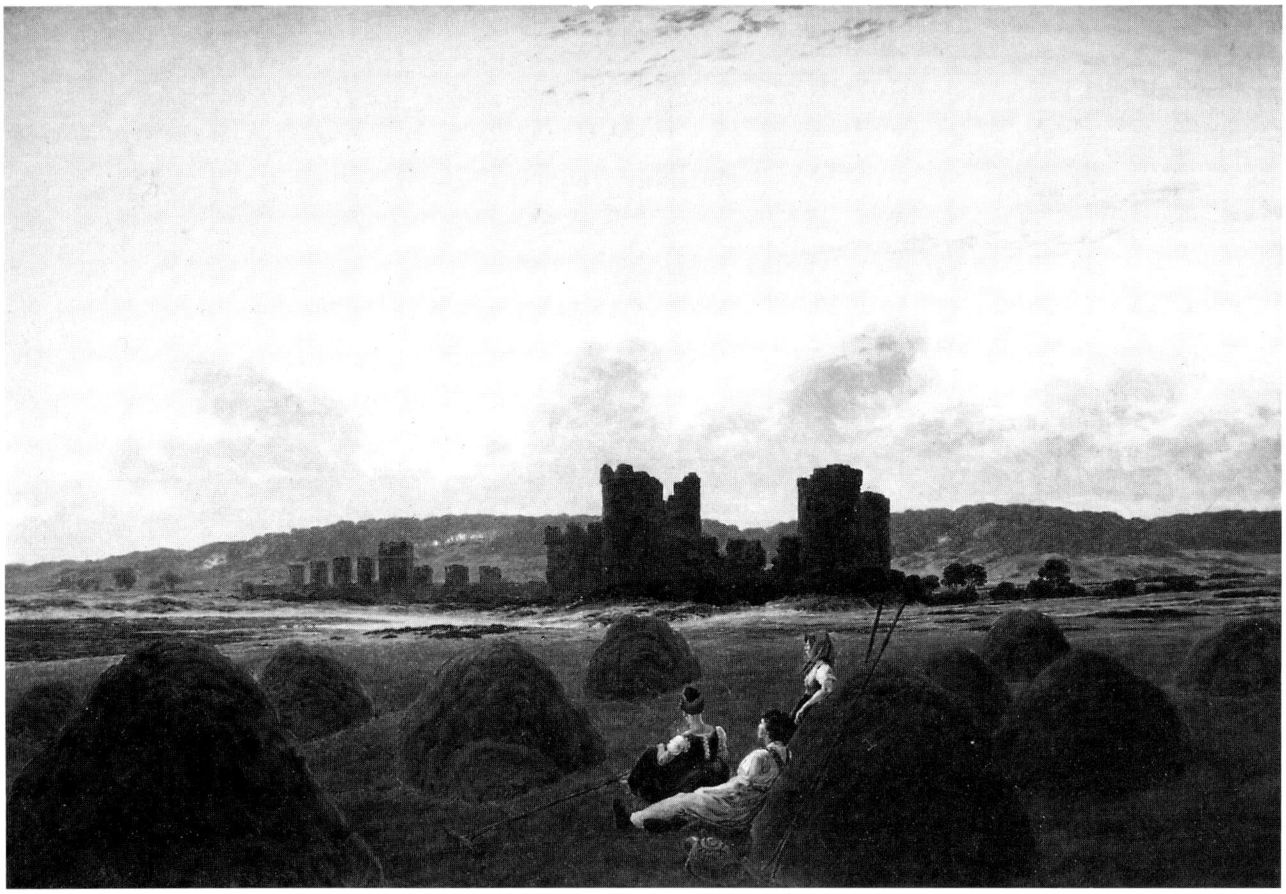

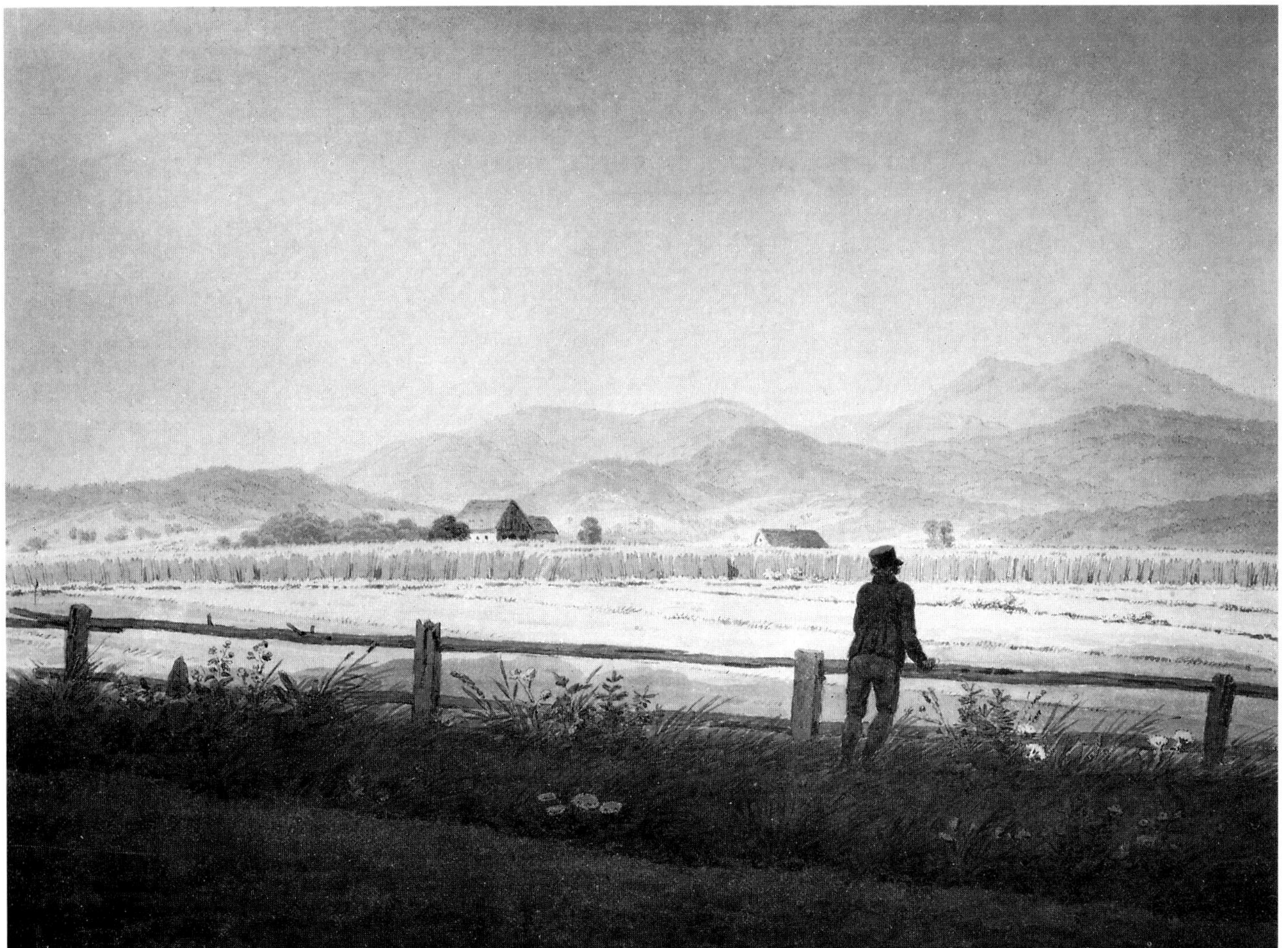

92 *Rast bei der Heuernte*
93 *Blick auf den Schmiedeberger Kamm*

94 *Das Große Gehege*

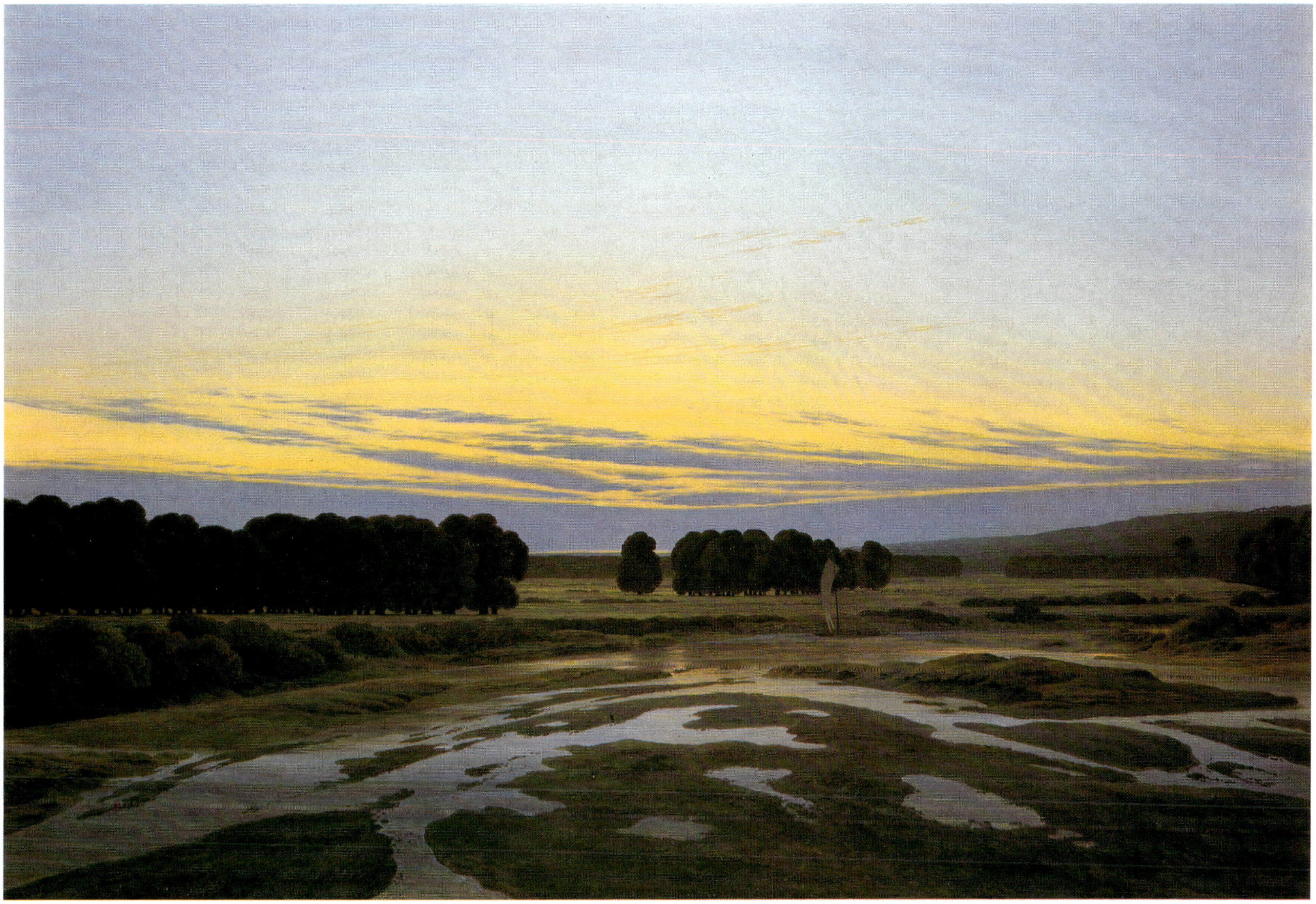

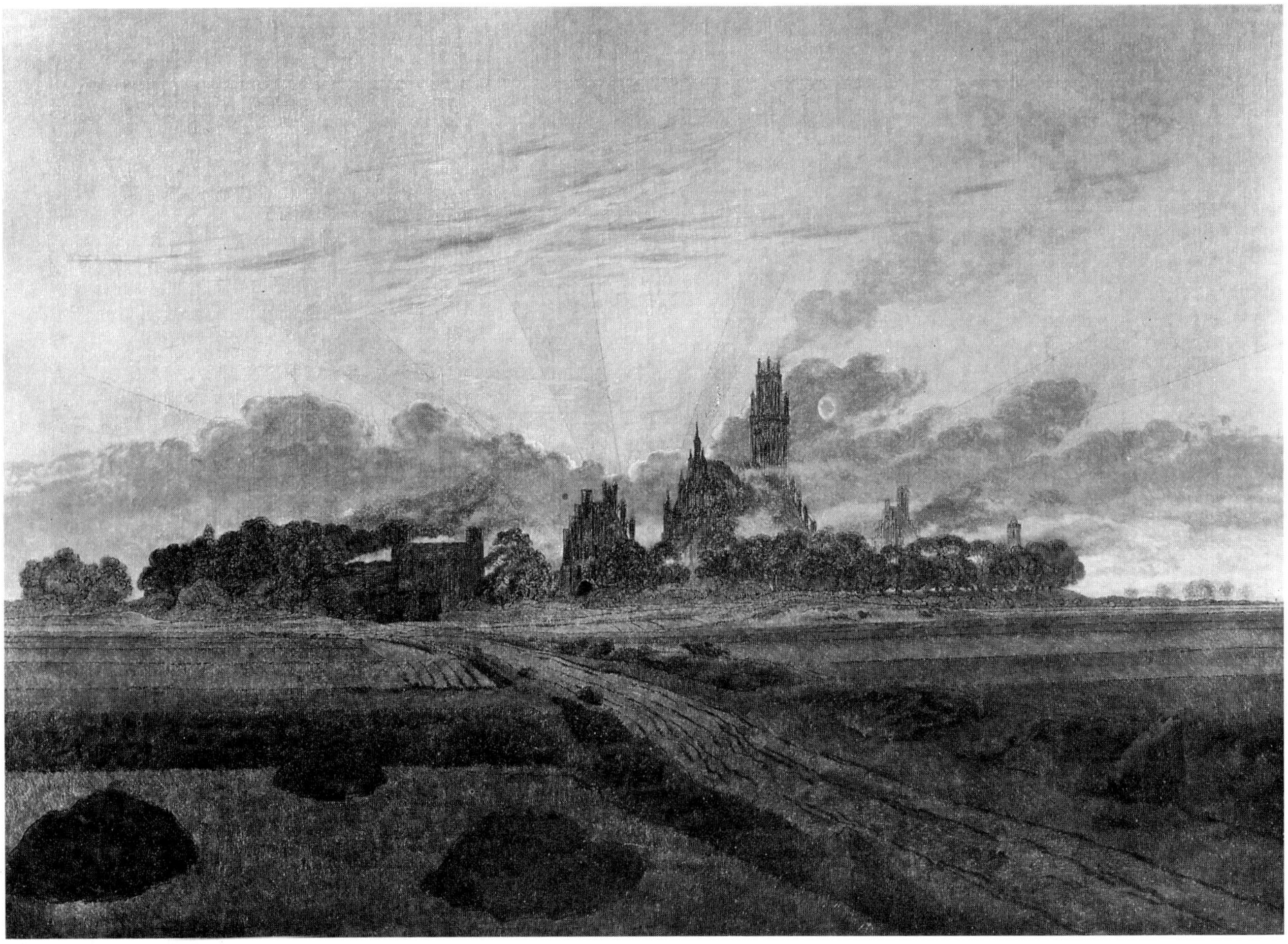

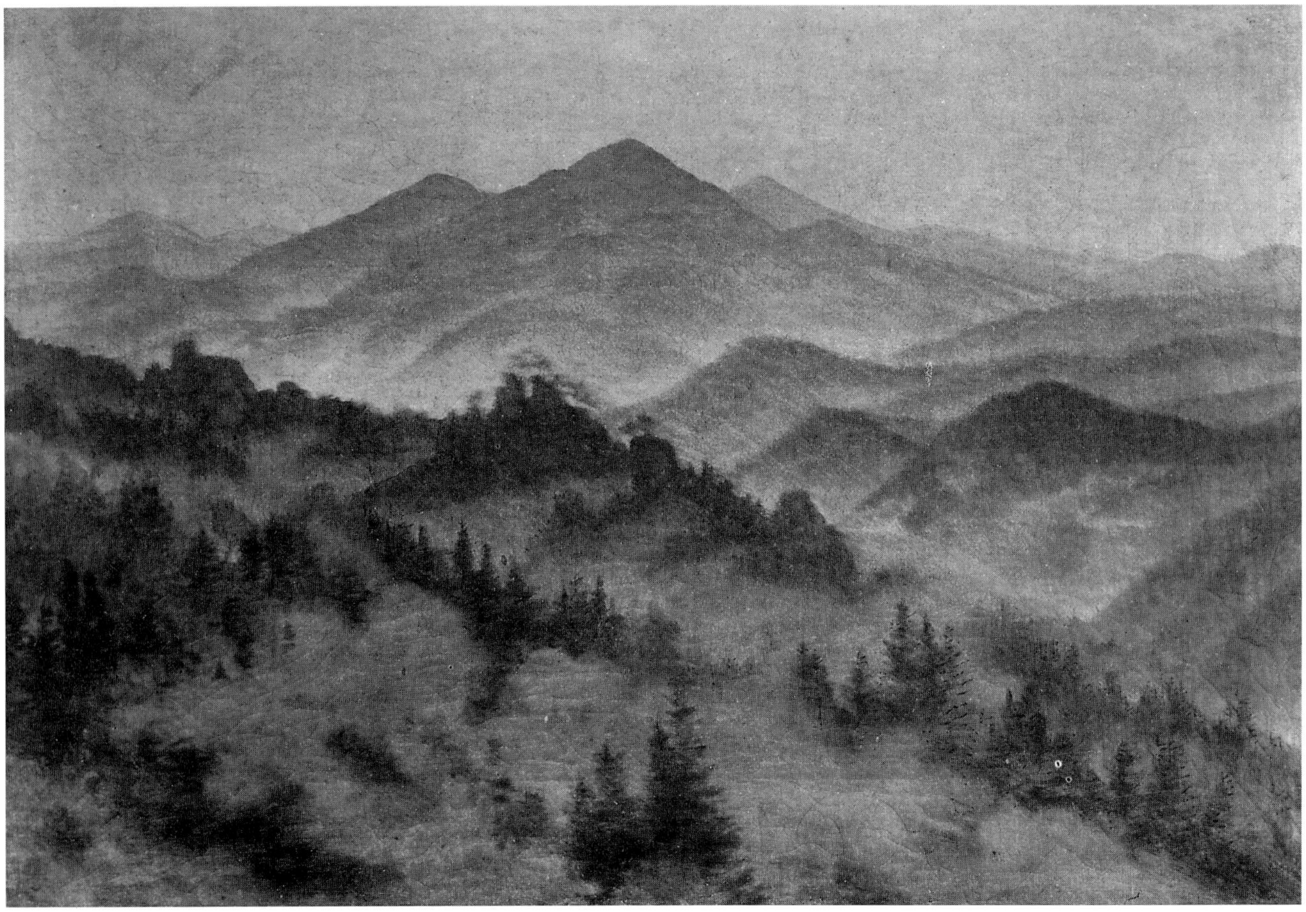

95 Sonnenaufgang bei Neubrandenburg (unvollendet)
96 Riesengebirgslandschaft

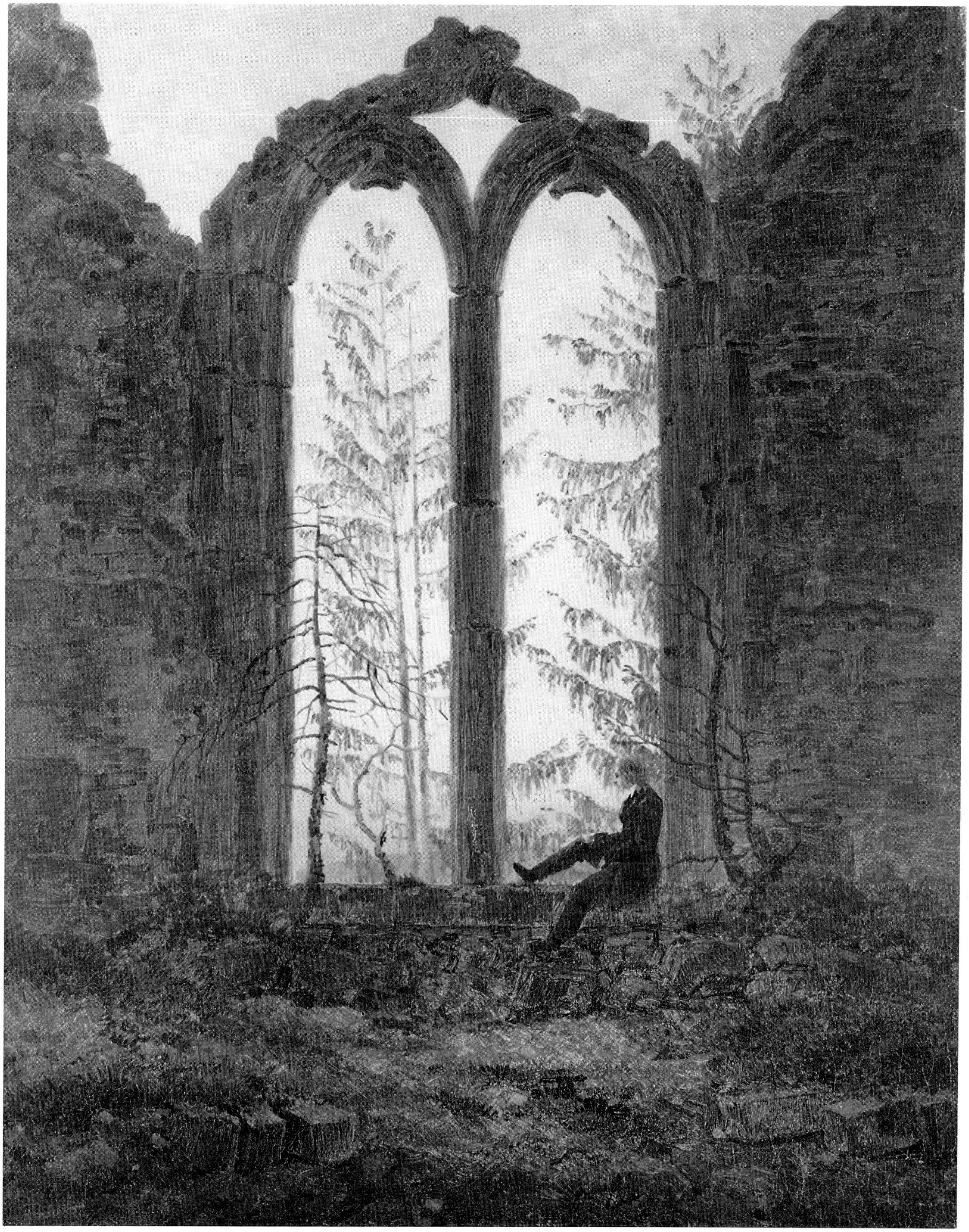

97 Der Träumer

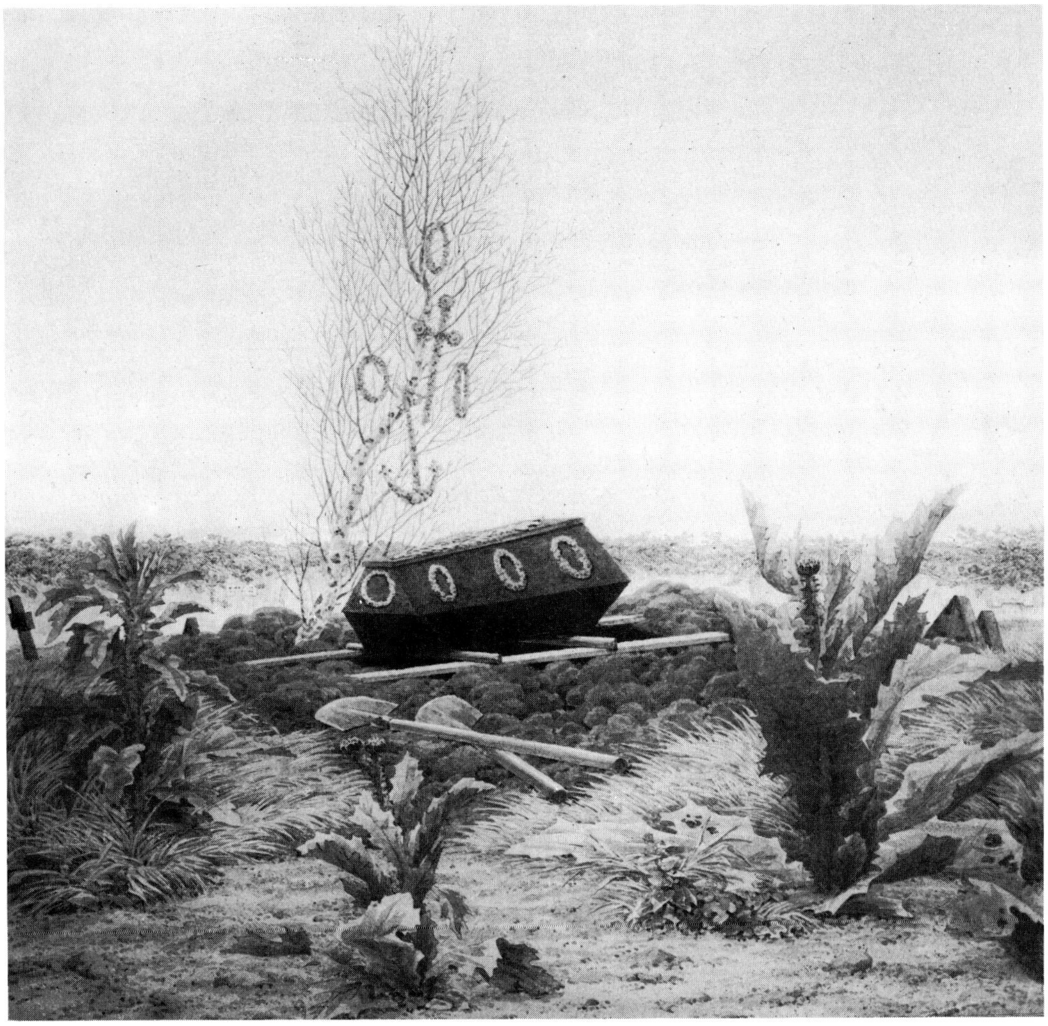

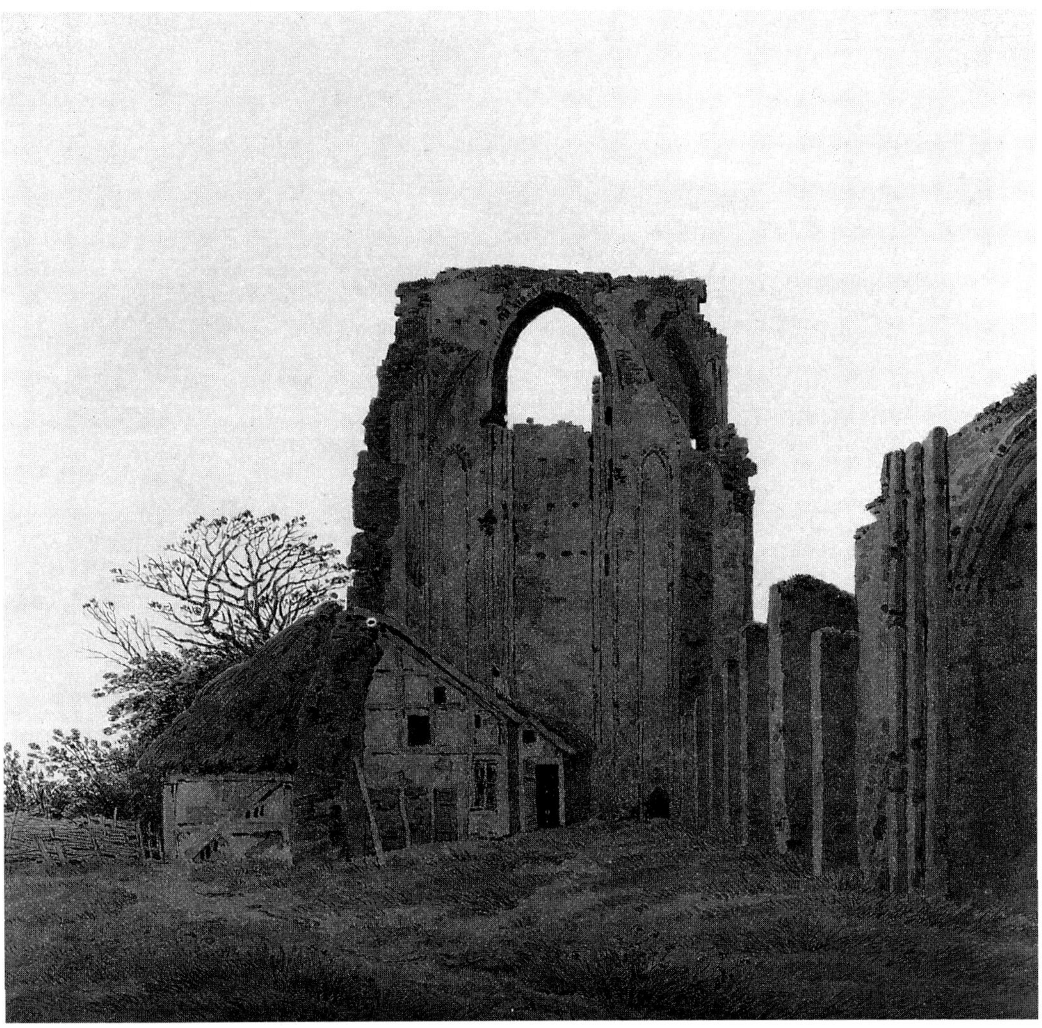

98 Sarg über offenem Grab
99 Ruine Eldena nach Westen

100 Wald im Spätherbst (unvollendet)

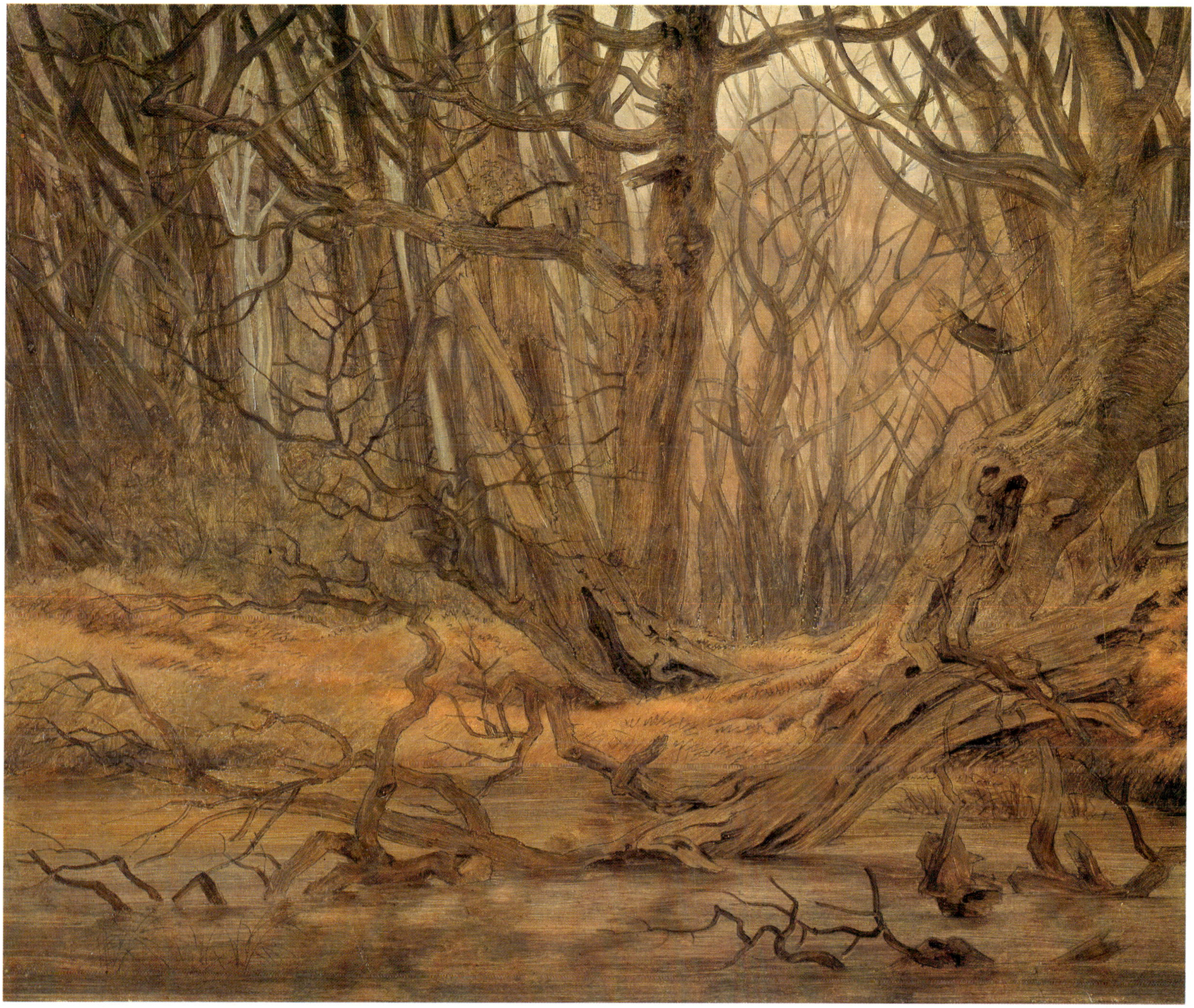

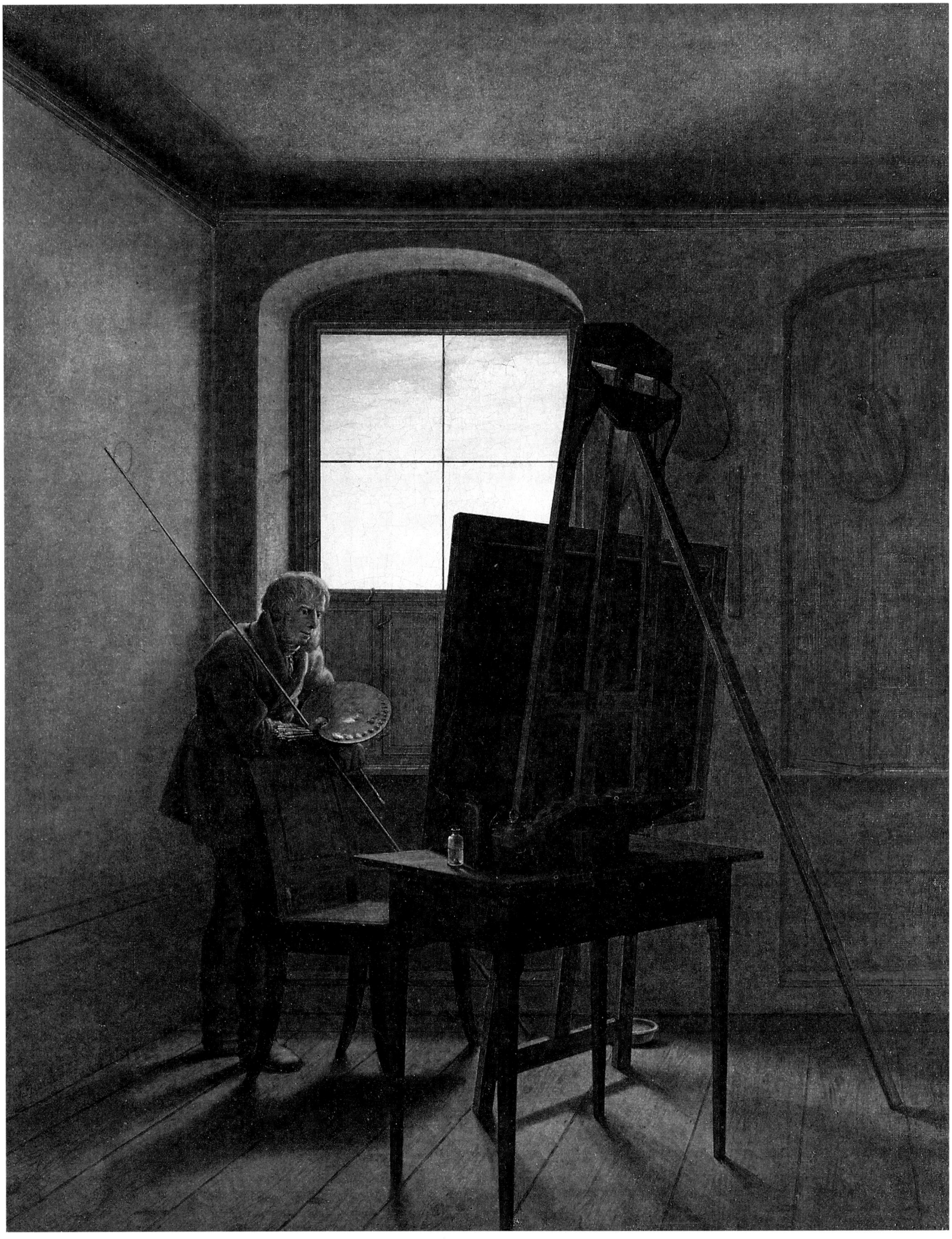

101 Georg Friedrich Kersting: Caspar David Friedrich in seinem Atelier

Anmerkungen
Literaturhinweise

1 Johann David Reichenbach, Patriotische Beiträge zur Kenntnis und Aufnahme des Schwedischen Pommerns, 8 Stücke, Stralsund 1784ff.

2 Friedrich Schlegel, Gespräch über die Poesie, Athenäum Bd. 3, Berlin 1800.

3 Philipp Otto Runge, Hinterlassene Schriften, Hamburg 1841, Zweyter Theil, S. 347.

4 Äußerungen Friedrichs und anderer, die hier und im Folgenden ohne Quellenangabe zitiert werden, nach: C. D. F. in Briefen und Bekenntnissen. op. cit.

5 Carl Gustav Carus, Lebenserinnerungen und Denkwürdigkeiten, Leipzig 1865–66, Bd. 3, S. 95f.

6 E. Sigismund, op. cit., S. 15, Quellenangabe.

7 H. Börsch-Supan und K. W. Jähnig, op. cit., S. 83.

8 W. Sumowski, 1970, op. cit., S. 39, Quellenangabe.

9 Patriotische Kunst. Aus der Zeit der Volkserhebung 1813. Deutsche Akademie der Künste, Berlin 1953, S. 124f.

10 W. Sumowski, 1970, op. cit., S. 181ff.

11 E. Sigismund, op. cit., S. 72.

12 Gotthilf Heinrich Schubert, Ansichten von der Nachtseite der Naturwissenschaften, Dresden 1808, S. 301ff.

13 W. Geismeier, Die Staffage bei Caspar David Friedrich, Staatliche Museen zu Berlin, Forschungen und Berichte Bd. 7, Berlin 1965, S. 54ff.

14 G. Heider, Unbekannte Briefe C. D. Friedrichs zur Transparentmalerei: Erbe und Gegenwart.
Prof. Dr. J. Jahn zum 70. Geburtstag zugeeignet. Sonderdruck aus: Wissenschaftliche Zeitschrift der Karl-Marx-Universität Leipzig, Gesellschafts- und Sprachwissenschaftliche Reihe, Heft 2/1963.

15 Friedrich der Landschaftsmaler. Zu seinem Gedächtnis nebst Fragmenten aus seinen nachgelassenen Papieren, seinem Bildnis und seinem Faksimile. Hrg. C. G. Carus, Dresden 1841, S. 7ff.

Wolfradt, Willi: Caspar David Friedrich und die Landschaft der Romantik. Berlin 1924.

Eberlein, Kurt Karl: Caspar David Friedrich der Landschaftsmaler. Bielefeld und Leipzig 1939.

Sigismund, Ernst: Caspar David Friedrich. Dresden 1943.

von Einem, Herbert: Caspar David Friedrich. 3. Auflage, Berlin 1950.

Emmrich, Irma: Caspar David Friedrich. Weimar 1964.

Geismeier, Willi: Zur Bedeutung und zur entwicklungsgeschichtlichen Stellung von Naturgefühl und Landschaftsdarstellung bei Caspar David Friedrich. Phil. Diss. Humboldt-Universität Berlin 1965 (mit ausführlichem Literaturverzeichnis).

Hinz, Sigrid: Caspar David Friedrich als Zeichner. Phil. Diss. Ernst-Moritz-Arndt-Universität Greifswald 1966 (mit ausführlichem Literaturverzeichnis).

Sumowski, Werner: Caspar-David-Friedrich-Studien. Wiesbaden 1970 (mit ausführlichem Literaturverzeichnis).

Börsch-Supan, H. und K. W. Jähnig: Caspar David Friedrich. Gemälde, Druckgrafik und bildmäßige Zeichnungen (mit ausführlichem Literaturverzeichnis). München 1973.

Hinz, Sigrid: (Hrg.) Caspar David Friedrich in Briefen und Bekenntnissen. 2. Aufl. Berlin 1973.

Kataloge der Caspar-David-Friedrich-Ausstellungen der Kunsthalle Hamburg und der Staatlichen Kunstsammlungen Dresden. 1974.

Caspar David Friedrich. Bildende Kunst zwischen der Französischen Revolution von 1789 und der bürgerlich-demokratischen Revolution von 1848. Sonderband der Wissenschaftlichen Zeitschrift der Ernst-Moritz-Arndt-Universität. 1976.

Hinz, B. u. a.: Bürgerliche Revolution und Romantik. Natur und Gesellschaft bei Caspar David Friedrich. Kunstwissenschaftliche Untersuchungen des Ulmer Vereins. Bd. 6. Gießen 1976.

Sumowski, Werner: Caspar David Friedrich. Sein Werk im Urteil von Zeitgenossen. Ausgewählte Dokumente. 1976.

Caspar David Friedrich. Das gesamte graphische Werk. (Hrg. M. Bernhard). Berlin 1978.

Bildverzeichnis

Die Maße werden in Zentimetern angegeben;
Höhe steht vor Breite.

Textabbildungen

27 *Die Ruine des Klosters Eldena.* Um 1825
Sepia über Blei, aquarelliert. 19,8×34,4
Moskau, Staatliches Museum der bildenden Künste »A. S. Puschkin«
28 *Der Morgen.* Um 1821
Öl auf Leinwand, 22×30,5
Hannover, Niedersächsisches Landesmuseum
29 *Der Mittag.* Um 1821
Öl auf Leinwand. 22×30
Hannover, Niedersächsisches Landesmuseum
30 *Der Nachmittag.* Um 1821
Öl auf Leinwand. 22×31
Hannover, Niedersächsisches Landesmuseum
31 *Der Abend.* Um 1821
Öl auf Leinwand. 22,5×31
Hannover, Niedersächsisches Landesmuseum
32 *Frühling.* Um 1826
Sepia über Blei. 19,1×27,3
Hamburg, Kunsthalle
33 *Sommer.* Um 1826
Sepia über Blei. 19×27,1
Hamburg, Kunsthalle
34 *Herbst.* Um 1826 (?)
Sepia über Blei. 19,1×27,5
Hamburg, Kunsthalle
35 *Winter.* Um 1826 (?)
Sepia über Blei. 19,2×27,5
Hamburg, Kunsthalle
36 *Die Harfenspielerin.* Um 1830
Schwarze Kreide, Blei. 72×52
Karl-Marx-Stadt, Städtisches Museum
37 *Hügellandschaft mit Haus.* 1835
Blei. 11,7×19,7
Dresden, Staatliche Kunstsammlungen
38 *Steiniger Strand mit Anker und Mondsichel.* Um 1835
Sepia über Blei. 24,7×35,6
Dresden, Staatliche Kunstsammlungen
39 *Denkmal mit Urnennische.*
Sepia über Blei. 13,9×7,7
Dresden, Staatliche Kunstsammlungen

Tafelteil

1 *Hünengrab im Schnee.* Um 1807
Öl auf Leinwand. 61,5×80
Dresden, Staatliche Kunstsammlungen
2 *Hünengrab am Meer.* 1806/07
Sepia über Blei. 64,5×95
Weimar, Kunstsammlungen
3 *Morgennebel im Gebirge.* Um 1808
Öl auf Leinwand. 71×104
Rudolstadt, Staatliche Museen Schloß Heidecksburg
4 *Felsentor im Uttewalder Grund.* Um 1801
Sepia. 70,5×50,3
Essen, Museum Folkwang
5 *Das Kreuz im Gebirge (»Tetschener Altar«).* 1808
Öl auf Leinwand. 115×110,5
Dresden, Staatliche Kunstsammlungen
6 *Kreuz im Gebirge.* Um 1806/07
Sepia über Blei. 64×93,1
Berlin, Staatliche Museen
7 *Winter.* 1808
Öl auf Leinwand. 73×106
Ehem. München, Bayerische Staatsgemäldesammlungen
(1931 verbrannt)
8 *Abtei im Eichwald.* 1809/10
Öl auf Leinwand, 110×171
Berlin (West), Staatliche Schlösser und Gärten
9 *Landschaft mit Regenbogen.* Um 1810
Öl auf Leinwand. 59×84,5
Ehem. Weimar, Kunstsammlungen (Kriegsverlust)
10 *Gebirgslandschaft mit Regenbogen.* 1809/10
Öl auf Leinwand, 70×102
Essen, Museum Folkwang
11 *Böhmische Landschaft.* Um 1810
Öl auf Leinwand. 68,5×102
Weimar, Kunstsammlungen
12 *Der Sommer.* 1807
Öl auf Leinwand. 71,4×103,6
München, Bayerische Staatsgemäldesammlungen
13 *Der Mönch am Meer.* 1809/10
Öl auf Leinwand. 110×171,5
Berlin (West), Staatliche Schlösser und Gärten
14 *Ausblick ins Elbtal.* Um 1807
Öl auf Leinwand. 61,5×80
Dresden, Staatliche Kunstsammlungen
15 *Böhmische Landschaft mit dem Milleschauer.* Um 1810
Öl auf Leinwand. 71×104
Dresden, Staatliche Kunstsammlungen
16 *Mond über dem Riesengebirge.* 1809/10
Öl auf Leinwand. 47,5×167
Weimar, Kunstsammlungen
17 *Gebirgshütte im Nebel.* 1811
Öl auf Leinwand. 32×45
Ehem. Berlin, Staatliche Museen (Kriegsverlust)
18 *Böhmische Landschaft.* Um 1810
Öl auf Leinwand. 70×103
Stuttgart, Württembergische Staatsgalerie
19 *Winterlandschaft mit Kirche.* 1811
Öl auf Leinwand. 33×45
Dortmund, Museum für Kunst und Kulturgeschichte
20 *Winterlandschaft.* 1811
Öl auf Leinwand. 33×46
Schwerin, Staatliche Museen
21 *Morgen im Riesengebirge.* 1810/11
Öl auf Leinwand. 108×170
Berlin (West), Staatliche Schlösser und Gärten
22 *Hafen bei Mondschein.* 1811
Öl auf Papier auf Leinwand. 24,7×37
Winterthur, Stiftung Oskar Reinhart
23 *Felspartie.* 1811

Öl auf Leinwand. 32×45
Dresden, Staatliche Kunstsammlungen

24 *Kreuz im Gebirge.* 1812
Öl auf Leinwand. 44,5×37,4
Düsseldorf, Kunstmuseum

25 *Grabmale alter Helden.* 1812
Öl auf Leinwand. 49,5×70,5
Hamburg, Kunsthalle

26 *Gartenterrasse.* 1811/12
Öl auf Leinwand. 53,5×70
Potsdam-Sanssouci, Staatliche Schlösser und Gärten

27 *Der Chasseur im Walde.* 1813/14
Öl auf Leinwand. 65,7×46,7
Privatbesitz

28 *Kreuz im Walde.* Um 1812
Öl auf Leinwand. 42×32
Stuttgart, Staatsgalerie

29 *Das Kreuz an der Ostsee.* Um 1815
Öl auf Leinwand. 45×33,5
Köln, Wallraf-Richartz-Museum

30 *Vision der christlichen Kirche.* Um 1812
Öl auf Leinwand. 66,5×51,5
Obbach bei Schweinfurt, Sammlung G. Schäfer

31 *Grab des Arminius.* 1813/14
Öl auf Leinwand. 49×70
Bremen, Kunsthalle

32 *Segelschiff.* Um 1815
Öl auf Leinwand. 71,5×49,5
Karl-Marx-Stadt, Städtische Museen

33 *Zwei Männer am Meer bei Mondaufgang.* 1816/17
Öl auf Leinwand. 51×66
Berlin (West), Staatliche Museen

34 *Abschied.* 1818
Öl auf Leinwand. 21×29,5
Ehem. Gotha, Schloßmuseum (1931 verbrannt)

35 *Morgen.* Um 1816/17
Öl auf Leinwand. 22×30,2
Hannover, Niedersächsisches Landesmuseum

36 *Stadt bei Mondaufgang.* Um 1817
Öl auf Leinwand. 45,8×33
Winterthur, Stiftung Oskar Reinhart

37 *Ansicht eines Hafens.* 1816
Öl auf Leinwand. 90×41
Potsdam-Sanssouci, Staatliche Schlösser und Gärten

38 *Greifswald im Mondschein.* 1817
Öl auf Leinwand. 22,5×30,5
Oslo, Nationalgalerie

39 *Der Wanderer über dem Nebelmeer.* Um 1818
Öl auf Leinwand. 74,8×94,8
Hamburg, Kunsthalle

40 *Frau am Meer.* Um 1818
Öl auf Leinwand. 21×29,5
Winterthur, Stiftung Oskar Reinhart

41 *Gedächtnisbild für Johann Emanuel Bremer.* Um 1817
Öl auf Leinwand. 43,5×57
Berlin (West), Staatliche Schlösser und Gärten

42 *Frau vor der untergehenden Sonne.* Um 1818
Öl auf Leinwand. 22×30
Essen, Museum Folkwang

43 *Nächtlicher Hafen.* Vor 1810
Öl auf Leinwand. 74×52
Leningrad, Staatliche Ermitage

44 *Kreidefelsen auf Rügen.* Um 1818
Öl auf Leinwand. 90,5×71
Winterthur, Stiftung Oskar Reinhart

45 *Klosterfriedhof im Schnee.* 1818/19
Öl auf Leinwand. 121×170
Ehem. Berlin, Staatliche Museen (Kriegsverlust)

46 *Zwei Männer in Betrachtung des Mondes.* 1819
Öl auf Leinwand. 35×44
Dresden, Staatliche Kunstsammlungen

47 *Einsames Haus am Kiefernwald.* Um 1820
Öl auf Leinwand. 19×25,5
Köln, Wallraf-Richartz-Museum

48 *Elbschiff im Frühnebel.* Um 1820
Öl auf Leinwand. 22,5×30,8
Köln, Wallraf-Richartz-Museum

49 *Auf dem Segler.* 1818/19
Öl auf Leinwand. 71×56
Leningrad, Staatliche Ermitage

50 *Elblandschaft.* Um 1820
Öl auf Leinwand. 22,2×30,5
Stralsund, Kulturhistorisches Museum

51 *Nebelschwaden.* Um 1818/19
Öl auf Leinwand. 32,6×42,5
Hamburg, Kunsthalle

52 *Schwäne im Schilf.* Um 1819/20
Öl auf Leinwand. 35,5×44
Frankfurt a. M., Freies Deutsches Hochstift

53 *Hünengrab im Herbst.* Um 1818/20
Öl auf Leinwand. 55×71
Dresden, Staatliche Kunstsammlungen

54 *Wiesen bei Greifswald.* Um 1820
Öl auf Leinwand. 35×48,9
Hamburg, Kunsthalle

55 *Die Augustusbrücke in Dresden.* 1820/25
Öl auf Leinwand. 28×35,2
Ehem. Hamburg, Kunsthalle (1931 verbrannt)

56 *Der Abendstern.* Um 1820/25
Öl auf Leinwand. 32,2×45
Frankfurt a. M., Freies Deutsches Hochstift

57 *Riesengebirgslandschaft mit aufsteigendem Nebel.* Um 1820
Öl auf Leinwand. 54,9×70,3
München, Bayerische Staatsgemäldesammlungen

58 *Sturzacker.* Um 1820/25
Öl auf Leinwand. 34,5×47,6
Hamburg, Kunsthalle

59 *Blick auf die Ostsee.* Um 1820/25
Öl auf Leinwand. 34,5×44
Düsseldorf, Kunstmuseum

60 *Einsamer Baum.* 1822

Öl auf Leinwand. 55×71
Berlin (West), Staatliche Museen

61 *Mondaufgang am Meer.* 1821
Öl auf Leinwand. 135×170
Leningrad, Staatliche Ermitage

62 *Frau am Fenster.* 1822
Öl auf Leinwand. 44×37
Berlin (West), Staatliche Museen

63 *Nordische See im Mondlicht.* Um 1823
Öl auf Leinwand. 22×30,5
Prag, Nationalgalerie

64 *Mondaufgang am Meer.* 1822
Öl auf Leinwand. 55×71
Berlin (West), Staatliche Museen

65 *Nebel im Elbtal.* 1821
Öl auf Leinwand. 33×42,5
Berlin (West), Staatliche Schlösser und Gärten

66 *Ziehende Wolken im Gebirge.* 1821
Öl auf Leinwand. 18,3×24,5
Hamburg, Kunsthalle

67 *Landschaft mit Windmühlen.* 1822/23
Öl auf Leinwand. 27,4×41,1
Berlin (West), Staatliche Schlösser und Gärten

68 *Felsenschlucht.* 1822/23
Öl auf Leinwand. 91×72
Wien, Kunsthistorisches Museum

69 *Huttens Grab.* Um 1823
Öl auf Leinwand. 93×73
Weimar, Kunstsammlungen

70 *Eismeer (Die verunglückte Hoffnung).* Um 1823/24
Öl auf Leinwand. 96,7×126,9
Hamburg, Kunsthalle

71 *Eingang zum Friedhof in Plauen bei Dresden.* 1822
Öl auf Leinwand. 38×33,5
Karlsruhe, Staatliche Kunsthalle

72 *Der Kirchhof.* Um 1825
Öl auf Leinwand. 31×25,2
Bremen, Kunsthalle

73 *Kügelgens Grab.* 1821/22
Öl auf Leinwand. 41,5×55,5
Privatbesitz

74 *Hügel und Bruchacker bei Dresden.* Um 1824
Öl auf Leinwand. 22,2×30,5
Hamburg, Kunsthalle

75 *Hochgebirge.* 1823/24
Öl auf Leinwand. 132×167
Ehem. Berlin, Staatliche Museen (Kriegsverlust)

76 *Der Watzmann.* Um 1824/25
Öl auf Leinwand. 133×170
Berlin (West), Staatliche Museen

77 *Bäume und Sträucher im Schnee.* Um 1825
Öl auf Leinwand. 31×25,5
Dresden, Staatliche Kunstsammlungen

78 *Friedhof im Schnee.* 1826
Öl auf Leinwand. 30×26
Leipzig, Museum der bildenden Künste

79 *Friedhofseingang* (unvollendet). Um 1825
Öl auf Leinwand. 143×110
Dresden, Staatliche Kunstsammlungen

80 *Ruine Eldena.* Um 1825
Öl auf Leinwand. 35×49
Berlin (West), Staatliche Museen

81 *Frühschnee.* Um 1825
Öl auf Leinwand. 43,8×34,5
Hamburg, Kunsthalle

82 *Ruinen in der Abenddämmerung.* Um 1830
Öl auf Leinwand. 70,5×49,4
München, Bayerische Staatsgemälde-
sammlungen

83 *Abend an der Ostsee.* 1826
Öl auf Leinwand. 25×31
Obbach bei Schweinfurt, Sammlung G. Schäfer

84 *Die Lebensstufen.* 1830/35
Öl auf Leinwand. 73×94
Leipzig, Museum der bildenden Künste

85 *Mondschein auf dem Meer.* 1830
Öl auf Leinwand. 25×31
Leipzig, Museum der bildenden Künste

86 *Schiffe im Hafen am Abend.* 1827/28
Öl auf Leinwand. 76,5×88
Dresden, Staatliche Kunstsammlungen

87 *Riesengebirgslandschaft.* Nach 1830
Öl auf Leinwand. 45×58,3
Moskau, Staatliches Museum
der bildenden Künste »A. S. Puschkin«

88 *Riesengebirge.* Um 1830/35
Öl auf Leinwand. 72×102
Berlin (West), Staatliche Museen

89 *Ruine im Riesengebirge.* Um 1830/35
Öl auf Leinwand. 73×103
Greifswald, Städtisches Museum

90 *Meeresküste bei Mondschein.* Um 1830
Öl auf Leinwand. 77×97
Berlin (West), Staatliche Museen

91 *Abend am Ostseestrand.* Um 1830
Öl auf Leinwand. 54×71,5
Dresden, Staatliche Kunstsammlungen

92 *Rast bei der Heuernte.* 1834/35
Öl auf Leinwand. 72,5×102
Ehem. Dresden, Staatliche Kunstsammlungen
(Kriegsverlust)

93 *Blick auf den Schmiedeberger Kamm.* Nach 1835
Aquarell über Blei. 26,3×35,8
Moskau, Staatliches Museum
der bildenden Künste »A. S. Puschkin«

94 *Das Große Gehege.* Um 1832
Öl auf Leinwand. 73,5×102,5
Dresden, Staatliche Kunstsammlungen

95 *Sonnenaufgang bei Neubrandenburg* (unvollendet).
Um 1835
Öl auf Leinwand. 72,2×101,3
Hamburg, Kunsthalle

96 *Riesengebirgslandschaft.* Um 1835
Öl auf Leinwand. 34,9×48,5
Frankfurt a. M., Städelsches Kunstinstitut

97 *Der Träumer.* Um 1835
Öl auf Leinwand. 27×21
Leningrad, Staatliche Ermitage

98 *Sarg über offenem Grab.* Nach 1835
Sepia über Blei. 39,2×39,4
Moskau, Staatliches Museum der bildenden Künste »A. S. Puschkin«

99 *Ruine Eldena nach Westen.* 1836
Blei, aquarelliert. 22,7×23,5
Dresden, Staatliche Kunstsammlungen

100 *Wald im Spätherbst* (unvollendet). Um 1835
Öl auf Leinwand. 35×44
Erfurt, Anger-Museum

101 Georg Friedrich Kersting
Caspar David Friedrich in seinem Atelier. 1819
Öl auf Leinwand. 51×40
Berlin (West), Staatliche Museen

Fotonachweis

Textabbildungen:
Staatliche Museen, Berlin: 5, 11
Fotothek Dresden: 9
Niedersächsisches Landesmuseum, Hannover: 28–31
Alle übrigen Fotos entnahmen wir dem Verlagsarchiv.

Tafelteil:
Gerhard Reinhold, Mölkau b. Leipzig, 1, 14, 15, 32, 53, 77, 79, 86, 91, 94
Peter Garbe, Berlin: 20, 100
Eberhard Renno, Weimar: 3
Klaus Bergmann, Potsdam: 26
Museum Folkwang, Essen: 4
Bavaria-Verlag Bildagentur, Gauting bei München: 12
Staatsgalerie Stuttgart: 18
Wallraf-Richartz-Museum, Köln: 29
Kunsthalle, Bremen: 31
Staatliche Museen Berlin (West), Foto: Jörg P. Anders: 33, 60, 62, 64, 76, 80, 88
Stiftung Oskar Reinhart, Winterthur: 36, 40, 44
Staatliche Schlösser und Gärten, Potsdam-Sanssouci: 37
Nationalgalerie, Oslo: 38
Hamburger Kunsthalle: 39, 70, 81
Fotothek, Dresden: 43, 97
Staatliche Museen, Berlin: 45
Freies Deutsches Hochstift, Frankfurt am Main: 52
Kunstmuseum, Düsseldorf: 59
Staatliche Schlösser und Gärten Berlin (West), Foto: Jörg P. Anders: 67
Klaus G. Beyer, Weimar: 69
Sammlung Georg Schäfer, Obbach bei Schweinfurt: 30, 83
Christoph Sandig, Leipzig: 85
Alle übrigen Fotos entnahmen wir dem Verlagsarchiv.